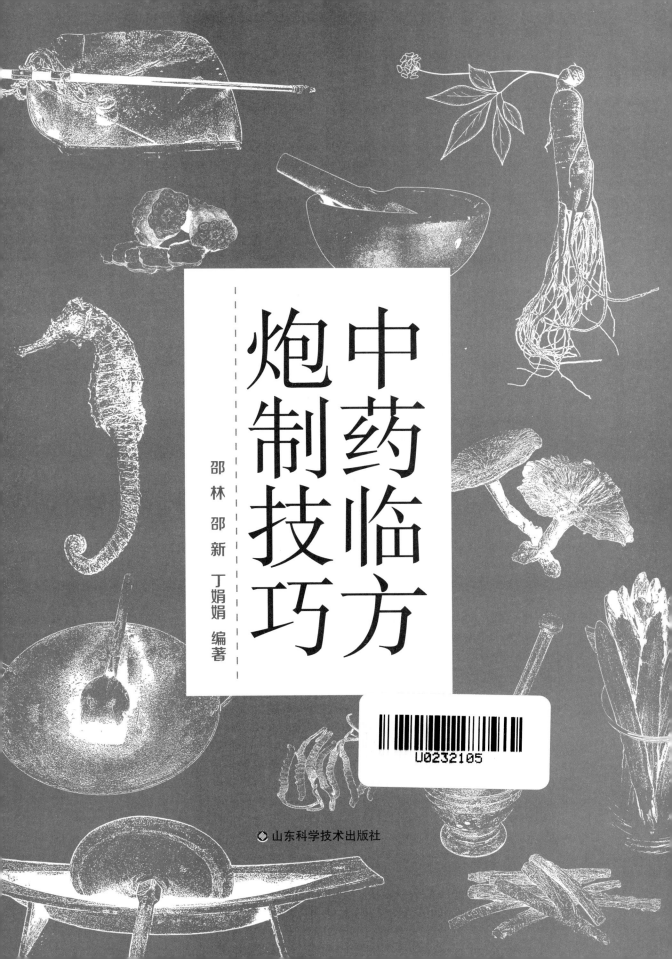

中药临方炮制技巧

邵林 邵新 丁娟娟 编著

山东科学技术出版社

U0232105

图书在版编目（CIP）数据

中药临方炮制技巧 / 邵林，邵新，丁娟娟编著．
—济南：山东科学技术出版社，2019.10（2021.1重印）

ISBN 978-7-5331-9938-8

Ⅰ．①中⋯ Ⅱ．①邵⋯ ②邵⋯ ③丁⋯ Ⅲ．①中
药炮制学 Ⅳ．① R283

中国版本图书馆 CIP 数据核字 (2019) 第 203998 号

中药临方炮制技巧

ZHONGYAO LINFANG PAOZHI JIQIAO

责任编辑：冯　悦

装帧设计：侯　宇

主管单位：山东出版传媒股份有限公司
出 版 者：山东科学技术出版社
　　　　　　地址：济南市市中区英雄山路 189 号
　　　　　　邮编：250002　电话：（0531）82098088
　　　　　　网址：www.lkj.com.cn
　　　　　　电子邮件：sdkj@sdcbcm.com
发 行 者：山东科学技术出版社
　　　　　　地址：济南市市中区英雄山路 189 号
　　　　　　邮编：250002　电话：（0531）82098071
印 刷 者：北京时尚印佳彩色印刷有限公司
　　　　　　地址：北京市丰台区杨树庄103号乙
　　　　　　邮编：100070　电话：（010）68812775

规格：16 开（787mm×1092mm）
印张：20　字数：540 千
版次：2021 年 1 月第 1 版 第 2 次印刷
定价：180.00 元

作 者 简 介

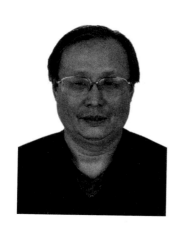

邵林 山东中医药大学副主任药师，中华中医药学会炮制分会委员，全国中药特色技术传承人才培训项目指导老师，全国职业院校技能大赛中药传统技能赛项裁判，世界中医药学会联合会中药鉴定专业委员会理事，中国中医药信息学会中药材及饮片质量分会常务理事，山东省五级中医药师承教育项目第五批指导老师，山东中医药学会中药分会委员，山东中医药学会中药制剂专业委员会委员，山东中医药学会民间中医药传承工作委员会委员，山东省济南市药学会中药专业委员会副主任委员。

从事中药调剂、中药炮制、中药鉴定、中药制剂等工作30余年。师从山东中医、中药界名家，拜山东省著名中药专家宋希贵先生为师。对传统中药调剂、中药饮片经验鉴别、中药临方炮制、传统中药制剂进行了深入挖掘、整理、研究，取得丰硕成果。

完成著作5部，在国家核心期刊发表论文17篇。承担国家科技部课题研究1项，承担山东省中医药管理局课题3项，获山东省中医药科学技术三等奖1项，国家发明专利1项。

作 者 简 介

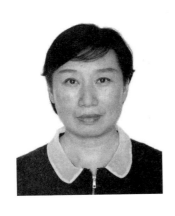

邵新　山东省中医药研究院制剂中心主任、助理研究员，全国执业中药师，山东中医药学会中药制剂专业委员会委员。

出身于中医药之家，师承多位中医药专家，从事临床工作多年，在中药制剂方面积累了丰富经验，尤其对中医膏方加工方面有独到见解。

其父邵元泽自幼跟随刘惠民先生学习中药制药技术，精通中药膏丹丸散的制作加工，曾为毛泽东主席等多位中央领导制药。受家庭熏陶，潜心钻研，通过多年临床实践摸索，熟练掌握中药膏方、流浸膏、水丸、蜜丸、浓缩丸、颗粒、散剂、酊剂的制作加工工艺。

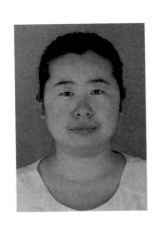

丁娟娟　山东现代学院中药学教研室副主任、讲师，执业中药师／中药师，中药学专业骨干教师、双师型教师，2016 年度山东现代学院最美教师，研究方向为中药学、中药鉴定与炮制、中药药剂。省级精品课程"护理用药"主要完成人，全国医药类高等院校规划教材《简明中药学》编委，《中药药剂学》主编，山东省职业教育统编教材《中医学基础》副主编。主持并参与教学研究课题 10 项，发表论文 7 篇，获得 2011~2012 年山东省职工教育与职业教育优秀科研成果二等奖、2013 年度山东省民办教育优秀科研成果三等奖。

序

　　邵林是我为全国中药特色技术传承人才培训班授课时结识的朋友，为人忠厚，学有见地，经验丰富。既是传承班人才，又是中医药师承教育的指导老师。从事中药调剂、中药炮制、中药鉴定、中药制剂等工作30余年。早年跟随其父学习中药，练就了童子功。后期拜师于山东中医药界著名专家宋希贵先生，学有所得。随着中医药法的颁布，临方炮制亦同时兴起。然而，该方面的专著极少，正因如此，邵林先生填补了空白。

　　该书收载了大量生制饮片的图片，有的还附有药材对照，利于学习和应用。炮制工艺和成品性状用文字叙述，与图片对应，颇为实用。

　　《中药临方炮制技巧》一书，收载药用部位较全，包括动物类、植物类、矿物类的药材及饮片。而植物类又分为根、茎、叶、花、果实、种子类、藤木类、皮类和全草类等。

　　炮制工艺既依据《中华人民共和国药典》和《全国中药炮制规范》以及地方炮制规范，同时也有自己的风格。饮片图谱均来源于生产一线正规产品，以及作者亲手所制。

　　由于作者近年主攻临方炮制，颇有所得，故而成书。该书图文并茂，既有经验总结，又有切身体会。一书在手，临方不愁，并可成按图索骥之功。

　　故此，欣然为序。

2019 年 9 月

前　言

　　白驹过隙，忽然而已。我在山东中医药大学从事临床中药工作三十余年，三十年间，有欣喜也有失落，酸甜苦辣、五味杂陈，唯始终抱着对中医药的敬畏之心，秉承学习之、继承之、发扬之的坚定信念，方才步履蹒跚走到今天。

　　我的父亲邵元泽是新中国成立后山东省中医院第一任药房主任，在同辈中颇有声望。我最早接触中药，还是在青少年学生时代。那时我利用寒暑假去山东省中医院中药仓库打工，第一次近距离观察各种中药材，并对中药产生了浓厚的兴趣，从此与中药结下了一辈子的缘分。

　　中药饮片是中药材经过净制、切制和炮制等加工，直接用于中医临床组方的药。其质量直接关系到中药的临床疗效。由于历史上形成了中药炮制的地域性，出现了北京地区的"京帮"、江西樟树地区的"樟帮"、四川地区的"川帮"、河南地区的"禹帮"、山东地区的"章丘帮"等，这些"帮派"都对中医药的发展作出了贡献。

　　我自青年时期从事中药工作，在求师于"京帮"炮制和制剂的老前辈的同时，也跟我的父亲学习了以"章丘帮"为代表的山东本地帮派的中药制剂与炮制技术。后来我有幸拜在山东省著名中药专家宋希贵先生门下，系统学习中药专业知识，使我对中医药的认识更加深入、更系统化。

　　临方炮制与复方配伍是中医临床用药的两大特色，其质量直接关系到中药的临床疗效，所以历来为医家所重视。很多名医既精于医，也精于药，如著名中医专家张志远、尚德俊、张珍玉、周次青、张殿民、姜兆俊诸位老先生，或是家学渊源或是学有所自；这些老前辈不但医术精湛，而且对中药的炮制、鉴定也都是行家里手，对临方炮制和道地药材要求严格，一丝不苟。我在为老先生们进行临方炮制过程中，受益于他们的悉心指导，老先生们对药品的质量要求，给我留下了深刻的印象，他们当年对我耳提面命的情景，仍缭绕心头。薪尽火传，师恩难忘。我的这本书也饱含着对这段美好经历的怀念。

　　中药临方炮制工艺历史悠久，源远流长，目的明确，技术独到，规格多样，传承至今，代不乏人。

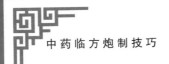

十几年来，由于某些客观因素影响，中药质量有所下降，传统临方炮制后继乏人，正在逐步消亡。特别是临方炮制正在从中药零售店和医疗机构逐步消失。近几年来，我一直在思考这个问题，希望更多的人了解临方炮制、更多的中药工作者知道并学会临方炮制。所以，我从2015年开始着手撰写本书，一是希望能总结一下三十余年积累下来的一些临方炮制的经验，二是希望这些经验体会能有助于年轻一代中药人的学习与成长，三是在国家大力发展中医药事业之际尽一个中药工作者的绵薄之力。

本书力求实用性，借鉴我跟随中医药界老先生们所学的临方炮制技术，以《中华人民共和国药典》及《山东省中药饮片炮制规范》为依据，突出药物临方炮制的传统工艺技巧。

本书力求真实性，书中展示的照片中的饮片都由我亲手炮制。我特别关注饮片炮制前后的外观色泽变化和不同炮制品的性状特征。

通过实用性与真实性相结合，我把中药临方炮制文字描述与炮制品实物衔接起来，以求直观明了，弥补文字描述饮片炮制方法、程度及饮片性状、色泽等变化的一些不足。希望能为中药临方炮制品种的外观质量控制提供直观的参考依据。

撰著过程中受到很多老师的帮助，在此感谢全国著名中药炮制老药工姜保生先生、山东省著名中药专家宋希贵先生对本书的指导。

中药饮片知识博大精深，临方炮制种类繁多，技艺复杂，而我知识有限，疏漏之处难免，尚请前辈后学不吝指教。

邵　林

2018年12月于济南

目 录

■■■·第一章　根及根茎类·■■■

1

第二章　果实及种子类

第三章 藤木类

第四章 皮类

■■·第五章　叶类·■■

■■·第六章　花类·■■

第七章　全草类

■ ■ · 第八章　菌类、藻类 · ■ ■

■ ■ · 第九章　树脂类 · ■ ■

■ ■ · 第十章　动物类 · ■ ■

■ ■ ■ 第十一章 矿物类 ■ ■ ■

第十二章 其他类

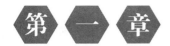

第一章

根及根茎类

1. 人参

【来源】本品为五加科植物人参 *Panax ginseng* C. A. Mey. 的干燥根。栽培者为"园参"，野生者为"山参"。主产于吉林、辽宁、黑龙江等地。多在秋季采挖，除去茎叶及泥土，洗净即为"水参"。园参经晒干或烘干称"生晒参"，蒸制后干燥者称"红参"。以芦长条粗、体丰坚实、支大、腿长者为佳。

【炮制方法】

人参、人参片 除去杂质，水洗，润透，切薄片，干燥。

人参须 生晒参剪下的小支根，晒干，顺捆成小扎。

红参、红参片 除去杂质，置笼内，加热蒸软，或用水稍浸后烤软，切薄片，干燥。

红参须 红参剪下的小支根，多顺捆成小扎。

模加工红参 蒸制红参以模具加工后干燥而成。

【成品性状】

人参（图1-1A）、**人参片**（图1-1B） 为人参原形干燥品，主根长 3~15 cm，直径 1~2 cm，或加工成圆形、类圆形的薄片。表面灰黄色，上部或全体有疏浅断续的粗横纹及明显的纵皱纹，下部有支根 2~3 条，并着生多数细长的须根，须根上常有不明显的细小疣状突起。根茎（芦头）长 1~4 cm，直径 0.3~1.5 cm，多拘挛而弯曲，具不定根（芋）和稀疏的凹窝状茎痕（芦碗）。质坚硬，断面淡黄白色，显粉性，形成层环纹棕黄色，皮部有黄棕色的点状树脂道及放射状裂隙。片面淡黄白色，显菊花纹。粉性，体轻，质脆。有特异香气，味微苦、甜。

人参须（图1-1C） 为人参较粗长的支根，体表有纵皱及须根脱落痕，表面黄白色。断面类白色。气香，味微苦。

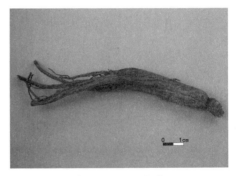

▲图 1-1A　人参

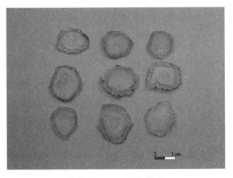

▲图 1-1B　人参片

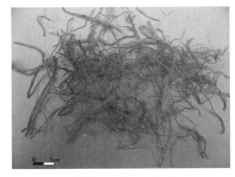

▲图 1-1C　人参须

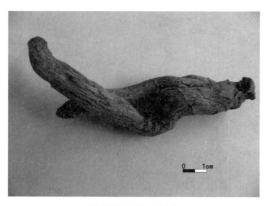

◭ 图1-1D 红参

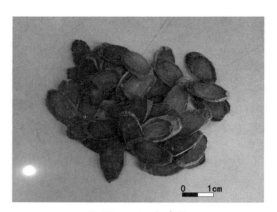

◭ 图1-1E 红参片

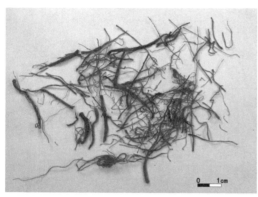

◭ 图1-1F 红参须

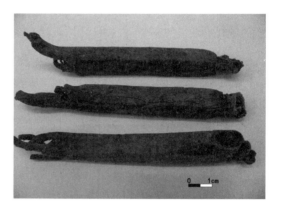

◭ 图1-1G 模加工红参

红参（图1-1D）、**红参片**（图1-1E） 为红参整体干燥品，或加工成圆形或类圆形的薄片，片面红色或深红色。质硬而脆，角质样。气微香，味甜、微苦。

红参须（图1-1F） 为较粗的细支根，体表有纵皱及须根脱落痕，表面红棕色，断面类圆形，红棕色。

模加工红参（图1-1G） 为红参加工品，横截面呈方形，表面红棕色或深红色。

2.三七

【**来源**】本品为五加科植物三七 *Panax notoginseng*（Burk.）F. H. Chen 的干燥根。多系栽培，主产于云南、广西等地。秋季开花前采挖，去净泥土，分开须根及茎基，先暴晒至半干，再反复搓揉，使发汗析出水分，晒干后置适当容器内，往返振荡，使表面光亮，呈棕黑色。以个大坚实、体重皮细、断面灰绿色或黄绿色者为佳。

【**炮制方法**】

三七 除去杂质，洗净，干燥。

三七粉 取净三七，干燥，超微粉碎成细粉。

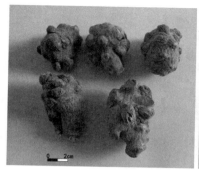
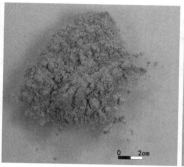
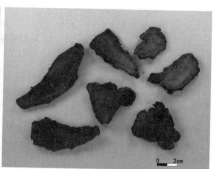

⬥ 图1-2A　三七　　　　　　⬥ 图1-2B　三七粉　　　　　　⬥ 图1-2C　油炸三七

油炸三七　取净三七，打碎或切片，大小分档，用麻油炸至表面棕黄色，取出，沥去油，放凉。

【成品性状】

三七（图1-2A）　呈圆锥形或纺锤形，长1~6 cm，直径1~4 cm。表面灰黄色或灰褐色，周围有瘤状突起，有光泽，质坚实。断面灰绿色、黄绿色或灰白色，中间有菊花心或现裂纹。气微，味先苦而后微甜。

三七粉（图1-2B）　为淡棕黄色或灰黄色粉末。气微，味先苦而后微甜。

油炸三七（图1-2C）　形如三七碎块或切片，表面棕色或棕黄色，较生品易粉碎。气微香，味苦而微甜。

3. 三棱

【来源】本品为黑三棱科植物黑三棱 *Sparganium stoloniferum* Buch. -Ham. 的干燥块茎。习称"荆三棱"。多系野生。主产于江苏、河南、山东、江西等地。冬、春季采挖，除去茎苗及须根，洗净，削去外皮或不去外皮，干燥。荆三棱以体重、质坚实、去净外皮、黄白色者为佳。

【炮制方法】

三棱　除去杂质，大小分档，浸泡至六七成透，捞出，闷润至透，切薄片，干燥。

醋三棱　将净三棱片用米醋拌匀，闷润至米醋被吸尽，置锅内，文火炒至色泽加深、带焦斑时取出，放凉。每100 kg三棱片，用米醋20 kg。

【成品性状】

三棱（图1-3A）　为类圆形的片，直径2~4 cm，片面灰白色或黄白色，粗糙，有多数明显的细筋脉点，质坚。无臭，味淡，嚼之微有麻辣感。

醋三棱（图1-3B）　形如三棱，片面色泽加深，偶见焦黄斑，微有醋气。

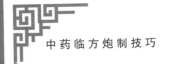
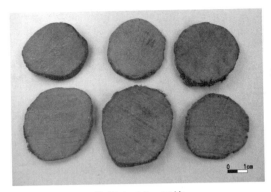

▲图1-3A 三棱

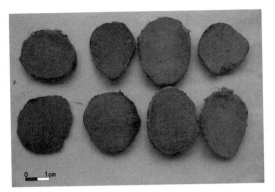

▲图1-3B 醋三棱

4. 干姜

【来源】本品为姜科植物姜 *Zingiber officinale* Rosc. 的干燥根茎。均系栽培。主产于四川、贵州等地。秋、冬季采挖，除去须根及泥沙，晒干或低温干燥。以质结实、断面黄白色、粉性足、气味浓者为佳。

【炮制方法】

干姜、干姜片　除去杂质，用清水洗净，浸泡至四五成透，捞出，润透，切厚片或块干燥。

干姜炭、干姜片炭　将大小分档的净干姜片或块置热锅内，武火炒至表面呈焦黑色、内部棕褐色时，喷淋清水少许，灭尽火星，取出，及时摊晾，凉透。

炮姜、炮姜片　将净沙置锅内，武火炒热后，投入大小分档的净干姜片或块，炒至鼓起，表面呈焦黄色、内部黄色时取出，筛去沙子，放凉。

【成品性状】

干姜（图1-4A）、**干姜片**（图1-4B）　干姜为扁平不规则的块状，有指状分支，长3~7 cm，厚1~2 cm；干姜片为不规则的厚片或小方块。表面黄白色，有明显的淡黄色筋脉小点，显粉性，质坚实。气香特异，味辛辣。

干姜炭（图1-4C）、**干姜片炭**（图1-4D）　形如干姜、干姜片，表面鼓起，呈焦黑色，内部棕褐色。体轻，质松脆。微苦，微辣。

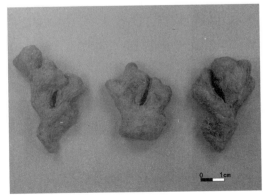

▲图1-4A 干姜

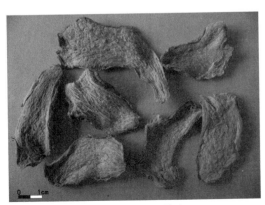

▲图1-4B 干姜片

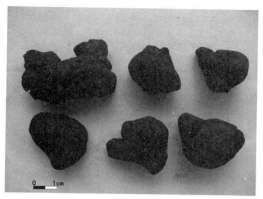

▲ 图 1-4C　干姜炭

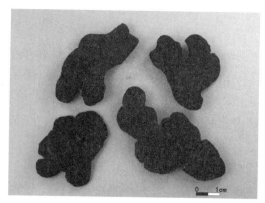

▲ 图 1-4D　干姜片炭

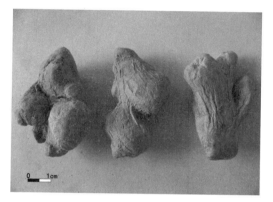

▲ 图 1-4E　炮姜

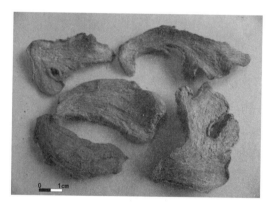

▲ 图 1-4F　炮姜片

炮姜（图 1-4E）、**炮姜片**（图 1-4F）　形如干姜、干姜片，表面鼓起，呈焦黄色，内部黄色。质地松泡。气香，味辛辣。

5. 菊三七

【来源】本品为菊科植物菊叶三七 *Gynura segetum*（Lour.）Merr. 的新鲜或干燥根茎。多系栽培。主产于辽宁、山东等地。秋、冬二季采挖，除去茎叶、须根及泥土，洗净，晒干；或趁鲜切厚片。以质坚、断面明亮者为佳。

【炮制方法】去净杂质，洗净，稍泡，捞出，润透，切厚片，干燥。

【成品性状】呈不规则圆柱状，断面灰黄色，显菊花心，周边灰棕色或棕黄色。质坚实。气无，味甜、淡，后微苦（图 1-5）。

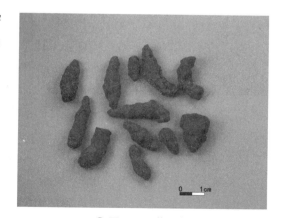

▲ 图 1-5　菊三七

6. 土贝母

【来源】本品为葫芦科植物土贝母 *Bolbostemma paniculatum*(Maxim.)Franquet 的干燥块茎。多系栽培。主产于河北、河南、山西、陕西等地。秋季苗枯后采挖，除去须根及泥土，掰开，蒸透，干燥。以个大、质坚实、红棕色、断面角质样者为佳。

【炮制方法】除去杂质，洗净，干燥。

【成品性状】本品为不规则的块状，表面浅红棕色或暗棕色，凹凸不平。断面角质样，光亮而平滑，质坚硬。气微，味微甜后微苦、辛，稍带黏性（图1-6）。

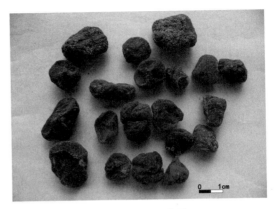

▲图1-6　土贝母

7. 土茯苓

【来源】本品为百合科植物光叶菝葜 *Smilax glabra* Roxb. 的干燥根茎。野生或种植。主产于广东、湖南、湖北、浙江、安徽、四川、江西等地。秋、冬季采挖，除去须根，洗净，干燥；或趁鲜切成薄片，干燥。以断面淡棕色、粉性足者为佳。

【炮制方法】除去杂质，大小分档，用清水洗净，捞出，闷润至透，切薄片，干燥。

【成品性状】本品为不规则的类圆形薄片，直径 2~5 cm，片面淡红棕色至红棕色，具粉性，折断后有粉尘飞出；在阳光下，可见多数小亮点（黏液质），质略韧。气微，味淡、涩（图1-7）。

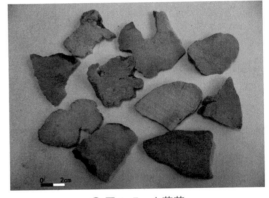

▲图1-7　土茯苓

8. 大黄

【来源】本品为蓼科植物掌叶大黄 *Rheum palmatum* L.、唐古特大黄 *Rheum tanguticum* Maxim. ex Balf. 或药用大黄 *Rheum officinale* Baill. 的干燥根及根茎。野生或栽培。主产于甘肃、青海、四川等地。秋末茎叶枯萎或次春发芽前采挖，除去细根，刮去外粗皮，根长者横切成段，圆大者纵切成瓣，绳穿成串，风干或烘干。以质坚实、断面显锦纹、稍有油性、气清香、味苦而微涩、嚼之发黏者为佳。

【炮制方法】

大黄　除去杂质，大小分档，略浸，捞出，淋润至透时，切厚片或块，晾干或低温烘干。

酒大黄　将大小分档的净大黄片用黄酒拌匀，闷润至黄酒被吸尽，置锅内，文火炒至表面微带焦斑时取出，放凉。每 100 kg 大黄片，用黄酒 10 kg。

醋大黄　将大小分档的净大黄片用米醋拌匀，闷润至米醋被吸尽，置锅内，文火炒至表面微带焦斑时取出，放凉。每 100 kg 大黄片，用米醋 10 kg。

熟大黄　①酒蒸大黄：将大小分档的净大黄片用黄酒拌匀，闷润至酒被吸尽，放笼屉内，置锅上武火加热，圆气后蒸 6~8 小时，焖 2~4 小时，至内外均呈黑色时（或复蒸一次）取出，晾晒后，再将蒸时所得原汁的浓缩液拌入，吸尽，干燥。

②清蒸大黄：将净大黄片加水润透，装入蒸罐内，密封，隔水加热，内外均呈黑色时取出，晾晒后，干燥。每 100 kg 大黄片，用水 25 kg。

大黄炭　将大小分档的净大黄片置热锅内，武火炒至表面焦黑色、内部焦褐色时，喷淋清水少许，灭尽火星，取出，及时摊晾，凉透。

【成品性状】

大黄（图 1-8A）　为不规则的厚片，直径 3~10 cm，片面黄棕色或淡红棕色，具有锦纹。质坚实，有的中心稍松软；断面淡红棕色或黄棕色，显颗粒性；根茎髓部宽广，有"星点"（异常维管束）环列或散在；根形成层环明显，木部发达，具放射状纹理，无髓部及星点。气清香，味苦而微涩，嚼之粘牙，有沙粒感，唾液被染成黄色。

酒大黄（图 1-8B）　形如大黄片，表面色泽加深，具焦斑。

醋大黄（图 1-8C）　形如大黄片，表面色泽加深，具焦斑，略有醋气。

熟大黄（酒蒸大黄）（图 1-8D）　为小方块或不规则的厚片，内外呈均匀黑色。味微苦，有特异芳香气。

熟大黄（清蒸大黄）（图 1-8E）　形如熟大黄，表面色泽黑色，内呈均匀黑色。味微苦，有特异芳香气。

大黄炭（图 1-8F）　形如大黄片，表面焦黑色，内部焦褐色，质轻而脆，具焦烟气。

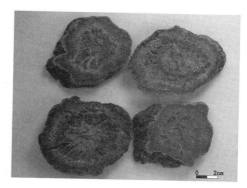

▲ 图 1-8A　大黄

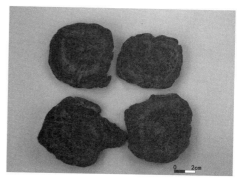

▲ 图 1-8B　酒大黄

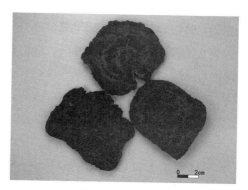

▲ 图 1-8C　醋大黄

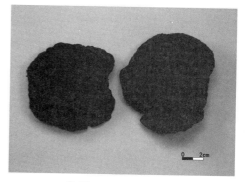

▲ 图 1-8D　酒蒸大黄

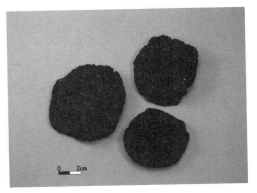

▲ 图1-8E　清蒸大黄

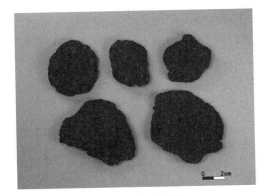

▲ 图1-8F　大黄炭

9. 山豆根

【来源】本品为豆科植物越南槐 *Sophora tonkinensis* Gagnep. 的干燥根及根茎。野生或种植。主产于广东、广西、贵州、云南等地。秋季采挖，除去地上茎叶，洗净，干燥。以条粗、质坚、味苦者为佳。

【炮制方法】除去杂质及残茎，大小分档，用清水浸泡至六七成透，捞出，闷润至透，切薄片，干燥。

【成品性状】本品为类圆形片，直径 0.7~1.5 cm，片面皮部浅棕色，木部淡黄色；周边棕色或棕褐色，质坚硬。有豆腥气，味极苦（图1-9）。

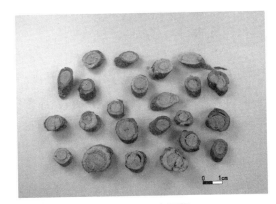

▲ 图1-9　山豆根

10. 山药

【来源】本品为薯蓣科植物山药 *Dioscorea opposita* Thunb. 的干燥根茎。均系栽培。主产于河南、广西、湖南等地。冬季茎叶枯萎后采挖，切去根头，洗净，用竹刀或铜刀削净外皮及须根，晒干或烘干，即为"毛山药"。选择肥大顺直的干燥毛山药，置清水中，浸至无干心，润透，切齐两端用木板搓成圆柱状，晒干，打光，习称"光山药"。以条粗、质坚实、粉性足、色白者为佳。

【炮制方法】

　山药　去杂质，大小分档，浸泡至七八成透，捞出，闷润至透，切厚片，及时干燥。

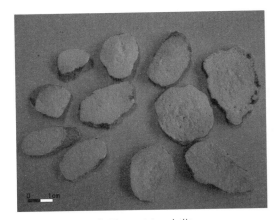

▲ 图1-10A　山药

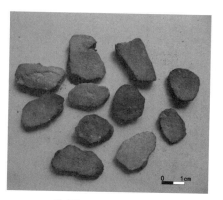

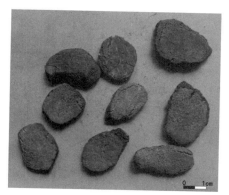

△ 图 1-10B　麸山药　　　　　　　　　　△ 图 1-10C　土山药

麸山药　先将锅用武火加热，均匀撒入规定量的麦麸皮，待冒烟时，投入净山药片，急速翻搅，熏炒至表面呈黄色时，及时取出，筛去焦麸皮，放凉。每 100 kg 净山药片，用麦麸皮 10 kg。

土山药　取灶心土（伏龙肝）细粉，置锅内，中火炒至灵活状态时，倒入净山药片，拌炒至表面挂土色、有香气逸出时取出，筛去剩余土粉，放凉。每 100 kg 净山药片，用灶心土 20 kg。

【成品性状】

山药（图 1-10A）　为类圆形的厚片，直径 1.5~6.0 cm，片面类白色质地坚脆，粉性。无臭，味淡，微酸，嚼之发黏。

麸山药（图 1-10B）　形如山药，表面黄色，具焦麸香气。

土山药（图 1-10C）　形如山药，表面土黄色，具香气。

11. 山奈

【来源】本品为姜科植物山奈 *Kaempferia galanga* L. 的干燥根茎。多为栽培，主产于广东、广西、云南、台湾等地。冬季地上茎枯萎时挖采，洗净，除去须根，切厚片，干燥。以色白、粉性足、气味浓者为佳。

【炮制方法】除去杂质，筛去灰屑。

【成品性质】本品为不规则的圆形或近圆形厚片，直径 1~2 cm，厚 0.3~0.5 cm，片面类白色，常鼓凸；周边浅褐色或黄褐色，皱缩，有的可见根痕及残存须根。质坚脆，粉性。气芳香特异，味辛辣（图 1-11）。

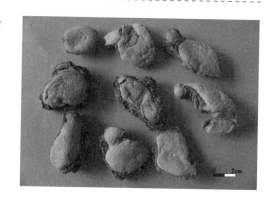

△ 图 1-11　山奈

12. 山慈菇

【来源】本品为兰科植物杜鹃兰 *Cremastra appendiculata*（D. Don）Makino、独蒜兰 *Pleione bulbocodioides*（Franch.）Rolfe 或云南独蒜兰 *Pleione yunnanensis* Rolfe 的干燥假鳞茎。前者习称"毛

慈菇"，后两者习称"冰球子"。野生或种植。主产于贵州、四川等地。夏季花未开时或秋季花谢后采挖，除去茎、叶及须根，洗净，用沸水煮或蒸至透心，取出，摊开晒干或烘干。以个大、有明显横纹、质坚、半透明者为佳。

【炮制方法】除去杂质及毛须，洗净，干燥。

【成品性状】

毛慈菇（图 1-12A）　本品呈不规则扁球形或圆锥形，顶端渐突起，基部有须根痕。长 1.8~3.0 cm，膨大部直径 1~2 cm。表面黄棕色或棕褐色，有纵皱纹或纵沟，中部有 2~3 条微突起的环节，节上有鳞片叶干枯腐烂后留下的丝状纤维。质坚硬，难折断，断面灰白色或黄白色，略成角质。气微，味淡，带黏性。

冰球子（图 1-12B）　呈圆锥形，瓶颈状或不规则团块，直径 1~2 cm，高 1.5~2.5 cm。顶端渐尖，尖端断头处呈盘状，基部膨大且圆平，中央凹入，有 1~2 条环节，多偏向一侧。撞去外皮者表面黄白色，带表皮者浅棕色，光滑，有不规则皱纹。断面浅黄色，角质半透明。

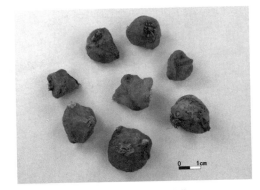

▲ 图 1-12A　毛慈菇

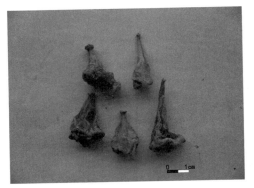

▲ 图 1-12B　冰球子

13. 光慈菇

【来源】本品为百合科植物老鸦瓣 *Tulipa edulis*（Miq.）Baker 的干燥鳞茎。野生或种植。主产于安徽、河南、江苏、云南、甘肃、陕西、山西等地。春、夏采挖，除去须根及外皮，洗净泥土，干燥。以质坚、色白、饱满、粉性足者为佳。

【炮制方法】除去杂质，洗净，干燥。

【成品性状】本品呈卵状圆锥形，卵圆形，直径 0.5~1.0 cm，长 1~2 cm。表面类白色、黄白色或浅棕色，光滑；顶端尖，基部圆平而凹陷，一侧有侧沟，自茎部伸向顶端，质硬而脆。断面白色，粉性。气微，味淡（图 1-13）。

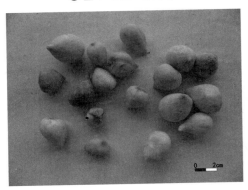

▲ 图 1-13　光慈菇

14. 千年健

【来源】本品为天南星科植物千年健 *Homalomena occulta*（Lour.）Schott 的干燥根茎。野生或种植。主产于广西、云南等地。春、秋季采挖，除去叶、苗，洗净，

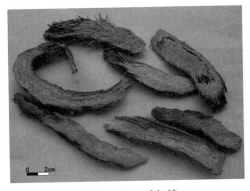

▲ 图 1-14　千年健

刮去外皮，干燥。以条大、质硬、色红棕、香气浓为佳。

【炮制方法】除去杂质，用清水洗净，再浸泡至四五成透，捞出，闷润至透，切薄片，干燥。

【成品性状】本品为不规则的圆形或类圆形薄片，直径 0.8~1.5 cm，片面红棕色，具有众多钟状纤维束，故俗名"一包针"，质坚。气香，味辛，微苦（图 1-14）。

15. 川木香

【来源】本品为菊科植物川木香 *Vladimiria souliei* （Franch.）Ling 或灰毛川木香 *Vladimiria souliei*（Franch.）Ling var. *cinerea* Ling 的干燥根。多系野生。主产于四川。冬季采挖，除去泥土、须根及地上茎，过长者横切两段，粗大者纵剖为两瓣，干燥。以枝条粗大、坚实、香气浓者为佳。

【炮制方法】

川木香　除去杂质，削去根头部焦黑色"油头"，刮净粗皮，洗净，润透，切厚片，干燥或低温干燥。

麸川木香　将锅烧热，均匀撒入适量麦麸，用中火加热，炒至起烟时将川木香投入锅中，炒至深黄色，见有焦斑时迅速取出，筛去焦麦麸，摊晾。每片木香片 100 kg，用麦麸 10 kg。

煨川木香　取净川木香片，置于铁丝匾中，用一层草纸，一层川木香片，间隔平铺数层，压紧，置火炉旁或烘干室内，烘煨至川木香中所含的挥发油渗于纸上，取出，放凉。

【成品性状】

川木香（图 1-15A）　本品为类圆形厚片，直径 1~3 cm，片面棕黄色至黄白色，可见点状油室及径向裂隙，有的中心是空洞状。体轻，质硬脆。香气稍浊，味苦，嚼之黏牙。

麸川木香（图 1-15B）　形如川木香，深黄色，略有焦斑，带焦香气。

煨川木香（图 1-15C）　形如川木香，灰黄色，带焦香气。

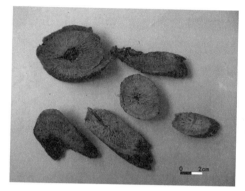

⬤ 图 1-15A　川木香

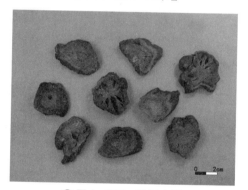

⬤ 图 1-15B　麸川木香

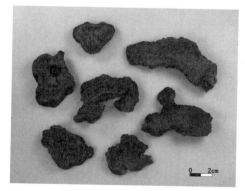

⬤ 图 1-15C　煨川木香

16. 川贝母

【来源】本品为百合科植物川贝母 *Fritillaria cirrhosa* D. Don、暗紫贝母 *Fritillaria unibracteata* Hsiao et K. C. Hsia、甘肃贝母 *Fritillaria przewalskii* Maxim. 或梭砂贝母 *Fritillaria delavayi* Franch. 的干燥鳞茎。前两者按性状分别习称"松贝"和"青贝"，后者习称"炉贝"。野生或栽培。主产于四川、青海、甘肃、云南、西藏等地。夏、秋季挖采，或于积雪融化时采挖，除去须根、粗皮及泥沙，晒干或低温干燥。以鳞茎质坚实、粉性足、色白者为佳。

【炮制方法】去净杂质。

【成品性状】

松贝（图 1-16A） 呈类圆锥形或近球状，高 0.3~0.8 cm，直径 0.3~0.9 cm。表面类白色。外层鳞叶 2 瓣，大小悬殊，大瓣紧抱小瓣，未抱部分呈新月形，习称"怀中抱月"；顶部闭合，内有类圆柱形、顶端稍尖的心芽和小鳞叶 1~2 枚；前端钝圆或稍尖，底部平，微凹入，中心有 1 灰褐色的鳞茎盘，偶有残存须根。质硬而脆，呈白色，富粉性。气微，味微苦。

青贝（图 1-16B） 呈扁球形，高 0.4~1.4 cm，直径 0.4~1.6 cm。外层鳞叶 2 瓣，大小相近，相对抱合，顶部开裂，内有心芽和小鳞叶 2~3 枚及细圆柱形的残茎。

炉贝（图 1-16C） 呈圆锥形，高 0.7~2.5 cm，直径 0.5~2.5 cm。表面类白色或浅棕黄色，有的具有棕色斑点，习称"虎皮斑"。外层鳞叶 2 瓣，大小相近，顶部开裂而略尖，习称"马牙嘴"，基部稍尖或较钝。

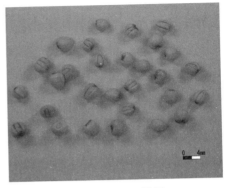

▲ 图 1-16A 松贝

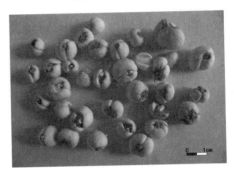

▲ 图 1-16B 青贝

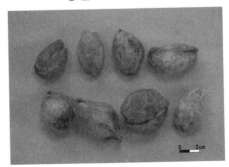

▲ 图 1-16C 炉贝

17. 川牛膝

【来源】本品为苋科植物川牛膝 *Cyathula officinalis* Kuan 的干燥根。栽培或野生。主产于四川、云南、贵州。秋、冬季采挖，除去芦头、须根及泥沙，炕或晒至半干，堆放回润，再炕或晒干。以条大、质柔软、断面棕黄色者为佳。

【炮制方法】

川牛膝 除去杂质及芦头，洗净，闷润至透，切薄片，干燥。

酒川牛膝 将大小分档的净川牛膝片，用黄酒拌匀，闷润至黄酒被吸尽，置锅内，用文火炒至表面带火色时取出，放凉。每 100 kg 牛膝片，用黄酒 10 kg。

　　盐川牛膝　①将净牛膝片用食盐水拌匀，闷润至盐水被吸尽，置锅内，用文火炒至带火色时取出，放凉。每 100 kg 牛膝片，用食盐 2 kg。

　　②将净川牛膝片和大青盐，置锅内，文火炒至带火色时取出，筛去大青盐，放凉。每 100 kg 牛膝片，用大青盐 20 kg。

　　【**成品性状**】

　　川牛膝（图 1-17A）　本品为类圆形的薄片，直径 0.5~3.0 cm，片面浅黄色至黄棕胶质或纤维状，有多数浅黄色筋脉小点（维管束），排列成数轮同心环，质韧。气微，味甜。

　　酒川牛膝（图 1-17B）　形如川牛膝，色泽加深，偶见焦斑，略有酒香气。

　　盐川牛膝（图 1-17C，D）　形如川牛膝，表面色泽加深，带黄斑，略有咸味。

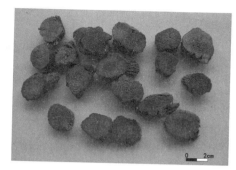

△图 1-17A　川牛膝

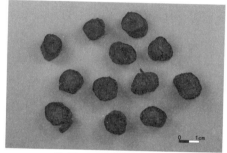

△图 1-17B　酒川牛膝

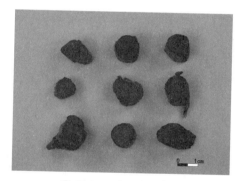

△图 1-17C　盐川牛膝

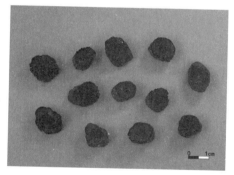

△图 1-17D　大青盐川牛膝

18. 川乌

　　【**来源**】本品为毛茛科植物乌头 *Aconitum carmichaelii* Debx. 的干燥母根。均系栽培。主产于四川、陕西等地。6月下旬至8月下旬采挖，除去子根、须根及泥沙，干燥。以个匀、肥满、坚实、无空心、断面色白者为佳。

　　【**炮制方法**】

　　川乌　除去杂质，洗净、干燥（本品有大毒）。

　　制川乌　将大小分档的净川乌用清水浸泡至无干心，

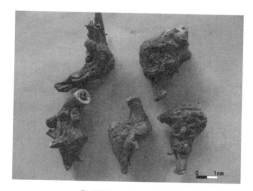

△图 1-18A　川乌

取出，置锅内加清水煮沸 4~6 小时，或置笼屉内加热蒸 6~8 小时，至取大个及实心者切开无白心，口尝略有麻舌感时，取出，晾至六成干，切厚片，干燥。

【成品性状】

川乌（图 1-18A） 呈不规则的圆锥形，稍弯曲，长 2.0~7.5 cm，直径 1.2~2.5 cm。表面棕褐色或灰棕色，有细纵皱纹。上端有凹陷的芽痕，侧边常有瘤状侧根及子根摘离后的痕迹。下端渐小呈尖形，全体有瘤状隆起的支根，习称"钉角"，质坚实。断面类白色或淡黄色，形成层环纹呈多角。气微，味辛辣，麻舌。

制川乌（图 1-18B） 为不规则或三角形的厚片，表面黑褐色或黄褐色，有光泽，有灰褐色三角形形成层环纹，中心有空洞。质轻脆。无臭，微有麻舌感。

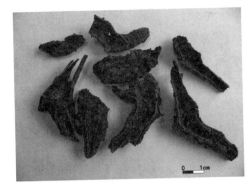

▲ 图 1-18B 制川乌

19. 川芎

【来源】 本品为伞形科植物川芎 *Ligusticum chuanxiong* Hort. 的干燥根茎。多系栽培。主产于四川等地。夏季当茎的节盘显著突出并略带紫色时采挖，除去茎叶及泥土，晒后炕干再去须根。以个大饱满、质坚实、断面色黄白、油性大、香气浓者为佳。

【炮制方法】

川芎 除去杂质，大小分档，用清水洗净，再浸泡至五六成透，闷润至透，切薄片，晾干或低温晾干。

酒川芎 将大小分档的净川芎用黄酒拌匀，闷润至黄酒被吸尽，置锅内，文火炒至表面带火色时取出，放凉。每 100 kg 川芎片，用 10 kg 黄酒。

清炒川芎 将净川芎片置锅内，用文火炒至表面色泽加深，略带火色时取出，放凉。

【成品性状】

川芎（图 1-19A） 为不规则的片，直径 2~7 cm，片面黄白色或灰黄色，可见波状环纹（形成层），散有黄棕色小油点（油室）；周边粗糙不整齐。质坚硬。香气浓郁而特殊，味苦、辛，稍有麻舌感，微回甜。

酒川芎（图 1-19B） 形如川芎，色泽加深，偶见焦

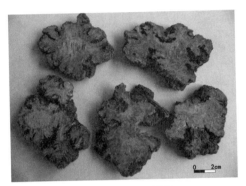

▲ 图 1-19A 川芎

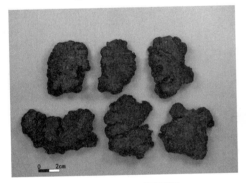

▲ 图 1-19B 酒川芎

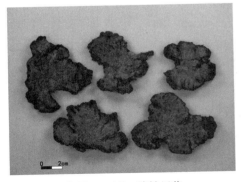

▲ 图 1-19C 清炒川芎

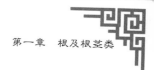

斑，略有酒香气。

清炒川芎（图 1-19C）　形如川芎，色泽加深，偶见焦斑。

20. 天冬

【**来源**】本品为百合科植物天冬 *Asparagus cochinchinensis*（Lour.）Merr. 的干燥根块。野生或栽培。主产于四川、贵州、广西、云南等地。秋、冬季采挖，洗净泥土，剪去根头及须根，按大小分别入沸水中煮或蒸透后，再浸入清水中，趁热除去外皮，洗净，微火烘干。以肥满均匀、致密坚实、色黄白、半透明者为佳。

【**炮制方法**】除去杂质及黑色泛油者，抢水洗净，润透，稍晾，切薄片，干燥。

【**成品性状**】本品为类圆柱形，长 5~18 cm，直径 0.5~2.0 cm，片面黄白色或淡棕色，角质样，半透明，中心黄白色。质坚韧或柔润，有黏性。气微，味甘、微苦（图 1-20）。

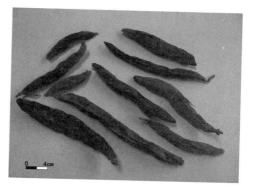

⬤ 图 1-20　天冬

21. 天花粉

【**来源**】本品为葫芦科植物栝楼 *Trichosanthes kirilowii* Maxim. 或双边栝楼 *Trichosanthes rosthornii* Harms 的干燥根块。栽培或野生。主产于山东、河南、湖北、江西等地。秋、冬季采挖，洗净泥土，刮净外皮，切段，较粗者再对半纵切成瓣，干燥。以色白、粉性足、肥满、质坚细腻者为佳。

【**炮制方法**】除去杂质，大小分档，用清水浸泡至五六成透，捞出闷润至透，切厚片，干燥。

【**成品性状**】本品为类圆形、半圆形或不规则厚片，直径 1.5~5.5 cm。片面白色或淡黄色，富粉性，有黄色筋脉点（导管），略呈放射性排列，周边黄白色或淡棕色。质坚，细腻。无臭，味微苦（图 1-21）。

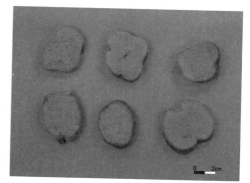

⬤ 图 1-21　天花粉

22. 天南星

【**来源**】本品为天南星科植物天南星 *Arisaema erubescens*（Wall.）Schott、异叶天南星 *Arisaema heterophyllum* Bl. 或东北天南星 *Arisaema amurense* Maxim. 的干燥块茎。栽培或野生。全国大部分地

区均产。秋、冬季采挖，除去残茎、须根及外皮，干燥。以个大、色白、粉性足、不开裂者为佳。

【炮制方法】

天南星　除去杂质，洗净，干燥（本品有毒）。

制天南星　将净天南星大小分档，用清水净漂，每日换水 2~3 次，如起白沫时，换水后加白矾（每 100 kg 天南星加白矾末 2 kg），泡一日后，再换水，至切开口尝微有麻舌感时取出。将生姜片、白矾粉置锅内，加适量清水煮沸后，倒入漂制的天南星，共煮至无干心时取出，除去姜片，晾至六成干，再闷润至内外湿度均匀、软硬适宜时，切薄片，干燥。每 100 kg 天南星，用生姜片、白矾各 12.5 kg。

胆南星　取生天南星粉，加入净胆汁（或胆膏粉及适量清水），搅拌均匀，放温暖处，发酵 7~15 天后，再连续蒸 9 昼夜，每隔 2 小时搅拌 1 次，除去腥臭气，至呈黑色浸膏状，口尝无麻舌感为度，取出，晾干，再蒸软，趁热切成小块。每 100 kg 制南星粉，用牛（或猪、羊）胆汁 400 kg（胆膏粉 40 kg）。

【成品性状】

天南星（图 1-22A）　呈扁球形，高 1~2 cm，直径 1.5~6.5 cm。表面乳白色或淡棕色，顶端有凹陷的茎痕，周围有麻点状根痕，质坚硬，断面白色粉性。气微辛，味辣而麻。

制天南星（图 1-22B）　多为扁肾形的薄片，片面淡黄棕色，半透明，光滑，质脆。微臭，味辛。

胆南星（图 1-22C）　为小方块状，表面黄棕色或棕黑色，质硬。有特异的臭气，味苦。

23. 天麻

【来源】本品为兰科植物天麻 *Gastrodia elata* Bl. 的干燥块茎。野生或栽培。主产于四川、云南、贵州、湖北、陕西等地。冬、春季采挖，除去地上茎洗净泥土，及时擦去粗皮，蒸透，低温干燥。以个大、色黄白、肥嫩、角质状、坚实、无纤维点、断面明亮、无空心者为佳。

【炮制方法】除去杂质及黑色泛油者，大小分档，用清水浸泡至三四成透，捞出，闷润至透，再晾晒至内

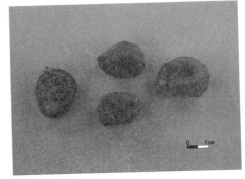

▲ 图 1-22A　天南星

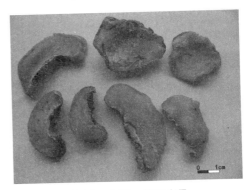

▲ 图 1-22B　制天南星

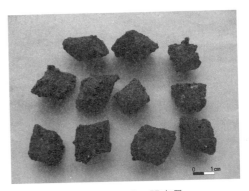

▲ 图 1-22C　胆南星

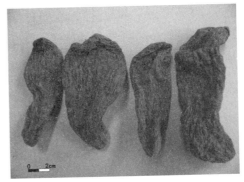

▲ 图 1-23A　天麻

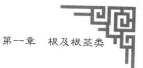

外湿度均匀，软硬适宜时，切薄片，干燥；或稍泡，置笼屉内蒸软，及时切薄片，干燥。

【成品性状】

天麻（图 1-23A）　块茎长椭圆形。扁缩而稍弯曲。长 3~15 cm，宽 1.5~6.0 cm，厚 1~2 cm。表面黄白色至淡棕色，略透明，多不规则纵皱纹，由潜伏芽排列成多轮横环纹，具点状痕点或膜质鳞叶，有时可见棕黑色菌索。顶端有残留茎基（春麻），或为红棕色鹦哥嘴状顶芽（冬麻），末端有自母体麻脱落后的圆脐形瘢痕。质坚实，不易折断，断面较平坦，角质样，黄白色或淡棕色。气微，味甘，微辛。以质地坚实、体重、有鹦哥嘴、无空心者为佳。

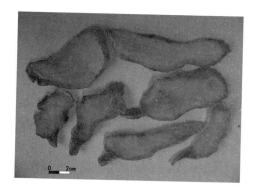

天麻片（图 1-23B）　本品多为扁长椭圆形薄片，片面黄白色或淡棕色，角质样，半透明，有光泽，质脆，气微，味甜。

⬆ 图 1-23B　天麻片

24. 天葵子

【来源】本品为毛茛科植物天葵 *Semiaquilegia adoxoides*（DC.）Makino 的干燥块根。野生或栽培。主产于江苏、湖北、湖南等地。夏初采挖，除去须根，洗净、干燥。以个大、质重、断面皮部色白、无须根为佳。

【炮制方法】除去杂质，洗净，干燥。

【成品性状】本品为不规则的短柱状、纺锤状或块状，长 1~3 cm，直径 0.5~1.0 cm。表面暗褐色至灰黑色，具皱纹及须根痕。断面皮部类白色，木部黄白色或棕黄色，略呈放射状，质较软。气微，味微甘、微苦、辛（图 1-24）。

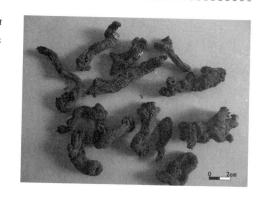

⬆ 图 1-24　天葵子

25. 木香

【来源】本品本为菊科植物木香 *Aucklandia lappa* Decne. 的干燥根。多系栽培。主产于云南。秋、冬季采挖后，除去泥土、须根及地上茎叶，切成段，大的再纵剖成瓣，干燥后撞去粗皮。以条匀、质坚实、油性足、香气浓者为佳。

【炮制方法】

木香　除去杂质，大小分档，洗净，润透，切厚片，晾干或低温干燥。

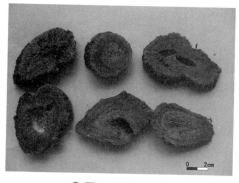

⬆ 图 1-25A　木香

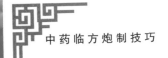
麸木香 将锅烧热，均匀撒入适量麦麸，用中火加热，炒至起烟时将木香片投入锅中，炒至深黄色，见有焦斑时迅速取出，筛出焦麦麸，摊晾，凉透。木香片每片100 kg，用麦麸10 kg。

煨木香 取净木香片，置于铁丝匾中，用一层草纸，一层木香片，间隔平铺数层，压紧，置火炉旁或烘干室内，烘煨至木香所含的挥发油渗于纸上，取出，放凉。

【成品性状】

木香（图1-25A） 为类圆形的厚片，直径0.5~5.0 cm。片面灰褐色或棕黄色，有放射性纹理及散在的褐色点状油室，质坚。气芳香浓烈而特异，味苦。

麸木香（图1-25B） 形如木香，深黄色，略有焦斑，气带焦香。

煨木香（图1-25C） 形如木香，灰黄色，气带焦香。

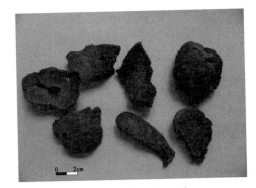

△ 图1-25B 麸木香

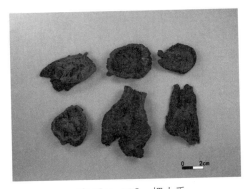

△ 图1-25C 煨木香

26. 太子参

【来源】本品为石竹科植物孩儿参 *Pseudostellaria heterophylla*（Miq.）Pax ex Pax et Hoffm. 的干燥块根。多系栽培。主产于江苏、山东、安徽等地。夏季茎叶大部分枯萎时采挖，洗净，除去须根，干燥，或置沸水中稍烫，捞出，干燥，除去须根。以肥润、色黄白、无须根者为佳。

【炮制方法】除去杂质，洗净，干燥。

【成品性状】本品呈细长纺锤形，稍弯曲，长3~6 cm，直径0.3~0.5 cm。表面黄白色，较光滑有细纵皱纹，凹陷处有须根痕。烫制品，断面淡黄色，角质样。生晒品，断面类白色，粉性。质硬而脆。气微，味微甜（图1-26）。

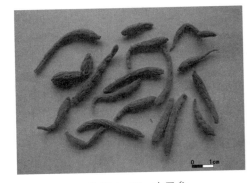

△ 图1-26 太子参

27. 牛膝

【来源】本品为苋科植物牛膝 *Achyranthes bidentata* Bl. 的干燥根。均系栽培。主产于河南。冬季茎叶枯萎时采挖，除去地上茎、须根及泥土，捆成小把，晒至干皱后，将顶端切齐，干燥。以身长、皮细、色黄白者为佳。

【炮制方法】

牛膝 除去杂质，洗净，闷润至透，去净芦头，切厚片，干燥。

酒牛膝　将净牛膝片用黄酒拌匀，闷润至黄酒被吸尽，置锅内，文火炒至带火色时取出，放凉。每 100 kg 牛膝片，用黄酒 10 kg。

盐牛膝　①将净牛膝片用食盐水拌匀，闷润至盐水被吸尽，置锅内，文火炒至带火色时取出，放凉。每 100 kg 牛膝片，用食盐 2 kg。②将净牛膝片和大青盐，置锅内，文火炒至带火色时取出，筛去大青盐，放凉。每 100 kg 牛膝片，用大青盐 20 kg。

【**成品性状**】

牛膝（图 1-27A）　为类圆形的厚片，直径 0.4~1.0 cm。片面黄白色至淡黄色，微呈角质样而滋润；中心维管束木部较大，其外周散有许多筋脉点（维管束）。质硬而脆。气微，味微甜而稍苦、涩，嚼之略粘牙。

酒牛膝（图 1-27B）　形如牛膝，表面色泽加深，带黄斑，微有酒气。

盐牛膝（图 1-27C、D）　形如牛膝，表面色泽加深，带黄斑，略有咸味。

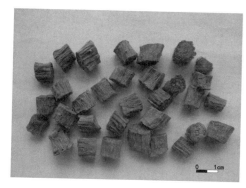

▲图 1-27A　牛膝

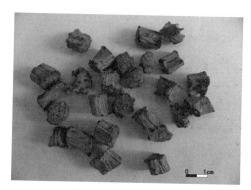

▲图 1-27B　酒牛膝

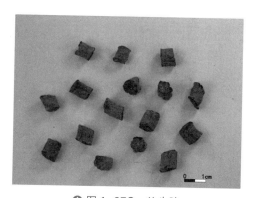

▲图 1-27C　盐牛膝

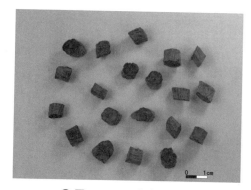

▲图 1-27D　大青盐牛膝

28. 升麻

【**来源**】本品为毛茛科植物大三叶升麻 *Cimicifuga heracleifolia* Kom.、兴安升麻 *Cimicifuga dahurica*（Turcz.）Maxim. 或升麻 *Cimicifuga foetida* L. 的干燥根茎。野生或种植。主产于黑龙江、辽宁、河北、山西、湖北、四川等地。

春、秋季采挖，除去地上茎苗和泥土，晒至须根干时，除去须根，再干燥。以个大、质坚、外皮黑褐色、断面黄绿色、无须根者为佳。

【炮制方法】

升麻 除去杂质，用清水洗净，再浸泡至三四成透，捞出，闷润至透，切厚片，干燥。

蜜升麻 先将炼蜜用适量开水稀释后，加入净升麻片中拌匀、闷润，置热锅内，文火炒至表面呈黄棕色、不粘手为度，取出，摊晾，凉透后及时收藏。每100 kg升麻片，用炼蜜25 kg。

升麻炭 将净升麻置热锅中，武火炒至表面焦黑色、内部黑褐色时，喷淋清水少许，灭尽火星，取出，及时摊晾，凉透。

【成品性状】

升麻（图1-28A） 多为类圆形或不规则薄片，直径2~4 cm。片面黄绿色或淡黄白色，有裂隙，纤维性，皮部很薄，中心有放射状网状条纹，髓部有空洞。体轻，质脆。气微，味微苦而涩。

蜜升麻（图1-28B） 形如升麻，表面呈黄棕色，有蜜香气，味甜。

升麻炭（图1-28C） 形如升麻，表面呈焦黑色、内部呈褐色，有焦煳气。

29. 片姜黄

【来源】本品为姜科植物温郁金 *Curcuma wenyujin* Y. H. Chen et C. Ling 的干燥根茎。多系栽培。主产于浙江等地。冬季采挖，除去泥土、茎叶及须根，洗净，趁鲜纵切成薄片，干燥。以片大、色黄白、质重、有粉性者为佳。

【炮制方法】除去杂质，筛净灰屑。

【成品性状】本品为长圆形或不规则的纵切薄片，大小不一，长3~6 cm，宽1~3 cm，厚0.1~0.4 cm。片面呈黄白色或灰黄色。周边粗糙皱缩，有的附着根须残基。质脆，有粉性。气香特异，味微苦而辛凉（图1-29）。

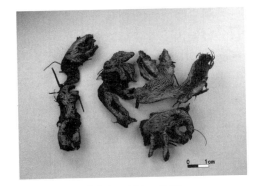
图1-28A 升麻

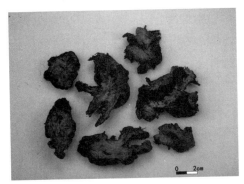
图1-28B 蜜升麻

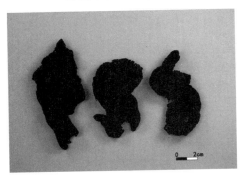
图1-28C 升麻炭

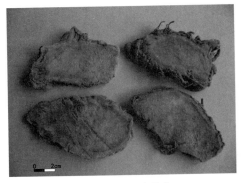
图1-29 片姜黄

30. 丹参

【来源】本品为唇形科植物丹参 *Salvia miltiorrhiza* Bge. 的干燥根及根茎。栽培或野生。主产于河北、安徽、江苏、四川等地。秋季采挖，除去茎、叶、须根，洗净泥土，干燥。以条粗匀、外红中紫、断面有菊花状白点、无碎断者为佳。

【炮制方法】

丹参 除去杂质及残茎，洗净，闷润至透，切厚片，干燥。

酒丹参 将净丹参片用黄酒拌匀，闷润至黄酒被吸尽，置锅内，文火炒至带火色时取出，放凉。每 100 kg 丹参，用黄酒 10 kg。

【成品性状】

丹参（图 1-30A） 本品为类圆形厚片，直径 0.3~1.0 cm。片面紫红色或砖红色，可见有黄白色导管束，呈放射状排列。气微，味微苦、涩。

酒丹参（图 1-30B）形如丹参，表面色泽加深，带黄斑，微有酒气。

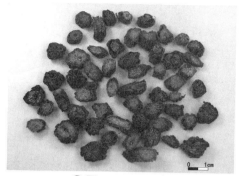

△ 图 1-30A 丹参

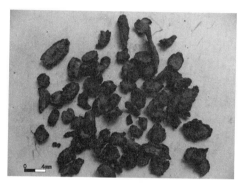

△ 图 1-30B 酒丹参

31. 乌药

【来源】本品为樟科植物乌药 *Lindera aggregata* (Sims) Kosterm. 的干燥块根。野生或种植。主产于安徽、浙江、湖南、广东、广西等地。春、冬季采挖，除去须根，洗净泥土，干燥；或刮净外皮，切薄片，干燥。乌药个以连珠状、质嫩、粉性大、断面浅棕色、香气浓者为佳，乌药片以片薄均匀、平整不卷、色淡、无黑斑、不破碎者为佳。

【炮制方法】除去杂质，大小分档，用清水洗净，再浸泡至七八成透，捞出，润透，切薄片，干燥。

【成品性状】本品为类圆形薄片，直径 1~3 cm。片面黄白色或淡黄棕色，可见放射状纹理及环纹，质脆。气香，味微苦、辛，有清凉感（图 1-31）。

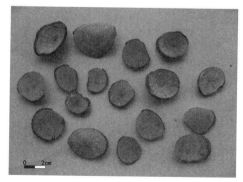

△ 图 1-31 乌药

32. 巴戟天

【来源】本品为茜草科植物巴戟天 *Morinda officinalis* How 的干燥根。栽培或野生。主产于广东、广西等地。冬、春季采挖，除去须根，洗净泥土，晒至六七成干，捶扁、干燥；或先蒸约半小时后，再捶扁，干燥。以条大、肥壮、均匀、连珠状、肉质厚、色紫者为佳。

【炮制方法】

巴戟肉　除去杂质，用清水洗净，再浸泡至三四成透，捞出，置笼屉内，加热蒸透，趁热除去木心，切断，干燥。

盐巴戟天　将净巴戟肉段用食盐水拌匀，闷润至食盐水被吸尽，置锅内，文火炒至表面色泽加深时取出，放凉。每 100 kg 巴戟肉段，用食盐 2 kg。

制巴戟天　将甘草片加适量清水煎煮，煮沸约 30 分钟，过滤，残渣再加适量清水煎煮一次，合并滤液。再将净巴戟肉与滤液倒入锅内，不断翻搅，文火煮至松软，能抽去木心，甘草汤被吸尽，再炒至带火色时取出，趁热抽去木心，切断，干燥。每 100 kg 巴戟肉，用甘草片 6 kg。

【成品性状】

巴戟肉（图 1-32A）　为扁圆形筒状小段或呈不规则块状，直径 0.5~2.0 cm。表面灰黄色或暗灰色，具纵纹及横裂纹。切断面皮部紫色或淡紫色，周边灰黄色。无臭，味甜、微涩。

盐巴戟天（图 1-32B）　形如巴戟肉段，表面带焦斑，微有咸味。

制巴戟天（图 1-32C）　形如巴戟肉段，表面色泽加深。

33. 玉竹

【来源】本品为百合科植物玉竹 *Polygonatum odoratum*（Mill.）Druce 的干燥根茎。栽培或野生。主产于湖南、河南、江苏、浙江等地。春、秋季采挖，除去须根，洗净，晒至柔软后，反复揉搓、晾晒至无硬干心时晒干；或蒸透后，揉至半透明时晒干。以条长、肉肥、色黄白、光泽柔润者为佳。

【炮制方法】除去杂质，洗净，稍晾，闷润至透，切

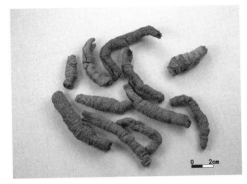

▲图 1-32A　巴戟肉

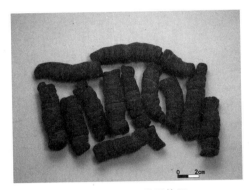

▲图 1-32B　盐巴戟天

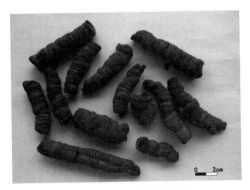

▲图 1-32C　制巴戟天

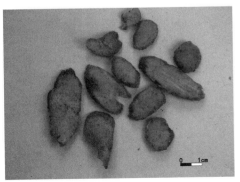

▲图 1-33　玉竹

厚片，干燥。

【成品性状】本品为扁柱形或不规则的厚片，直径 0.3~ 1.6 cm。片面棕黄色，显颗粒性或角质样，半透明。质硬而脆或稍软。气微，味甜，嚼之发黏（图 1-33）。

34. 甘松

【来源】本品为败酱科植物甘松 *Nardostachys jatamansi* DC. 的干燥根及根茎。野生或种植。主产于四川、甘肃等地。春、秋季采挖，除去地上茎、须根及泥土，晒干或阴干。以主根肥壮、条长、香气浓、无杂质者为佳。

【炮制方法】除去杂质，抢水速洗，捞出，晾干。

【成品性状】本品多弯曲，上粗下细，长 5~18 cm。根茎短，上端有残留茎基，外层棕黑色或褐色，内层棕色或黄色。外被多层枯叶残基，呈膜质片状或纤维状，根单一或数条交结，分支或并列，表面皱缩，棕褐色，有细根和须根。质松脆，易折断，断面粗糙。具有特殊浓郁香气，气特异，味苦而辛，有清凉感（图 1-34）。

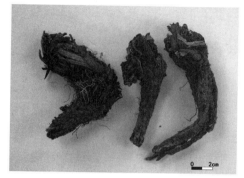
△ 图 1-34　甘松

35. 甘草

【来源】本品为豆科植物甘草 *Glycyrrhiza uralensis* Fisch.、胀果甘草 *Glycyrrhiza inflata* Bat. 或光果甘草 *Glycyrrhiza glabra* L. 的干燥根及根茎。野生或栽培。主产于内蒙古、东北、西北等地。春、秋季采挖，除去须根，晒干。以身干、质坚、体重、粉性大者为佳。

【炮制方法】

甘草　除去杂质及芦头，大小分档，用清水洗净，再浸泡至三四成透，捞出，闷润至透，切厚片，干燥。

炙甘草　先将炼蜜用适量开水稀释后，加入净甘草片拌匀，闷润6~12小时，置热锅内，文火炒至表面呈深黄色、不粘手为度，取出，摊晾，凉透后及时收藏。每 100 kg 甘草，用炼蜜 25 kg。

清炒甘草　将净甘草置热锅中，文火炒至表面黄色加深，取出，放凉。

【成品性状】

甘草（图 1-35A）　为类圆形或椭圆形的厚片，直径 0.6~3.5 cm。片面黄白色，略呈纤维性，中间有一段较明

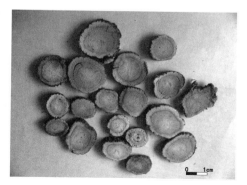
△ 图 1-35A　甘草

显的环及放射状纹理,有裂隙。周边红棕色或灰棕色,外皮松紧不一,具细纵皱纹。质坚实,具粉性。气微,味甘甜而特殊。

炙甘草(图1-35B) 形如甘草片,表面深黄色,微有光泽,味甜。

清炒甘草(图1-35C) 形如甘草片,表面色泽加深呈深黄色。气微,味甜。

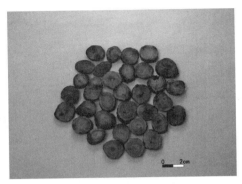

▲ 图1-35B 炙甘草

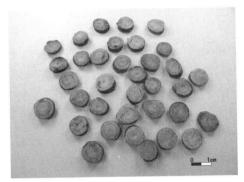

▲ 图1-35C 清炒甘草

36. 甘遂

【来源】本品为大戟科植物甘遂 *Euphorbia kansui* T. N. Liou ex T. P. Wang 的干燥根。野生或栽培。主产于山西、陕西、河南等地。春季开花前或秋末茎苗枯萎后采挖,除去外皮,干燥。以肥大、质坚、色洁白、连珠形、质细腻、粉性足者为佳。

【炮制方法】

甘遂 除去杂质,洗净,晒干(本品有毒)。

醋甘遂 将净甘遂用米醋拌匀,闷润至米醋被吸尽,置锅内,文火炒至色泽加深、带焦斑时被取出,放凉。每100 kg甘遂,用米醋30 kg。

醋煮甘遂 将大小分档的净甘遂置锅内,加入米醋及适量清水共煮,文火煮至透心,醋液被吸尽,再炒至表面带火色时被取出,摊晾,干燥。每100 kg甘遂,用米醋30 kg。

【成品性状】

甘遂(图1-36A) 呈椭圆形或不规则长纺锤形,长约3 cm,直径0.6~0.9 cm。表面类白色或黄白色,凹陷处有棕色外皮残留。质脆,断面粉性,类白色,微显放射状纹理。气微,味微甘而辣。

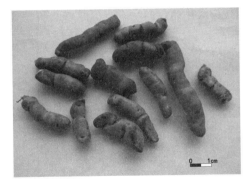

▲ 图1-36A 甘遂

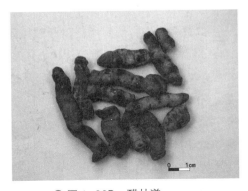

▲ 图1-36B 醋甘遂

醋甘遂（图1-36B） 形如生甘遂，表面色泽加深，偶带焦斑，略有醋酸气。

醋煮甘遂（图1-36C） 形如生甘遂，表面黑棕色，有醋酸气。

37. 石菖蒲

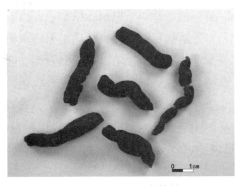

△图1-36C 醋煮甘遂

【**来源**】本品为天南星科植物石菖蒲 *Acorus tatarinowii* Schott 的干燥根茎。野生或栽培。主产于四川、浙江、江苏等地。秋、冬季采挖，除去须根及泥沙，干燥。以条粗、断面类白色、香气浓者为佳。

【**炮制方法**】除去杂质，用清水洗净，润透，切薄片，晒干。

【**成品性状**】本品为类圆形或椭圆形的薄片，直径 0.3~1.0 cm。断面类白色或微带红色，纤维性。可见环状的内皮层及棕色的油点。周边棕褐色或灰棕色。质硬而脆。气芳香，味苦、微辛（图1-37）。

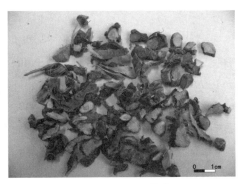

△图1-37 石菖蒲

38. 水菖蒲

【**来源**】本品为天南星科植物水菖蒲 *Acorus calamus* L. 的根茎。主产于湖北、湖南、辽宁、四川。秋季采挖根茎，除去茎叶及细根，晒干。根茎粗大、表面黄白色、去尽鳞叶及须根者为佳。

【**炮制方法**】除去杂质，用清水洗净，润透，切薄片，晒干。

【**成品性状**】本品为类圆形薄片，直径 0.6~1.5 cm。表面类白色至棕红色，有细纵纹；质硬，折断面呈海绵样，类白色或浅棕色；横切面内皮层环明显，有多数小空洞及维管束小点。气较浓烈而特异，味苦、辛（图1-38）。

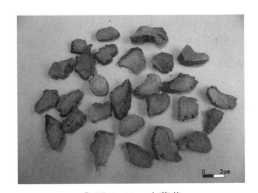

△图1-38 水菖蒲

39. 九节菖蒲

【**来源**】本品为毛茛科植物阿尔泰银莲花 *Anemone altaica* Fisch. ex C. A. Mey 的干燥根茎。野生或栽培。主产于陕西、河南、山西等地。夏季采挖，除去残茎及泥土，干燥后，除去须根及杂质。

以淡棕色、断面类白色、质坚、肥大者为佳。

【炮制方法】除去杂质，筛去灰屑，干燥。

【成品性状】本品略呈纺锤形，稍弯曲，长 2~4 cm，直径 0.3~0.5 cm。表面黄白色至棕色，具多数半环状突起的鳞叶痕，交互排列呈环状，节上有点状突起的根痕。质硬而脆，易折断。断面类白色，粉性，可见淡黄色小点 6~9 个，排列成环。气微，味微酸（图 1-39）。

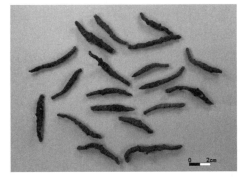

▲ 图 1-39　九节菖蒲

40. 龙胆

【来源】本品为龙胆科植物龙胆 *Gentiana scabra* Bge.、三花龙胆 *Gentiana triflora* Pall.、条叶龙胆 *Gentiana manshurica* Kitag. 或滇龙胆 *Gentiana rigescens* Franch. 的干燥根及根茎。前三种习称"龙胆"，后一种习称"坚龙胆"。龙胆有北龙胆和南龙胆之分。北龙胆主产于黑龙江、吉林、辽宁等地。南龙胆主产于云南、贵州、湖南等地。春、秋季采挖，除去茎叶，洗净泥土，干燥。以根条粗长、色黄或黄棕、无泥土者为佳。

【炮制方法】

龙胆　除去杂质，用清水洗净，捞出润透，切段，干燥。

酒龙胆　将净龙胆段用黄酒拌匀，闷润至黄酒被吸尽，置锅内，文火炒至色泽加深时取出，放凉。每 100 kg 龙胆段，用黄酒 10 kg。

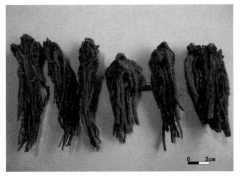

▲ 图 1-40A　龙胆

【成品性状】

龙胆（图 1-40A）　为不规则形的段，直径 0.3~0.8 cm，表面浅黄色或黄棕色，上部有明显的横皱纹。片面淡黄棕色或黄白色，小段表面淡黄色或黄棕色。质脆。气微，味甚苦。

酒龙胆（图 1-40B）　形如龙胆段，表面色泽加深。

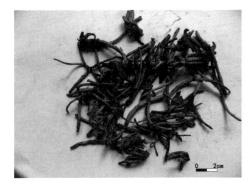

▲ 图 1-40B　酒龙胆

41. 北豆根

【来源】本品为防己科植物蝙蝠葛 *Menispermum dauricum* DC. 的干燥根茎。野生或栽培。主产于吉林、辽宁、河北、河南、陕西、甘肃、山东等地。春、秋二季采挖，除去须根及泥沙，干燥。以条粗、外皮黄棕色、断面浅黄色为佳。

【炮制方法】去净杂质及须根，洗净，大小分档，浸泡至六七成透时，捞出，闷润至透，切厚片，干燥。

【成品性状】本品类圆形厚片，直径 0.3~0.8 cm。片面黄白色或淡黄色，木部呈放射状，中心有白色髓。周边棕黄色至暗棕色。质韧，不易折断，纤维性。气微，味苦（图 1-41）。

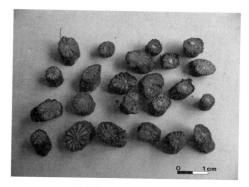

△图 1-41　北豆根

42. 北沙参

【来源】本品为伞科植物珊瑚菜 *Glehnia littoralis* Fr. Schmidt ex Miq. 的干燥根。野生或栽培。主产于山东、江苏、辽宁、河北等。夏、秋季采挖，除去须根，洗净，稍晾，置沸水中烫后，除去外皮，干燥，或洗净直接干燥。以条长肥满、质紧密不空、色白者为佳。

【炮制方法】

北沙参　除去芦头及杂质，洗净，略润，切段或片，晒干。

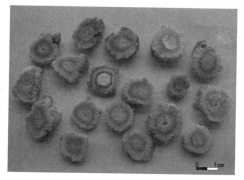

△图 1-42A　北沙参

蜜北沙参　先将炼蜜用适量开水稀释后，加入净北沙参片中拌匀，闷润，置热锅内，文火炒至表面深黄色、不粘手为度，取出，摊晾，凉透后及时收藏。每 100 kg 北沙参片，用炼蜜 25 kg。

【成品性状】

北沙参（图 1-42A）　　本品为圆柱状小段或圆形片，直径 0.4~1.2 cm。表面类白色或淡黄白色，略粗糙，有纵皱纹及棕黄色点状支根痕。切断面皮部浅黄白色，木部黄色，角质，质脆。气特异，味微甜。

蜜北沙参（图 1-42B）　　形如北沙参，表面呈深黄色，微有光泽，味甜。

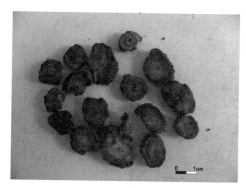

△图 1-42B　蜜北沙参

43. 生姜

【来源】本品为姜科植物姜 *Zingiber officinale* Rosc. 的新鲜根茎。均系栽培。主产于四川、贵州等地。秋、冬季采挖，除去须根及泥沙。以块大、粗壮、气味浓者为佳。

【炮制方法】

生姜　用时取新鲜生姜，除去杂质，用清水洗净，切厚片。

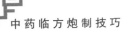

煨姜　将净生姜块用浸润的草纸包裹数层，置炉台上或热火灰中，煨至纸变焦黄并透出姜的气味时，取出，去纸，趁热切厚片。

【成品性状】

生姜（图1-43A）　为不规则的长椭圆形厚片，大小不一，厚1~3 cm。片面浅黄色，内皮层环纹明显，维管束散在，质脆。气香特异，味辛辣。

煨姜（图1-43B）　形如鲜姜片，片面色泽加深，辛辣味较弱。

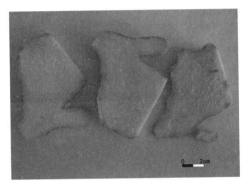

▲ 图1-43A　生姜

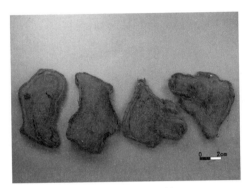

▲ 图1-43B　煨姜

44. 仙茅

【来源】本品为石蒜科植物仙茅 *Curculigo orchioides* Gaertn. 的干燥根茎。种植或野生。主产于四川、云南、贵州等地。秋、冬季采挖，除去根头和须根，洗净泥土，干燥。以根条粗匀、质坚脆、外表呈褐色者为佳。

【炮制方法】

仙茅　除去杂质，用清水洗净，稍润，切断，干燥（本品有毒）。

酒仙茅　将净仙茅段用黄酒拌匀，闷润至透，置锅内，文火炒至表面带火色时取出，放凉。每100 kg仙茅段，用黄酒10 kg。

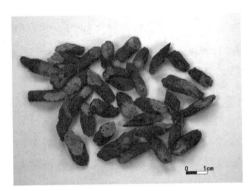

▲ 图1-44A　仙茅

【成品性状】

仙茅（图1-44A）　呈圆柱形小段，直径0.4~1.2 cm。表面黑褐色或棕褐色，粗糙，有细孔状的须根痕及纵横皱纹，切面呈淡褐色或棕褐色，近中心处色较深。质硬而脆。气微香，味微苦、辛。

酒仙茅（图1-44B）　形如仙茅，色泽加深。

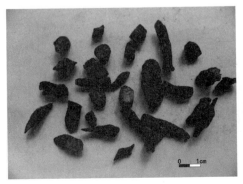

▲ 图1-44B　酒仙茅

45. 白术

【来源】本品为菊科植物白术 *Atractylodes macro-cephala* Koidz. 的干燥根茎。野生或栽培。主产于浙江、湖北、湖南、江西等地。冬季下部叶枯黄、上部叶变脆时采挖，除去茎叶、泥沙，烘干或晒干，再除去须根。以个大、质坚实、表面色灰黄、断面色黄白、坚实不空、香气浓者为佳。

【炮制方法】

白术　除去杂质，大小分档，洗净，浸泡至三四成透，捞出，闷润至透，切厚片，晒干或烘干。

麸白术　先将锅用武火加热，均匀撒入麦麸皮，待冒烟时倒入净白术片，中火拌炒至表面显深黄色、有香气逸出时迅速取出，筛去焦麸皮，放凉。每 100 kg 白术片，用麸皮 10 kg。

土白术　取灶心火（伏龙肝）细粉，置锅内，中火炒至呈灵活状态时倒入净白术片，拌炒至表面挂土色、有香气逸出时取出，筛去剩余土粉，放凉。每 100 kg 白术片，用灶心土粉 20 kg。

焦白术　取净白术片，置锅内，武火炒至表面焦褐色，取出，放凉。

清炒白术　取净白术片，置锅内，文火炒至表面深黄色，取出，放凉。

【成品性状】

白术（图 1-45A）　为不规则的厚片，直径 1.5~7.0 cm。表面黄白色或淡黄棕色，粗糙不平，中间色较深，有放射性纹理和棕色的点状油室散在，质坚实。周边灰棕色或灰黄色，有皱纹和瘤状突起。气清香，味甜、微辛，嚼之略带黏性。

麸白术（图 1-45B）　形如白术，表面黄色或黄棕色，偶见焦斑，有焦麸香气。

土白术（图 1-45C）　形如白术，表面显土色、微带焦斑，并附有细土末，有土香气。

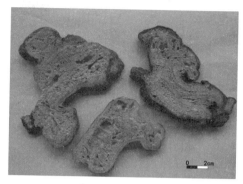

△ 图 1-45A　白术

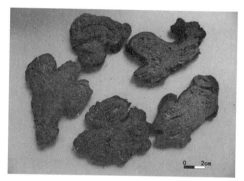

△ 图 1-45B　麸白术

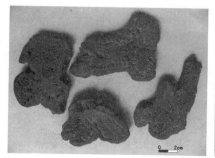

△ 图 1-45C　土白术

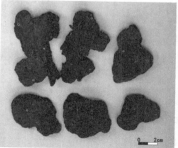

△ 图 1-45D　焦白术

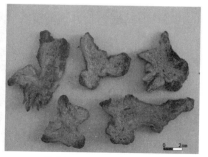

△ 图 1-45E　清炒白术

焦白术（图1-45D）　形如白术，表面大部分焦褐色，质松脆。微有焦香气，味微苦。
清炒白术（图1-45E）　形如白术，表面黄色或深黄色，微带焦斑，质脆，具香气，味微苦。

46. 白头翁

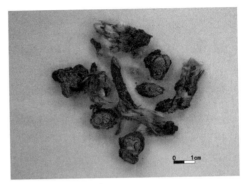

【来源】本品为毛茛科植物白头翁 *Pulsatilla chinensis* (Bge.)Regel 的干燥根。野生或栽培。主产于吉林、黑龙江、辽宁、河北、山东、山西、陕西、江苏、河南、安徽等地。春、秋季采挖，除去茎叶及泥土，保留根头部白色绒毛，晒干。以粗长、整齐、根头部有白色绒毛者为佳。

【炮制方法】除去杂质，洗净，闷润至透，切厚片，干燥。

【成品性状】本品为不规则的厚片，直径0.5~2.0 cm。表面较平坦，木心淡黄色，皮部黄白色或淡黄棕色。质硬而脆。气微，味微苦、涩（图1-46）。

△图1-46　白头翁

47. 白芍

【来源】本品为毛茛科植物芍药 *Paeonia lactiflora* Pall. 的干燥根。均系栽培。主产于浙江、安徽、山东、四川等地。夏、秋季采挖，洗净，除去头尾及须根，置沸水中煮透，捞出，放凉水中浸泡，刮去外皮，晒干。以根粗长、匀直、质坚实、粉性足、表面洁净者为佳。

【炮制方法】

白芍　除去杂质，大小分档，用清水洗净，浸泡至五六成透，捞出，稍晾，闷润至内外湿度一致，切薄片，干燥。

麸白芍　先将锅用武火加热，均匀撒入麦麸皮，待冒烟时投入大小分档的净白芍片，急速翻搅，熏炒至表面呈黄色时迅速取出，筛去焦麸皮，放凉。每100 kg白芍片，用麸片10 kg。

酒白芍　将净白芍用黄酒拌匀，闷润至透。置锅内，文火炒至表面微黄色时取出，放凉。每

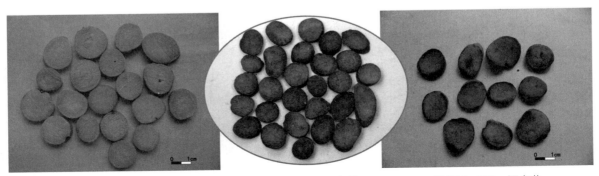

△图1-47A　白芍　　　　△图1-47B　麸白芍　　　　△图1-47C　酒白芍

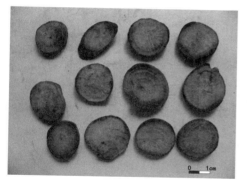
⚠ 图 1-47D 醋白芍

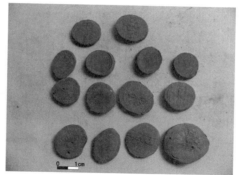
⚠ 图 1-47E 土白芍

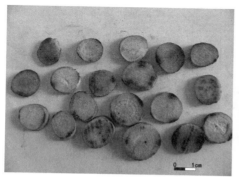
⚠ 图 1-47F 清炒白芍

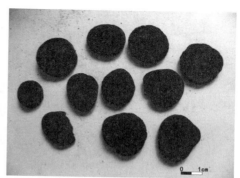
⚠ 图 1-47G 白芍炭

100 kg 白芍片，用黄酒 10 kg。

醋白芍 将净白芍用米醋拌匀，闷润至透，置锅内，用文火炒至表面呈微黄色时取出，放凉。每 100 kg 净白芍片，用米醋 20 kg。

土白芍 取灶心土（伏龙肝）细粉，置锅内，中火炒至呈灵活状态时倒入净白芍片，拌炒至表面挂土色、有香气逸出时取出，筛去剩余土粉，放凉。每 100 kg 白芍片，用灶心土粉 20 kg。

清炒白芍 将白芍置锅内，文火炒至表面呈微黄色时取出，放凉。

白芍炭 将净白芍片置锅内，用武火炒至表面呈黑褐色、内部褐色时，喷淋清水少许，灭尽火星，取出，及时摊晾，凉透。

【成品性状】

白芍（图 1-47A） 为近圆形或椭圆形薄片，直径 1.0~2.5 cm。表面类白色或微带棕红色，平滑，角质样，中间有明显的环纹和放射状纹理，质坚脆。气微，味微苦、酸。

麸白芍（图 1-47B） 形如白芍，表面暗黄棕色，具焦麸香气。

酒白芍（图 1-47C） 形如白芍，表面微黄色，微带焦斑，略具酒香气。

醋白芍（图 1-47D） 形如白芍，表面微黄色，微带焦斑，具有醋气。

土白芍（图 1-47E） 形如白芍，表面显土色，微带焦斑，并附有细土末，有土香气。

清炒白芍（图 1-47F） 形如白芍，表面黄色，微带焦斑，具香气。

白芍炭（图 1-47G） 形如白芍，表面黑褐色，内部褐色。味微苦、酸。

48. 白及

【来源】本品为兰科植物白及 *Bletilla striata*（Thunb.）
Reichb. f. 的干燥块茎。野生或栽培。主产于贵州、四川、
浙江、湖南等地。夏、秋季采挖，除去残茎、须根，洗净，
置沸水中煮或蒸至内无白心，晒至半干，撞去外皮，晒干
或烘干。以个大肥厚、色白、角质状、半透明、无须根、
质坚实者为佳。

【炮制方法】除去杂质，大小分档，洗净，浸泡至
六七成透，捞出，闷润至透，切薄片，晒干。

【成品性状】本品为不规则的薄片，表面类白色，角
质样，微显筋脉小点，具黏性，质脆。气微，味苦（图1-48）。

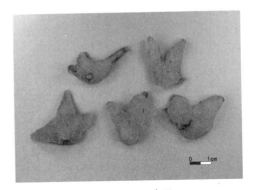

▲ 图1-48　白及

49. 白芷

【来源】本品为伞形科植物白芷 *Angelica dahurica*
（Fisch. ex Hoffm.）Benth. et Hook.f. 或杭白芷 *Angelica
dahurica*（Fisch. ex Hoffm.）Benth. et Hook.f. var.
formosana（Boiss.）Shan et Yuan 的干燥根。栽培或野生。
主产于浙江、四川、河南等地。夏、秋间茎叶枯黄时采挖，
除去残茎、须根及泥土，晒干或低温干燥。以条粗壮、皮
细、体重、粉性足、香气浓郁者为佳。

【炮制方法】

白芷　除去杂质，大小分档，用清水洗净，浸泡至
四五成透，捞出，闷润至透，切厚片，低温干燥。

清炒白芷　将白芷置锅内，文火炒至表面呈微黄色时
取出，放凉。

【成品性状】

白芷（图1-49A）　本品为圆形或类圆形厚片，直径
1.5~2.5 cm。片面黄白色或灰白色，具粉性，可见方形或
圆形棕色环；周边皮部散布有多数棕色油点，质坚实。气
芳香，味辛、苦。

清炒白芷（图1-49B）　形如白芷，表面黄色，微带
焦斑，具香气。

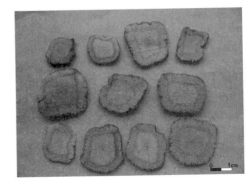

▲ 图1-49A　白芷

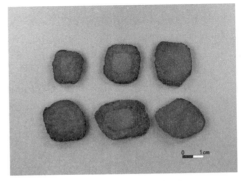

▲ 图1-49B　清炒白芷

50. 白附子

【来源】本品为天南星科植物独角莲 *Typhonium giganteum* Engl. 的干燥块茎。野生或栽培。主产于河南、甘肃、湖北、陕西、四川等地。秋季采挖，除去残茎及须根，撞去或用竹刀削去粗皮，洗净，干燥。以肥大、坚实、色白、粉性足者为佳。

【炮制方法】

白附子　除去杂质，洗净，晒干（本品有毒）。

制白附子　取净生白附子，大小分档，用清水浸泡，每日换水 2~3 次，数日后如起泡沫，换水后加白矾粉（每 100 kg 生白附子，用白矾粉 2 kg），泡一日后再换水，至口尝微有麻辣感为度，取出。将生姜片、白矾粉置锅内，加适量水煮沸后倒入白附子，加热共煮至内无白心时捞出，除去生姜片，晾至六七成干时，切厚片，干燥。每 100 kg 白附子，用生姜、白矾各 12.5 kg。

【成品性状】

白附子（图 1-50A）　呈椭圆形或卵圆形，长 2~5 cm，直径 1~3 cm。表面白色或黄白色，略粗糙，有环纹及须根痕，顶端有茎痕或芽痕。质坚硬，富粉性。无臭，味淡，麻辣刺舌。

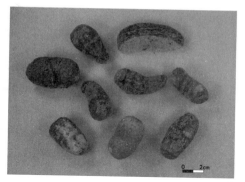

△ 图 1-50A　白附子

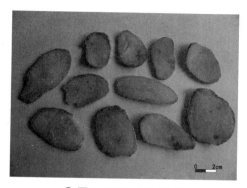

△ 图 1-50B　制白附子

制白附子（图 1-50B）　长椭圆形片，周边淡棕色，切面黄色，角质。味淡，微有麻舌感。

51. 白茅根

【来源】本品为禾本科植物白茅 *Imperata cylindrica* Beauv. var. *major*（Nees）C.E. Hubb. 的干燥根茎。野生或种植。全国各地均产。春、秋季采挖，除去地上部分及泥土，洗净。晒干后，再去掉须根及膜质叶鞘，捆成小把。以条粗、均匀、色白、无须根、味甜者为佳。

【炮制方法】

白茅根　除去叶鞘、须根及杂质，洗净，稍润，切段，干燥，除去碎屑。

茅根炭　取净茅根段，置热锅中，中火炒至表面焦褐色、内部棕褐色时，喷淋清水少许，取出，晾干，凉透。

【成品性状】

白茅根（图 1-51A）　为圆柱形的小段，长 0.6~0.9 cm，表面黄白色或淡黄色，微有光泽，具纵皱纹，节明显。切面中心黄色，并有小孔，中柱淡黄色，易与皮部剥离。体轻而韧。无臭，味微甜。

茅根炭（图 1-51B）　形如白茅根，表面焦黑色或焦褐色，内部棕褐色，味涩。

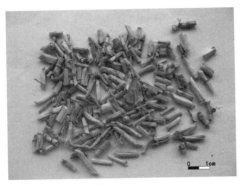

◎ 图 1-51A　白茅根

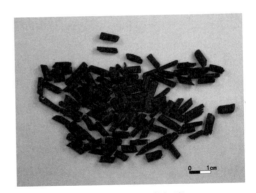

◎ 图 1-51B　茅根炭

52. 白前

【来源】本品为萝藦科植物柳叶白前 *Cynanchum stauntonii*（Decne.）Schltr. ex Levl. 或芫花叶白前 *Cynanchum glaucescens*（Decne.）Hand.-Mazz. 的干燥根及根茎。野生或种植。主产于浙江、安徽、江苏等地。秋季采挖，除去地上茎，洗净，晒干。以根粗、须根长、无泥土杂质者为佳。

【炮制方法】

白前　除去残茎和杂质，洗净，润透，切段，干燥。

蜜白前　将炼蜜用适量开水稀释，加入净白前段拌匀，闷润 6~12 小时，置热锅内，文火炒至表面深黄色、不粘手为度，取出，放凉。每 100 kg 白前段，用炼蜜 25 kg。

【成品性状】

白前（图 1-52A）　柳叶白前为圆柱形小段，直径 0.15~0.4 cm。表面黄棕色或淡黄色，切面灰黄色或灰白色，中空，质脆易断。芫花叶白前表面灰绿色或淡黄色，质较硬。气微，味微甜。

蜜白前（图 1-52B）　形如白前，表面深黄色，略带黏性，味甜。

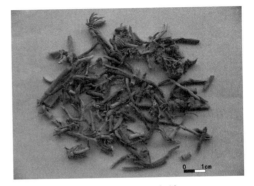

◎ 图 1-52A　白前

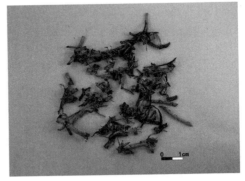

◎ 图 1-52B　蜜白前

53. 白蔹

【来源】本品为葡萄科植物白蔹 *Ampelopsis japonica*（Thunb.）Makino 的干燥块根。野生或栽培。主产于河南、安徽、湖北、江西等地。春、秋季采挖，除去泥沙及细根，纵切成瓣或切成斜片，晒干。

以肥大、断面色粉白、粉性足者为佳。

【炮制方法】除去杂质，洗净，润透，切厚片，晒干。

【成品性状】本品为不规则的厚片，直径 1~2 cm。表面类白色或浅红棕色，周边红棕色或红褐色。质坚，体轻，粉性。无臭，味苦（图 1–53）。

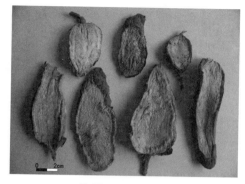

图 1–53　白蔹

54. 白薇

【来源】本品为萝摩科植物白薇 *Cynanchum atratum* Bge. 或蔓生白薇 *Cynanchum versicolor* Bge. 的干燥根及根茎。野生或种植。主产于辽宁、山东、安徽等地。春、秋季采挖，除去茎叶及泥土，洗净，干燥。以根粗长、条匀、断面色黄白、实心者为佳。

【炮制方法】

白薇　除去芦头及杂质，洗净，润透，切段或厚片，干燥。

蜜白薇　将炼蜜用适量开水稀释，加入净白薇段拌匀，闷润 6~12 小时，置热锅内，文火炒至表面深黄色、不粘手为度，取出，放凉。每 100 kg 白薇段，用炼蜜 25 kg。

【成品性状】

白薇（图 1–54A）　本品为不规则的小段或厚片，直径 0.1~0.2 cm。表面棕黄色，切面皮部黄白色，木部黄色。质脆，易折断。气微，味微苦。

蜜白薇（图 1–54B）　形如白薇，表面棕黄色，略带黏性，味甜。

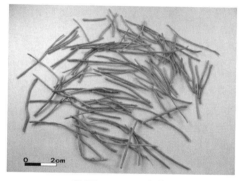

图 1–54A　白薇

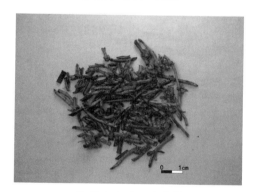

图 1–54B　蜜白薇

55. 玄参

【来源】本品为玄参科植物玄参 *Scrophularia ningpoensis* Hemsl. 的干燥根。多系栽培。主产于浙江、四川、湖北等地。冬季茎叶枯萎时采挖，除去根茎、子芽、须根及泥土，暴晒或烘至半干，堆放 3~6 天以后反复堆、晒至完全干燥。以枝条肥大、皮细、质坚、断面乌黑者为佳。

【炮制方法】除去杂质及芦头，大小分档，用清水洗净，润透，切薄片，干燥；或用清水洗净，置笼屉内，加热蒸透，及时切薄片，干燥。

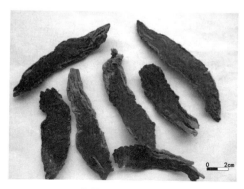

图 1–55　玄参

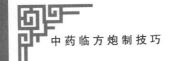

【成品性状】本品为类圆形或不规则薄片，直径 2~4 cm。断面黑色或黑褐色，微有光泽，周边黄褐色，皱缩。质坚实。气特殊似焦糖，味甜、微苦（图 1-55）。

56. 半夏

【来源】本品为天南星科植物半夏 *Pinellia ternata*（Thunb.）Breit. 的干燥块茎。野生或栽培。主产于四川、湖北、河南、贵州、安徽等地。夏、秋季挖采，洗净，除去外皮及须根，干燥。以个大、皮净、色白、质坚实、粉性足者为佳。

【炮制方法】

生半夏 除去杂质，洗净，干燥（本品有毒）。

清半夏 将净半夏大小分档，用白矾水溶液浸泡至内无干心，口尝微有麻舌感时，捞出，洗净，切薄片，干燥。每 100 kg 半夏，用白矾 12.5 kg。

法半夏 将净半夏大小分档，用清水浸泡至内无干心时捞出，再用甘草—石灰液（取甘草加适量水，煎煮 2 次，合并煎液，倒入用适量水制成的石灰水中）浸泡，每日搅拌 1~2 次，并保持 pH 12 以上，至口尝微有麻舌感、切面黄色均匀为度，捞出，洗净，阴干或低温烘干。每 100 kg 半夏，用甘草 15 kg、生石灰 10 kg。用时捣碎。

姜半夏 将净半夏大小分档，浸泡至内无干心，另将净生姜片煎汤，加白矾与半夏共煮至透，取出，干燥或晾至半干，切薄片，干燥。每 100 kg 半夏，用生姜 25 kg、白矾 12.5 kg。

【成品性状】

生半夏（图 1-56A） 呈扁圆球形、类圆形或偏斜形，直径 1.0~1.5 cm。表面白色或淡黄色，上面多圆平，中间有凹，显黄棕色，周围散有小麻点状的根痕，下面钝圆较光滑。纵剖面呈肾脏形，粉质坚实，色白。气微，味辛辣而强烈刺舌。

清半夏（图 1-56B） 为类圆形或肾形厚片，片面粉白色，周边黄棕色，中间隐显黄白色筋脉点。气微弱，味微涩。

法半夏（图 1-56C） 形如生半夏或呈不规则碎块，内外皆呈黄色或淡黄色，粉性，质较松。

姜半夏（图 1-56D） 形如生半夏，表面略有光泽，表面灰黄色或淡黄色，微有辣味，微具姜气。

姜半夏（片）（图 1-56E） 形如清半夏，薄片状，片面色浅棕色或暗棕色，角质样，质脆。微有辣味，具有姜气。

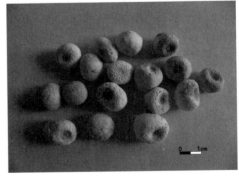

△图 1-56A 生半夏

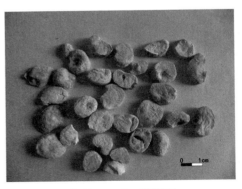

△图 1-56B 清半夏

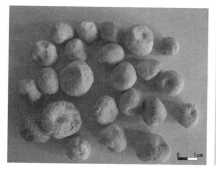

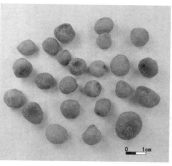

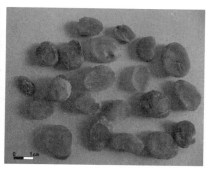

🔺 图 1-56C　法半夏　　　　🔺 图 1-56D　姜半夏　　　　🔺 图 1-56E　姜半夏（片）

57. 地黄

【来源】本品为玄参科植物地黄 *Rehmannia glutinosa* Libosch. 的新鲜或干燥块根。栽培或野生。主产于河南、陕西、浙江等地。秋季采挖，除去芦头、须根及泥土，洗净，鲜用者习"鲜地黄"；将鲜地黄置火炕上缓缓烘至八成干时取出，堆起使其回潮后，再炕干者，习称"生地黄"。鲜地黄以粗壮、色红黄者为佳，生地黄以身干、块大、体重、断面乌黑者为佳。

【炮制方法】

生地黄　除去杂质，大小分档，洗净，捞出，切厚片，干燥。

生地炭　将净生地黄片置热锅内，武火炒至表面焦黑色、内部焦褐色，喷淋清水少许，灭尽火星，取出，晾干，凉透。

熟地黄　①将净生地黄洗净稍润或加黄酒拌匀，置笼屉内，加热蒸至内外黑润为度，取出，称蒸地黄，晒至八成干，切厚片，干燥。每 100 kg 生地黄，用黄酒 30~50 kg。②将净生地黄置炖药罐内，密封，隔水加热炖透，至黄酒完全被吸尽，黑透，取出，晾晒，再将剩余药汁拌入制品中，称炖地黄，晒至八成干，切厚片，干燥。每 100 kg 生地黄，用黄酒 30~50 kg。

熟地炭　将熟地黄片置热锅内，武火炒至表面焦黑色、内部焦黑色，喷淋清水少许，灭尽火星，取出，晾干，凉透。

【成品性状】

生地黄（图 1-57A）　为不规则类圆形的厚片，直径 2~6 cm，周边棕黄色或棕灰色，皱缩。切断面灰棕色或棕黑色，有光泽，油润黏性。质较软而韧。气特异，味微甜。

生地炭（图 1-57B）　片面焦黑色，质轻松鼓胀，外皮焦脆，内部呈焦褐色，味焦苦。

熟地黄（图 1-57C）　蒸、炖地黄，形如生地黄，表面乌黑发亮，质滋润而柔软，易粘连。味甜。

熟地炭（图 1-57D）　形如生地炭，断面黑色。

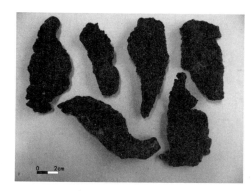

🔺 图 1-57A　生地黄

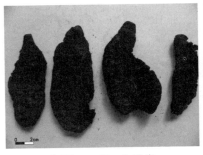

图 1-57B　生地炭

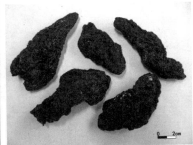

图 1-57C　熟地黄

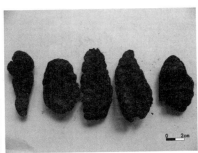

图 1-57D　熟地炭

58. 地榆

【来源】本品为蔷薇科植物地榆 *Sanguisorba officinalis*
L. 或长叶地榆 *Sanguisorba officinalis* L. var. *longifolia*（Bert.）
Yü et Li 的干燥根。野生或栽培。全国大部分地区均产。春、
秋季采挖。除去残茎，须根，洗净，干燥；或趁鲜切厚片，
干燥。以条粗、质硬不空、断面色粉红者为佳。

【炮制方法】

地榆　除去残茎及杂质，用清水洗净，再浸泡至四五
成透，润透，切厚片，干燥。

地榆炭　将大小分档的净地榆片，置热锅内，武火炒
至表面呈焦黑色、内部棕褐色时，喷淋清水少许，灭尽火星，
取出，及时摊晾，凉透。

【成品性状】

地榆（图 1-58A）　为不规则的圆形厚片，直径 0.5~2.0
cm，断面紫红色或棕褐色，有排列呈环状的小白点，或间
有黄白色的条纹（导管）；周边暗紫红色或灰褐色，粗糙
有纵皱纹，质坚。气微，味微苦、涩。

地榆炭（图 1-58B）　形如地榆，表面焦黑色，内部
棕褐色。

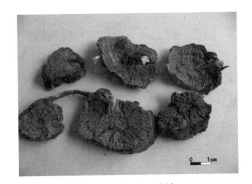

图 1-58A　地榆

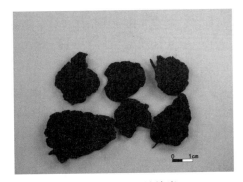

图 1-58B　地榆炭

59. 西洋参

【来源】本品为五加科植物西洋参 *Panax quinque folium* L. 的干燥根。多系栽培。主产于美国、
加拿大、法国等地，我国也有栽培。秋季挖采，除去分支及须根，晒干。喷水湿润，撞去外皮，晒干，

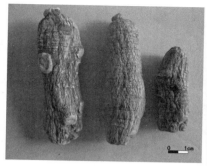

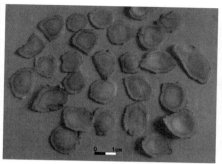

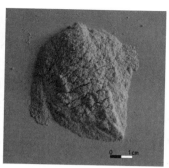

△图 1-59A　西洋参　　　　△图 1-59B　西洋参片　　　　△图 1-59C　西洋参粉

色白起粉者，称为"粉光西洋参"；采挖后连皮晒干或烘干者，称为"原皮西洋参"。二者均以条匀、质硬、体轻、表面横纹精密、气清香、味浓者为佳。

【炮制方法】

西洋参　除去杂质，晒干。

西洋参片　去净芦头，用水喷湿，置适宜容器内，用湿布盖上，闷润至透，切薄片，晒干。

西洋参粉　取净西洋参，研成细粉或超细粉。

【成品性状】

西洋参（图 1-59A）　呈圆柱状，长纺锤形，无芦头、须根及支根，长 3~12 cm，直径 0.8~2.5 cm。表面土黄色或类白色；全身密集灰横纹，顶部尤密，纹常呈环纹。切断面类白色，有细菊花心纹理，气微，味微苦，微甜。

西洋参片（图 1-59B）　本品为类圆形的薄片，切面类白色，有暗棕色形成层，并散在多数黄棕色树脂管，质硬。气微，味微苦，微甜。

西洋参粉（图 1-59C）　本品粉末呈黄白色，气微，味微苦，微甜。

60. 百合

【来源】本品为百合科植物卷丹 *Lilium lancifolium* Thunb.、 百合 *Lilium brownii* F. E. Brown var. *viridulum* Baker 或细叶百合 *Lilium pumilum* DC. 的干燥肉质鳞片。野生或栽培。全国大部分地区均产。秋、冬季采挖，洗净，剥取鳞片，置沸水中略烫，捞出，干燥。以瓣匀、肉厚、质硬、色白者为佳。

【炮制方法】

百合　除去杂质，拣去霉烂者，筛去灰屑。

蜜百合　先将炼蜜稀释，加入百合中，拌匀，闷润

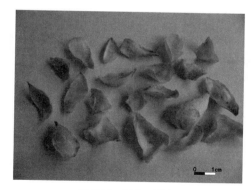

△图 1-60A　百合

4 小时，置热锅中，文火炒至表面微黄色，不粘手为度，取出，凉透及时收藏。每 100 kg 百合，用炼蜜 5 kg。

【成品性状】

百合（图 1-60A）　呈椭圆形肉质片状，长 2.0~2.5 cm，表面灰白色，角质样，半透明。周边较薄，略向内扭曲，隐有白色纵纹，背面凸出不平。质坚而脆。无臭，味微苦。

蜜百合（图 1-60B）　形如百合，表面灰黄色，偶见黄焦斑，略带黏性，味甜。

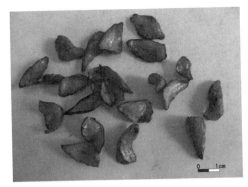

△ 图 1-60B　蜜百合

61. 百部

【来源】本品为百部科植物直立百部 *Stemona sessilifolia*（Miq.）Miq.、蔓生百部 *Stemona japonica*（Bl.）Miq. 或对叶百部 *Stemona tuberosa* Lour. 的干燥块根。野生或栽培。主产于山东、安徽、江苏、广西、湖北、浙江、福建、广东、四川、贵州等地。春、秋季采挖，除去须根，洗净，置沸水中略烫，或蒸至无白心，取出，干燥。以条粗壮、肥润、质坚实者为佳。

【炮制方法】

百部　除去残留根茎及杂质，洗净，润透，切厚片，干燥。

蜜百部　先将炼蜜用适量开水稀释后，加入净百部片中，拌匀，闷润 4~10 小时，置热锅内，文火炒至表面呈黄色、不粘手为度，取出，摊晾，凉透后及时收藏。每 100 kg 百部片，用炼蜜 12.5 kg。

【成品性状】

百部（图 1-61A）　为不规则的类圆形厚片，直径 0.5~1.0 cm。片面带黄白色或暗棕色，平坦，角质样；周边棕黄色或灰棕色，多皱缩，质柔韧。气微，味甘、微苦。

蜜百部（图 1-61B）　形如百部片，表面显黄色，偶有粘连块，表面有光泽，味微甜。

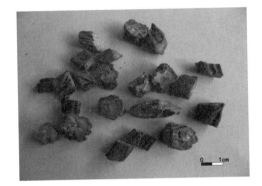

△ 图 1-61A　百部

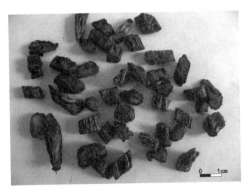

△ 图 1-61B　蜜百部

62. 当归

【来源】本品为伞形科植物当归 *Angelica sinensis*（Oliv.）Diels 的干燥根。均系栽培。主产于甘肃、宁夏、云南、四川等地。秋末采挖，除去须根及泥沙，待水分稍蒸发后，按大小分别捆成小把，

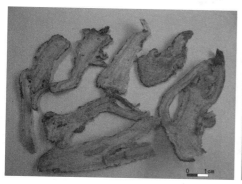

▲ 图 1-62A 当归

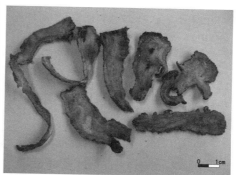

▲ 图 1-62B 酒当归

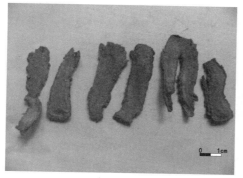

▲ 图 1-62C 土当归

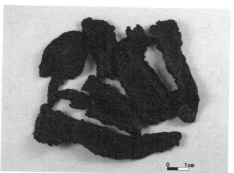

▲ 图 1-62D 当归炭

用微火慢慢熏干。以主根肥大、身长、支根少、油润、外皮色黄棕、断面色黄白、气味浓厚者为佳。

【炮制方法】

当归 除去杂质,洗净,润透,切薄片,晒干或低温干燥。

酒当归 将净当归片用黄酒拌匀,闷润至黄酒被吸尽,置锅内,文火炒至色泽加深时,取出,放凉。每 100 kg 当归片,用黄酒 10 kg。

土当归 先将锅用文火加热,倒入伏龙肝细粉,待翻动土粉呈较滑利状态时,再倒入净当归片,翻炒至表面挂匀土色时,及时取出,筛去多余土粉,放凉。每 100 kg 当归片,用伏龙肝粉 20 kg。

当归炭 将净当归片置热锅内,中火炒至表面呈焦褐色时,喷淋清水少许,灭尽火星,取出,及时摊晾,凉透。

【成品性状】

当归(图 1-62A) 为圆形或类圆形薄片,直径 0.3~4.0 cm,片面黄白色或淡黄棕色,平坦,有裂隙;中间有一浅棕色的环纹,并有多数棕色油点;周边灰棕色或棕褐色,有缺裂。质柔韧。有浓郁香气,味甘、辛、微苦。

酒当归(图 1-62B) 形如当归片,表面色泽加深,偶见焦黄斑。

土当归(图 1-62C) 形如当归片,表面挂附一层土粉,偶见焦黄斑,质脆。

当归炭(图 1-62D) 形如当归片,表面焦黑或焦褐色,内部褐色,质松脆,具焦煳气。

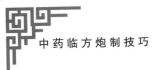
63. 竹节参

【来源】本品为五加科植物竹节参 *Panax japonicus* C. A. Mey. 的干燥根茎。野生或栽培。主产于云南、四川、贵州等地。秋季采挖，除去茎叶，须根，洗净，干燥。

【炮制方法】除去杂质，洗净，干燥。

【成品性状】本品略呈圆柱形，稍弯曲，有的具肉质侧根。长 5~22 cm，直径 0.8~2.5 cm。表面黄色或黄褐色，粗糙，有致密的纵皱纹及根痕。节明显，节间长 0.8~2.0 cm，每节有一凹陷的茎痕。质硬，断面黄白色至淡黄棕色，黄色点状维管束排列成环。无臭，味苦、后微甜（图1-63）。

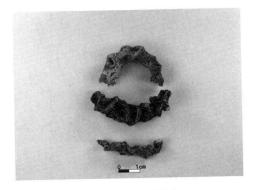

⚫ 图1-63 竹节参

64. 延胡索

【来源】本品为罂粟科植物延胡索 *Corydalis yanhusuo* W. T. Wang 的干燥块茎。多系栽培。主产于浙江等地。夏初茎叶枯萎时采挖，除去须根，洗净，置沸水中煮至无白心时，捞出，晒干。以个大、饱满、质坚实、断面色黄者为佳。

【炮制方法】

延胡索 除去杂质，洗净，润透，切薄片，干燥。或洗净，干燥，捣成碎粒。

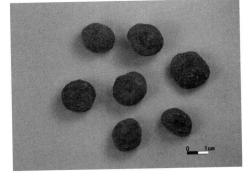

⚫ 图1-64A 延胡索

醋延胡索 ①将净延胡索片或颗粒用米醋拌匀，闷润至米醋被吸尽，置锅内，文火炒至色泽加深时，取出，放凉，为醋炒延胡索。②将大小分档的净延胡索置锅内，加米醋和适量清水，文火煮至透心，醋液被吸尽时，取出，晒晾，为醋煮延胡索。闷润至软硬一致，切薄片，干燥；或取出，干燥后捣成碎粒。每100 kg延胡索、延胡索片或颗粒，用米醋20 kg。

酒延胡索 ①将净延胡索片或颗粒用黄酒拌匀，闷润至黄酒被吸尽，置锅内，文火炒至色泽加深时，取出，放凉，为酒炒延胡索。②将大小分档的净延胡索置锅内，

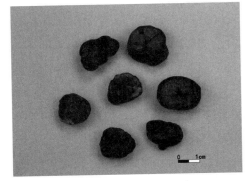

⚫ 图1-64B 醋炒延胡索

加黄酒和适量清水，文火煮至透心，黄酒被吸尽时，取出，晒晾，为酒煮延胡索。闷润至软硬一致，切薄片，干燥；或取出，干燥后捣成碎粒。每100 kg延胡索、延胡索片或颗粒，用黄酒20 kg。

【成品性状】

延胡索（图1-64A） 为圆形薄片或不规则的碎颗粒，直径0.5~1.5 cm。表面黄色，角质样，

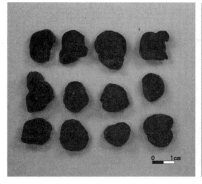 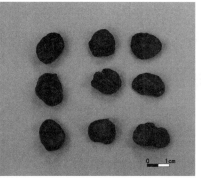 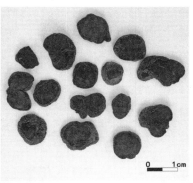

▲ 图 1-64C 醋煮延胡索　　　　▲ 图 1-64D 酒炒延胡索　　　　▲ 图 1-64E 酒煮延胡索

有蜡样光泽。质硬而脆。气微，味苦。

　　醋延胡索（图 1-64B，C）　形如延胡索片或颗粒，醋炒品表面呈深黄色，微具焦斑；醋煮品片面暗棕色，略有醋气。

　　酒延胡索（图 1-64D，E）　形如延胡索片或颗粒，酒炒品表面呈暗黄色，微具焦斑，略有酒气。

65. 伊贝母

　　【来源】本品为百合科植物新疆贝母 *Fritillaria walujewii* Regel 或伊犁贝母 *Fritillaria pallidiflora* Schrenk 的干燥鳞茎。野生或种植，主产于新疆等地。5~7 月份采挖，除去泥土，晒干，再去须根及外皮。

　　【炮制方法】去净杂质，筛去灰屑。

　　【成品性状】本品呈扁球形或圆锥形，高 0.5~1.5 cm。表面类白色或淡黄白色，光滑或稍粗糙；外层鳞叶月牙形或心脏形。断面白色，富粉性，质硬而脆。气微，味微苦（图 1-65）。

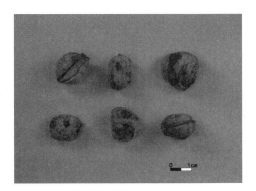

▲ 图 1-65 伊贝母

66. 漏芦

　　【来源】本品为菊科植物祁州漏芦 *Rhaponticum uniflorum*（L.）DC. 的干燥根。春、秋二季采挖，除去须根及泥沙，晒干。主产于河北、山东、甘肃、陕西等地。春、秋二季采挖，除去须根和泥沙，晒干。

　　【炮制方法】除去杂质，用清水洗净，润透，切厚片，干燥。

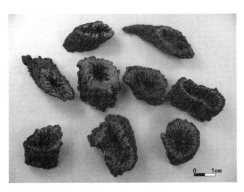

▲ 图 1-66 漏芦

【成品性状】本品为类圆形或不规则厚片，直径 1.0~2.5 cm。片面灰黄色，有裂隙及灰黄色菊花纹，中心灰黑色或棕黑色，可见空心，周边灰褐色或暗棕色，粗糙，多纵沟。体轻，质脆。气特异，味微苦（图 1-66）。

67. 防己

【来源】本品为防己科植物粉防己 *Stephania tetrandra* S. Moore 的干燥根。多系野生。主产于浙江、安徽、江西、湖北、湖南等地。秋季采挖，洗净，除去粗皮，晒至半干，切段，个大者再纵切，干燥。以质坚实、粉性足者为佳。

【炮制方法】去净杂质，大小分档，浸泡至四五成透，捞出，润透，稍晾，再润至内外湿度均匀，切厚片，干燥。

【成品性状】本品为圆形、半圆形或不规则形的厚片，直径 1~5 cm。片面灰白色至黄白色，富粉性，有排列较稀疏的放射状纹理，周边淡灰黄色；质坚实。气微，味苦（图 1-67）。

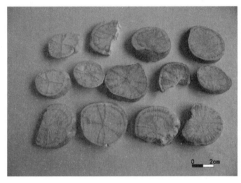

⊙ 图 1-67　防己

68. 防风

【来源】本品为伞形科植物防风 *Saposhnikovia divaricata*（Turcz.）Schischk. 的干燥根。野生或栽培。主产于黑龙江、吉林、辽宁、内蒙古、河北等地。春、秋季采挖未抽花茎植株的根，除去须根及泥沙，干燥。以条粗壮、断面皮部色浅棕、木部色浅者为佳。

【炮制方法】

防风　除去杂质及芦头，洗净，润透，切厚片，干燥。

炒防风　将防风片置锅内，文火炒至色泽加深时，取出，放凉。

【成品性状】

防风（图 1-68A）　本品为圆形或长圆形的厚片，直径 0.5~2.0 cm。片面浅棕色至浅黄色，木部圆形，有的可见小型髓部，形成层环色深，有多数放射状裂隙及众多细小油点，质松。气芳香特异，味微甜。

炒防风（图 1-68B）　形如防风，表面呈深黄色。

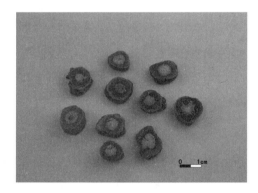

⊙ 图 1-68A　防风

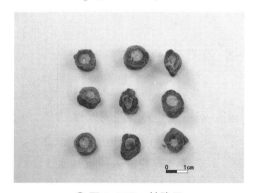

⊙ 图 1-68B　炒防风

69. 红大戟

【来源】本品为茜草科植物红大戟 *Knoxia valerianoides* Thorel et Pitard 的干燥块根。多系野生。主产于福建、广西、广州、云南等地。春、秋季采挖，除去须根残茎，洗净，置沸水中略烫、干燥。以个大、质坚实、色红褐者为佳。

【炮制方法】

红大戟 除去杂质，洗净，润透，切厚片，干燥（本品小毒）。

醋红大戟 ①将净红大戟片用米醋拌匀，闷润至米醋被吸尽，置锅内，文火炒至表面色泽加深时，放凉。②将净大戟个或片置锅内，加米醋和适量清水，文火加热共煮至透，醋液被吸尽时，取出，干燥；或取出，晒晾后，再闷润至软硬适中，切厚片，干燥。

【成品性状】

红大戟（图 1-69A） 略呈纺锤形，偶有分支，稍弯曲，长 3~10 cm，直径 0.6~1.2 cm。表面红褐色或红棕色，粗糙，有扭曲的纵皱纹，顶端常有细小的茎痕。质坚实，断面皮部红褐色，木部棕黄色。气微，味甘、微辛。以水湿润显黏性。

醋红大戟（图 1-69B） 形如红大戟，色泽加深，略有醋气。

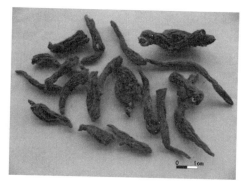

▲图 1-69A 红大戟

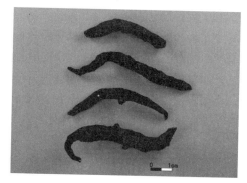

▲图 1-69B 醋红大戟

70. 京大戟

【来源】本品为大戟科植物大戟 *Euphorbia pekinensis* Rupr. 的干燥根。野生或栽培。主产于江苏等地。春季未发芽前或秋季茎叶枯萎时采挖，除去残茎及须根，洗净，干燥。以条粗、断面色白者为佳。

【炮制方法】除去杂质，洗净，润透，切厚片，干燥。

【成品性状】为不规则长圆形或圆形厚片，直径 1.5~4.0 cm。片面类棕黄色或类白色，纤维性。周边灰棕色或棕褐色，质坚硬。气微，味微苦、涩（图 1-70）。

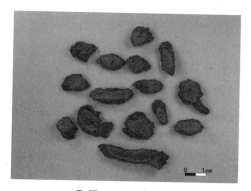

▲图 1-70 京大戟

71. 麦冬

【来源】本品为百合科植物麦冬 *Ophiopogon japonicus*（L. f）Ker-Gawl. 的干燥块根。栽培或野生。主产于浙江、四川等地。夏季采挖，洗净，反复暴晒，堆置，至七八成干，除去须根，干燥。以肥大、黄白色为佳。

【炮制方法】

麦冬　除去杂质，洗净，润软，干燥。

朱麦冬　取净麦冬，喷淋清水少许，渍湿后分层加入朱砂细粉，拌和至表面均匀黏附朱砂细粉时，取出，晾干。每 100 kg 麦冬，用朱砂粉 2 kg。

【成品性状】

麦冬（图 1-71A）　呈纺锤形，长 1.5~3.0 cm，直径 0.3~0.6 cm。表面黄白色或淡黄色，有细纵纹。断面黄白色，半透明，中柱细小，质柔韧。气微香，味甘、微苦。

朱麦冬（图 1-71B）　形如麦冬，表面被朱砂细粉，呈朱红色。

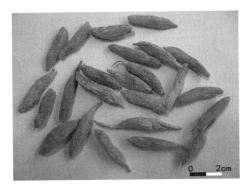

△ 图 1-71A　麦冬

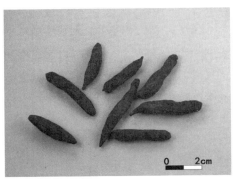

△ 图 1-71B　朱麦冬

72. 远志

【来源】本品为远志科植物远志 *Polygala tenuifolia* Willd. 或卵叶远志 *Polygala sibirica* L. 的干燥根。野生或栽培。主产于山西、陕西、河南等地。春、秋季采挖，除去须根及泥沙，晒至皮部稍皱缩，或抽去木心，干燥。以条粗、皮细、肉厚、去净木心者为佳。

【炮制方法】

远志　除去杂质，用清水略洗，润透，抽取残留木心，切段，干燥。

制远志　将净甘草片置锅内，加适量清水，煎煮两次（每次 30 分钟），过滤，合并煎液。再将净远志段与甘草汤倒入锅内，用文火加热，待甘草汤被吸尽时取出，干燥。每 100 kg 远志段，用甘草 6 kg。

蜜远志　先将炼蜜用适量开水稀释后，加入净远志段拌匀，闷润 4~10 小时，置热锅内，文火炒至不粘手为度，取出，放凉。每 100 kg 远志段，用炼蜜 25 kg。

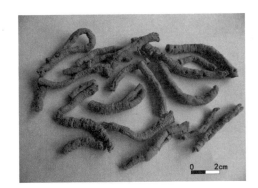

△ 图 1-72A　远志

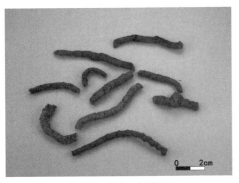

△ 图 1-72B　制远志

朱远志　取远志，加入少量清水湿润均匀后，撒入朱砂细粉，拌匀，晾干。每 100 kg 远志段，用朱砂 2 kg。

【成品性状】

远志（图 1-72A）　为圆筒形结构状小段，长 3~15 cm。外表灰黄色至灰棕色，有横皱纹及裂纹，切面棕黄色，质脆。气微，味苦、微辛，嚼之有刺喉感。

制远志（图 1-72B）　形如远志，色泽略深，味微甜。

蜜远志（图 1-72C）　形如远志，色泽加深，味甜。

朱远志（图 1-72D）　形如远志，外被红色朱砂细粉，味微辛。

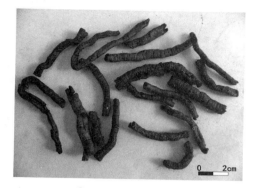

△ 图 1-72C　蜜远志

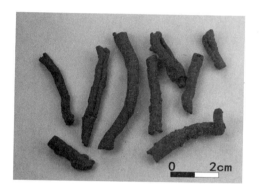

△ 图 1-72D　朱远志

73. 赤芍

【来源】本品为毛茛科植物芍药 *Paeonia lactiflora* Pall. 或川赤芍 *Paeonia veitchii* Lynch 的干燥根。野生或栽培。主产于内蒙古、辽宁、河北、黑龙江、吉林、四川等地。春、秋季采挖，除去地上部分、须根及泥沙，干燥。以条粗长、断面粉白色、粉性大者为佳。

【炮制方法】

赤芍　除去杂质，大小分档，用清水洗净，再浸泡至四五成透，润透，切薄片，干燥。

酒赤芍　将净赤芍片用黄酒拌匀，闷润至黄酒被吸尽，置锅内，文火炒至表面色泽加深、带焦斑时取出，放凉。每 100 kg 赤芍片，用黄酒 10 kg。

清炒赤芍　将净赤芍片置锅内，文火炒至表面色泽加深、偶带焦斑时取出，放凉。

【成品性状】

赤芍（图 1-73A）　为圆形薄片，直径 0.5~3.0 cm。断面粉白色或粉红色，中心有放射状纹理，有的现裂隙，周边棕褐色。质硬而脆。气微香，味微苦、酸、涩。

酒赤芍（图 1-73B）　形如赤芍，色泽加深，偶带焦斑，微有酒香气。

清炒赤芍（图 1-73C）　形如赤芍，色泽加深，带焦斑。

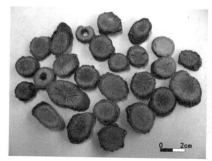

△ 图 1-73A　赤芍

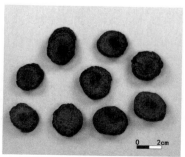

△ 图 1-73B　酒赤芍

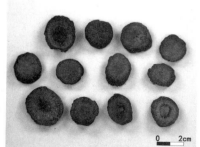

△ 图 1-73C　清炒赤芍

74. 苍术

【来源】 本品为菊科植物茅苍术 *Atractylodes lancea* （Thunb.）DC. 或北苍术 *Atractylodes chinensis* （DC.）Koidz. 的干燥根茎。野生或种植。主产于江苏、湖北、河北、河南、山西、陕西等地。春、秋季采挖。除去残茎及泥土，干燥后除去须根。以质坚实、断面朱砂点（油室）多、香气浓者为佳。

【炮制方法】

苍术 除去残茎及杂质，浸泡至五六成透，洗净，捞出，润透，切厚片，及时干燥。

麸苍术 先将锅用武火加热，均匀撒入麦麸皮，待冒烟时投入净苍术片，急速翻搅，熏炒至表面呈深黄色时及时取出，筛去焦麸皮，放凉。每 100 kg 苍术片，用麸皮 10 kg。

焦苍术 取净苍术片，置炒制容器内，用中火加热，炒至褐色时喷淋少许清水，再用文火炒干，取出放凉，筛去碎屑。

制苍术 将净苍术片用适量米泔水拌匀，闷润至米泔水被吸尽，置锅内，文火炒至表面呈黄色时取出，放凉。

【成品性状】

苍术（图 1-74） 为不规则的厚片，长 3~10 cm，直径 1~2 cm。边缘不整齐。片面黄白色或灰白色，散有多数橙红色或棕红色的油点（朱砂点），有的可析出白色细针状结晶（习称"起霜"）；周边灰棕色至黑棕色，质坚实。气香特异，味微甘、辛、苦。

麸苍术（图 1-74B） 形如苍术，表面深黄色，有焦麸香气。

焦苍术（图 1-74C） 形如苍术，表面焦褐色，有焦香气。

制苍术（图 1-74D） 形如苍术，表面显黄色，有香气。

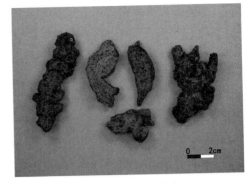

△ 图 1-74A 苍术

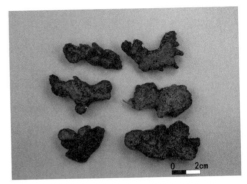

△ 图 1-74B 麸苍术

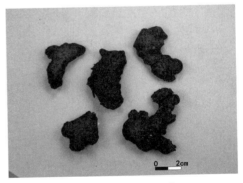

△ 图 1-74C 焦苍术

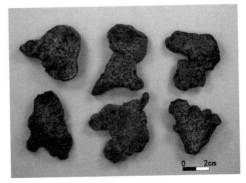

△ 图 1-74D 制苍术

75. 苎麻根

【来源】本品为荨麻科植物苎麻 *Boehmeria nivea*(L.) Gaud. 的干燥根及根茎。栽培或野生。主产于浙江、江苏、安徽、山东、陕西等地。冬季至次春采挖，除去泥沙，干燥。以色灰棕、无空心者为佳。

【炮制方法】

苎麻根　除去杂质，大小分档，用清水洗净，再浸泡至六七成透，捞出，润透，切厚片，干燥。

苎麻根炭　将大小分档的净苎麻根片或块，置热锅内，武火炒至表面黑色，内部棕褐色时，喷淋清水少许，灭尽火星，取出，及时摊晾，凉透。

【成品性状】

苎麻根（图 1-75A ）　本品为圆形或类圆形厚片，直径 1~2 cm。断面棕色至浅黄色，中间有数个同心环纹，周边灰棕色至灰褐色。质坚硬，纤维性。气微，味淡，嚼之略有黏性。

苎麻根炭（图 1-75B ）　形如苎麻根片，表面呈黑色，内部棕褐色，质脆易碎，味苦。

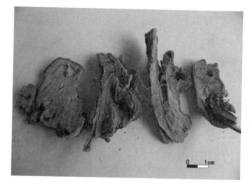

△图 1-75A　苎麻根

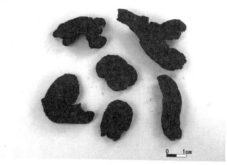

△图 1-75B　苎麻根炭

76. 芦根

【来源】本品为禾本科植物芦苇 *Phragmites communis* Trin. 的新鲜或干燥的根茎。野生或栽培。全国各地均产。全年均可采挖，除去芽、须根及膜状叶，鲜用或干燥。以条粗、色黄白、有光泽者为佳。

【炮制方法】

芦根　取干药材，除去残茎、须根及杂质，洗净，润透，切段，干燥。

芦根炭　取净芦根段，置热锅中，中火炒至表面焦褐色、内部棕褐色时，喷淋清水少许，取出，晾干，凉透。

【成品性状】

芦根（图 1-76A ）　为圆筒形小段，略扁，长 1.0~1.5 cm，直径 1~2 cm，表面黄白色，外皮疏松可剥离。节呈环状，有残根痕及芽痕。节处较硬，节间有纵皱纹。体轻，质韧。切片黄白色，中空，有小孔排列成环。无臭，

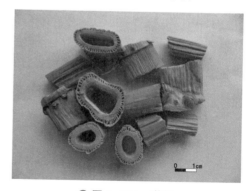

△图 1-76A　芦根

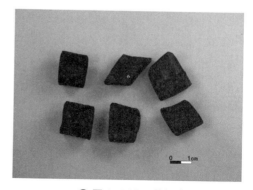

△图 1-76B　芦根炭

味甜。

芦根炭（图 1-76B） 形如芦根，表面焦黑色或焦褐色，内部棕褐色，味涩。

77. 两头尖

【来源】本品为毛茛科植物多被银莲花 Anemone raddeana Regel 的干燥根茎。野生或种植。主产于吉林等地。夏、秋之间采挖根茎，除去残茎及须根，洗净，干燥。以质硬、断面类白色者为佳。

【炮制方法】除去杂质，筛去灰屑。

【成品性状】本品呈长纺锤形，略弯曲，长 1~3 cm，直径 0.2~0.7 cm。表面棕褐色至棕黑色，具多数细纵皱纹，有略突起的节及分支。质硬而脆，易折断。断面较平坦，角质样，边缘棕黑色，中央淡灰白色或淡棕色至红棕色。无臭，味淡微麻辣（图 1-77）。

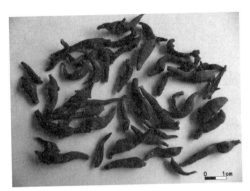

▲ 图 1-77 两头尖

78. 何首乌

【来源】本品为蓼科植物何首乌 Polygonum multiflorum Thunb. 的干燥块根。多系野生。主产于河南、湖北、广西、广东、贵州、四川、江苏等地。秋、冬季叶枯萎时采挖，削去两端，洗净，个大的切成块，干燥。以体重、质坚实、粉性足者为佳。

【炮制方法】

何首乌 除去杂质，大小分档，用清水洗净，再浸泡至六七成透，捞出，闷润至透，切厚片或小立方块，干燥。

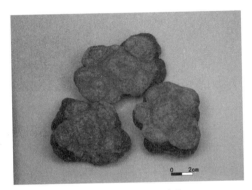

▲ 图 1-78A 何首乌

制何首乌 ①黑豆汁蒸何首乌：将净首乌立方块（咀）或片与黑豆汁拌匀，闷润至吸透，放笼屉内，置锅上，武火加热，圆气后蒸 8~12 小时，焖约 12 小时，至首乌呈黑褐色时（如不黑再复蒸 1 次），取出，摊晒至外表微干，再将蒸时所得原汁的浓缩液拌入，吸尽，干燥。每 100 kg 何首乌块，用黑豆 10 kg。

②黑豆汁炖首乌：将净首乌立方块或片与黑豆汁装入非铁质的蒸罐内，拌和均匀，密封，隔水加热，炖至黑豆汁基本吸尽，首乌呈黑褐色时（8~12 小时），焖约 12 小时，取出，摊晒至外表微干，将罐中余汁拌入，吸尽，

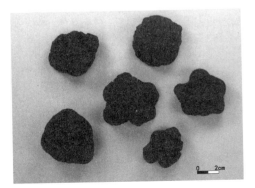

▲ 图 1-78B 制何首乌

干燥。每 100 kg 何首乌块，用黑豆 10 kg。

③黑豆汁制法：将 10 kg 净黑豆置锅内，加适量清水煮沸 4 小时，熬汁约 15 kg。豆渣再加清水煮沸 3~4 小时，熬汁约 10 kg。合并共得豆汁约 25 kg，备用。

【成品性状】

何首乌（图 1-78A） 为不规则的厚片或小立方块，片面浅黄棕色或浅红棕色，具"云锦花纹"，显粉性。周边红棕色或红褐色，皱缩不平。体重，质坚实。气微，味微苦、涩。

制何首乌（图 1-78B） 蒸、炖何首乌形如何首乌，内外均呈黑褐色，凹凸不平，有光泽，角质样。

79. 佛手参（手掌参）

【来源】 本品为兰科植物手参 *Gymnadenia conopsea* R. Br. 的干燥块茎。产于西藏、青海、甘肃及四川西部；华北、东北及陕西、宁夏、新疆有分布；朝鲜、日本和欧洲一些国家亦有分布。春秋采挖。去净茎叶及须根，洗净，晒干，或用开水烫过再晒干。

【炮制方法】去净杂质，洗净，干燥。

【成品性状】本品块茎略呈手掌状，长 1.0~4.5 cm，直径 1~3 cm。表面浅黄色、褐色，有细皱纹，顶部有茎的残基痕，其周围有点状痕。下部有 3~12 指状分支，分支长 0.3~ 2.5 cm，直径 0.2~0.8 cm。质坚硬，不易折断，断面黄白色，角质样。无臭，味淡，嚼之发黏（图 1-79）。

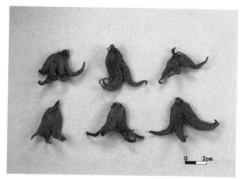

⬥ 图 1-79 佛手参

80. 羌活

【来源】本品为伞形科植物羌活 *Notopterygium incisum* Ting ex H. T. Chang 或宽叶羌活 *Notopterygium franchetii* H. de Boiss. 的干燥根茎及根。主产于四川、云南、甘肃、青海等地。春、秋季采挖，除去须根及泥沙，干燥。以条粗、表面棕褐色、有环纹、断面朱砂点多、香气浓郁者为佳。

【炮制方法】除去杂质，抢水洗净，润透，切厚片，低温干燥。

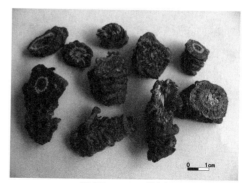

⬥ 图 1-80 羌活

【成品性状】本品为不规则类圆形的厚片，直径 0.6~ 2.5 cm。断面黄色至黄棕色，有明显的菊花纹及多数裂隙，并散在红棕色朱砂点；周边棕褐色至棕黑色。体松质脆。气香，味微苦而辛（图 1-80）。

81. 附子

【来源】本品为毛茛科植物乌头 *Aconitum carmichaelii* Debx. 的子根（侧根）的加工品。均系栽培。主产于四川、陕西等地。6月下旬至8月上旬采挖，除去母根、须根及泥沙，习称"泥附子"，再按不同的规格要求，分别加工成盐附子、黑顺片、白附片。盐附子以肥大、坚实、灰黑色、表面起盐霜者为佳。黑顺片以片大、均匀、色棕黄、有油润光泽者为佳。白附片以片大均匀、色黄白、油润、半透明者为佳(本品有毒)。

【炮制方法】

黑顺片 取泥附子，按大小分别洗净，浸入盐卤水液中数日，连同溶液煮至透心，捞出，水漂，纵切成约 0.5 cm 的厚片，再次用水漂，并加入黄糖及菜油制成的调色剂，使附片染成浓茶色，用水漂洗至口尝无麻辣感时取出，蒸至出现油面、光泽后，烘至半干，再晒干或继续烘干。

淡附片 取净盐附子，用清水浸漂，每日换水 2~3 次，至盐分漂尽，与甘草、黑豆加水共煮至透心，至切开后口尝无麻舌感或稍有麻辣感为度，取出，除去甘草、黑豆，切薄片。每 100 kg 盐附子，用甘草 5 kg、黑豆 10 kg。

白附片 选大小均匀的泥附子，洗净，浸入盐卤水液中数日，连同浸液煮至透心，捞出，剥去外皮，纵切成约 0.3 cm 的厚片，用水漂洗至口尝无麻辣感时取出，蒸透，晒干。

炮附片、炮淡附片 取净沙置锅内，用武火炒热，加入净附片拌炒至鼓起并微变色，取出，筛去沙，放凉。

盐附子 将个大、均匀的泥附子，洗净，浸入盐卤和食盐的混合液中，每日取出晾晒，并逐渐延长晾晒时间，直至附子表面出现大量结晶盐粒（盐霜），体质变硬。

炮天雄 取净沙置锅内，用武火炒热，加入净大个附子拌炒至鼓起并微变色，取出，筛去沙，放凉。

【成品性状】

黑顺片（图 1-81A） 为不规则纵切片，上宽下窄，周边黑褐色。长 1.7~5.0 cm，宽 0.9~3.0 cm，厚 0.2~0.5 cm。片面暗黄色，油润具光泽，质硬而脆，断面角质样。气微，味淡。

淡附片（图 1-81B） 为不规则纵切片，片面灰白色或灰褐色，味淡，口尝无麻舌感或稍有麻辣感，余同黑顺片。

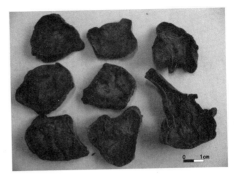

▲ 图 1-81A 黑顺片

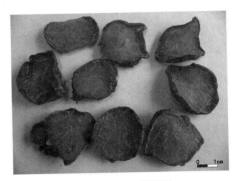

▲ 图 1-81B 淡附片

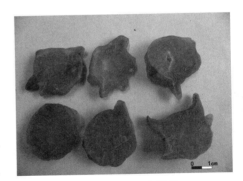

▲ 图 1-81C 白附片

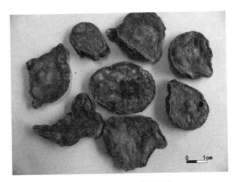

▲ 图 1-81D 炮附片

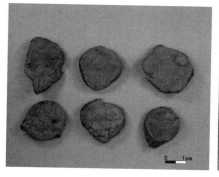

图 1-81E 炮淡附片

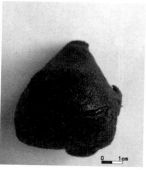

图 1-81F 盐附子

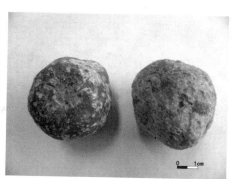

图 1-81G 炮天雄

白附片（图 1-81C） 为不规则的纵切片，上宽下窄，周边略翘起，无外皮，片面黄白色，半透明。

炮附片（图 1-81D） 形如附片，表面色泽加深，无油润具光泽，略鼓起。

炮淡附片（图 1-81E） 形如淡附片，表面色泽加深，无油润具光泽，略鼓起。

盐附子（图 1-81F） 表面灰黑色，被盐霜，边缘有瘤状突起的根痕。气微，味咸而麻。

炮天雄（图 1-81G） 形如附子，表面暗黄色，色泽加深，略鼓起。

82. 苦参

【来源】本品为豆科植物苦参 *Sophora flavescens* Ait. 的干燥根。野生或种植。全国大部分地区均产。春、秋季采挖，除去根头及小枝根，洗净，干燥，或趁鲜切片，干燥。药材以条匀、断面色黄白者为佳。

【炮制方法】

苦参 除去残茎及杂质，大小分档，用清水洗净，再浸泡至六七成透，捞出，润透，切厚片，干燥。

苦参炭 将大小分档的净苦参片或块，置热锅内，武火炒至表面黑色、内部棕褐色时，喷淋清水少许，灭尽火星，取出，及时摊晾，凉透。

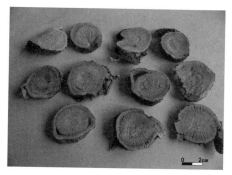

图 1-82A 苦参

【成品性状】

苦参（图 1-82A） 本品为圆形或类圆形的厚片，直径1.0~6.5 cm。片面黄白色，具放射状纹理及裂隙，有的可见同心性环纹；周边灰棕色或棕黄色。质坚韧，纤维性。气微，味极苦。

苦参炭（图 1-82B） 形如苦参片，表面呈黑色，内部呈棕褐色，质脆易碎，味苦。

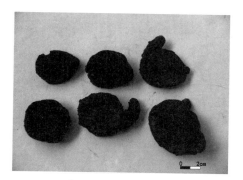

图 1-82B 苦参炭

83. 板蓝根

【来源】本品为十字花科植物菘蓝 *Isatis indigotica* Fort. 的干燥根。多系栽培。主产于河北、山东、江苏、安徽等地。秋季采挖，除去茎叶及泥沙，干燥。以条长、粗大、体实者为佳。

【炮制方法】除去残茎及杂质，洗净，捞出，润透，切薄片或厚片，干燥。

【成品性状】本品为圆形薄或厚片，直径 0.5~1.0 cm。断面黄白色，形成层环棕色；周边淡灰黄色或淡棕黄色，质略软。气微，味微甜后苦、涩（图 1-83）。

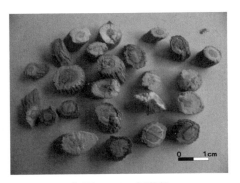

⬥ 图 1-83　板蓝根

84. 郁金

【来源】本品为姜科植物温郁金 *Curcuma wenyujin* Y. H. Chen et C. Ling、姜黄 *Curcuma longa* L.、广西莪术 *Curcuma kwangsiensis* S. G. Lee et C. F. Liang 或蓬莪术 *Curcuma phaeocaulis* Val. 的干燥块根。前两者习称"温郁金"和"黄丝郁金"，其余按性状不同习称"桂郁金"或"绿丝郁金"。多系栽培。主产于四川、浙江、广西等地。冬季采挖，除去泥沙及须根，蒸或煮至透心，取出，干燥。药材以质坚实、外皮皱纹细、断面色黄者为佳。

【炮制方法】

郁金　除去杂质，用清水洗净，闷润至透，切薄片，干燥。

醋郁金　将净郁金片用米醋拌匀，闷润至米醋被吸尽，置锅内，文火炒至带火色时，取出，放凉。每 100 kg 郁金片，用米醋 20 kg。

【成品性状】

郁金（图 1-84A）　为不规则类圆形或椭圆形的薄片，直径 1.0~2.5 cm。断面浅灰黄色或灰褐色，角质样，中部有颜色较浅的内皮层环纹；周边灰黄色或灰褐色，质坚实。气微，味淡。

醋郁金（图 1-84B）　形如郁金，色泽加深，带焦斑，略有醋气。

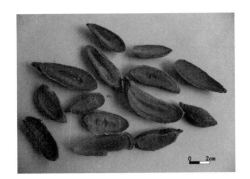

⬥ 图 1-84A　郁金

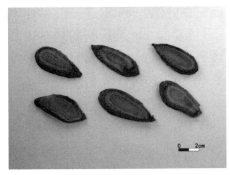

⬥ 图 1-84B　醋郁金

85. 虎杖

【来源】本品为蓼科植物虎杖 *Polygonum cuspidatum* Sieb. et Zucc. 的干燥根茎及根。野生或栽培。主产于江苏、浙江、安徽、广东、广西、四川、云南等地。春、秋季采挖，除去须根及泥土，洗净，干燥或趁鲜切短段或厚片，干燥。以粗壮、色紫棕或黄棕、质坚实、断面色鲜黄者为佳。

【炮制方法】除去杂质，用水清净，闷润至透，切厚片，干燥。

【成品性状】本品为不规则的圆形厚片或圆柱形的小段，直径 1.5~3.5 cm。断面棕黄色，有放射状纹理，根茎髓中有隔或呈空洞状，周边棕褐色，质坚硬。气微，味微涩、苦（图 1-85）。

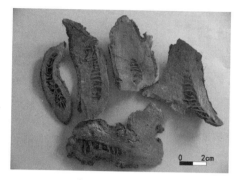

△ 图 1-85 虎杖

86. 明党参

【来源】本品为伞形科植物明党参 *Changium smyrnioides* Wolff 的干燥根。野生或栽培。主产于安徽、浙江、江苏等地。春季采挖，除去茎叶及须根，洗净，置沸水中煮至无白心，取出，刮去外皮，漂洗，晒干。以根粗细均匀、完整、质坚实而重、色黄白，断面角质样、半透明者为佳。

【炮制方法】除去杂质，洗净，干燥。

【成品性状】本品为细圆柱形，直径 0.5~2.0 cm，断面黄白色至类白色，质硬而脆，角质样。气微，味淡（图 1-86）。

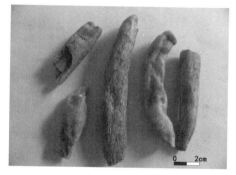

△ 图 1-86 明党参

87. 知母

【来源】本品为百合科植物知母 *Anemarrhena asphodeloides* Bge. 的干燥根茎。野生或种植。主产于河北、山西等地。春、秋季节采挖，除去须根及泥沙，晒干，称"毛知母"；鲜时剥去或刮去外皮，晒干，称"知母肉"（光知母）。以条粗长、质充实而硬、断面黄白色者为佳。

【炮制方法】

知母 除去杂质，洗净，润透，稍晾，切薄片，干燥。毛知母需稍泡切片干燥后，筛去毛屑。

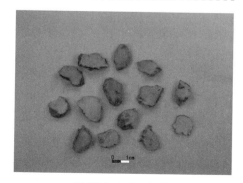

 图 1-87A 知母

盐知母 将净知母片用食盐水搅拌均匀，闷润至盐水被吸尽（控制盐水用量，如有黏结，可搓开），置锅内，文火炒至表面呈黄色时取出，放凉。每 100 kg 知母片，用食盐 2 kg。

【成品形状】

知母（图 1-87A） 为不规则的类圆形或长条状薄片，直径 0.8~1.5 cm，断面黄白色。毛知母片的周边呈黄棕色至棕色，质硬。气微，味微甜、略苦，嚼之带黏性。

盐知母（图 1-87B） 形如知母，表面黄色，带黄斑。

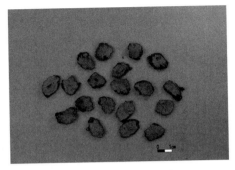

○图 1-87B 盐知母

88. 金果榄

【来源】本品为防己科植物青牛胆 *Tinospora sagittata*（Oliv.）Gagnep. 或金果榄 *Tinospora capillipes* Gagnep. 的干燥块根。野生或种植。主产于四川、广西、湖南等地。秋、冬季节采挖，除去残茎、须根及泥沙，洗净，干燥。以个大、体重、质坚实者为佳。

【炮制方法】除去杂质及须根，大小分档，用清水洗净，浸泡六七成透，捞出，晾晒至软硬适宜，切厚片，干燥。

【成品性状】本品为不规则圆形或半圆形的厚片，直径 3~6 cm。断面淡黄白色，具有放射状的深色花纹，周边棕黄色或淡褐色，质坚硬，粉性。无臭，味苦（图 1-88）。

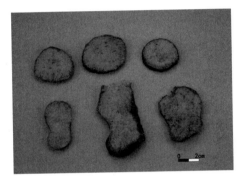

○图 1-88 金果榄

89. 狗脊

【来源】本品为蚌壳蕨科植物金毛狗脊 *Cibotium barometz*（L.）J. Sm. 的干燥根茎。野生或种植。主产于四川、福建等地。秋末冬初地上部分枯萎时采挖，除去泥沙，干燥；或除去硬根、叶柄及金黄色绒毛，切厚片，干燥，为"生狗脊片"；蒸后，晒至六七成干，再切厚片，干燥，为"熟狗脊片"。以体肥大、色黄、质坚实、无空心者为佳。狗脊片以厚薄均匀、坚实无毛、无空心者为佳。

【炮制方法】

狗脊 已切片者，除去杂质。未切片者，除去杂质及绒毛，用清水洗净，略泡，闷润至透，切厚片，干燥。

烫狗脊 将净沙置锅内，武火加热至翻动较滑利、有轻松感后，投入净狗脊片，翻炒至片面鼓起，绒毛微焦时，迅速取出，筛去沙子，放凉，再刮净残存的绒毛。

熟狗脊（蒸狗脊） 狗脊蒸后，晒至六七成干，再切厚片，干燥。

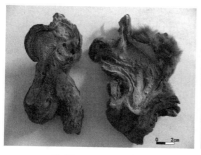
● 图1-89A　狗脊

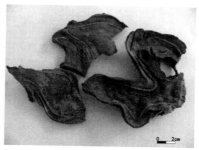
● 图1-89B　烫狗脊

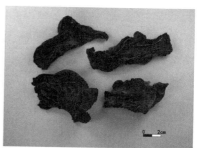
● 图1-89C　熟狗脊

【成品性状】

狗脊（图1-89A）　生狗脊片为不规则长条形或类圆形的厚片，长5~20 cm，直径2~8 cm，厚0.15~0.50 cm；切面片面呈浅棕色，平滑细腻，外侧有一条明显隆起的棕黄色环纹；周边不整齐，有金黄色绒毛残留。无臭，味淡微涩。

烫狗脊（图1-89B）　形如狗脊，片面鼓起，黄棕色，无绒毛。

熟狗脊（蒸狗脊）（图1-89C）　形如狗脊，色泽加深，呈黑棕色，无绒毛。

90. 泽泻

【来源】本品为泽泻科植物泽泻 *Alisma orientalis* (Sam.) Juzep. 的干燥块茎。多系栽培。主产于福建、四川、江西等地。冬季茎叶开始枯萎时采挖，洗净，干燥，再除去须根及粗皮。以个大、质坚、色黄白、粉性足者为佳。

【炮制方法】

泽泻　除去杂质，大小分档，用清水洗净，再浸泡至六七成透，捞出反复闷润、晾晒，润至内外湿度均匀、软硬适宜时，切厚片，及时干燥。

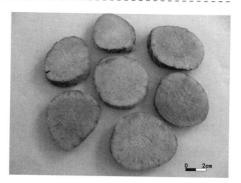
● 图1-90A　泽泻

麸泽泻　先将锅用武火加热，均匀撒入麦麸皮，待冒烟时倒入净泽泻片，中火拌炒至表面显深黄色，有香气逸出时迅速取出，筛去焦麸皮，放凉。每100 kg泽泻片，用麦麸20 kg。

盐泽泻　将净泽泻片用食盐水拌匀，闷润至盐水被吸尽，置锅内，文火炒至表面黄色时，取出，放凉。每100 kg泽泻片，用食盐2 kg。

【成品性状】

泽泻（图1-90A）　为类圆形的厚片，直径2~6 cm。

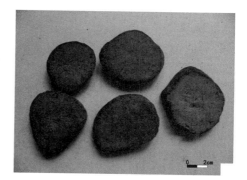
● 图1-90B　麸泽泻

片面黄白色，粉性，有多数细孔，质坚实。气微，味微苦。

麸泽泻（图1-90B） 形如泽泻，表面显黄色，偶见焦斑，有香气。

盐泽泻（图1-90C） 形如泽泻，表面显黄色，偶见焦斑，有香气，味咸。

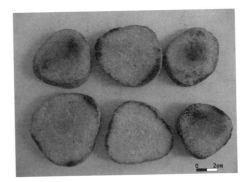

△ 图1-90C 盐泽泻

91. 细辛

【来源】本品为马兜铃科植物北细辛 *Asarum heterotropoides* Fr. Schmidt var. *mandshuricum*（Maxim.）Kitag.、汉城细辛 *Asarum sieboldii* Miq. var. *seoulense* Nakai 或华细辛 *Asarum sieboldii* Miq. 的干燥根及根茎。前两种习称"辽细辛"。野生或栽培。主产于辽宁、吉林、黑龙江、山东、浙江等地。夏、秋季连根采挖，除净泥沙，置阴凉通风处晾干。以身干、根多、香气浓、味辛辣而麻舌者为佳。

【炮制方法】

细辛 除去杂质，抢水洗净，稍润，切段，晾干。

蜜细辛 将炼蜜用适量开水稀释后，加入细辛段中拌匀，闷润，置热锅内文火炒至深黄色、不粘手时取出，摊晾，凉透后及时收藏。每100 kg细辛，用炼蜜25 kg。

【成品性状】

细辛（图1-91A） 本品为根及根茎，呈段状，直径0.1~0.5 cm。根状茎呈不规则的圆柱状，表面灰棕色，粗糙，有环形节。根细，表面灰黄色，平滑或具纵皱纹。气辛香，味辛辣，麻舌。

蜜细辛（图1-91B） 形如细辛段，表面呈深黄色，微显光泽，具蜜香气，味微甜。

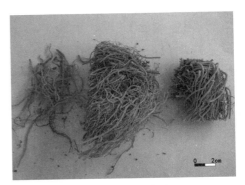

△ 图1-91A 细辛

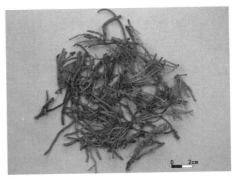

△ 图1-91B 蜜细辛

92. 绵马贯众

【来源】本品为鳞毛蕨科植物粗茎鳞毛蕨 *Dryopteris crassirhizoma* Nakai 的干燥根茎及叶柄基部。野生或种植。主产于黑龙江、吉林、辽宁、河南、甘肃、山东、安徽、江苏等地。秋季采挖，削去叶柄及须根，除去泥沙，干燥。以大个、整齐、须根少、无杂质者为佳。

【炮制方法】

绵马贯众 除去杂质及残留的须根，用清水洗净，润透，切厚片或小块，干燥。

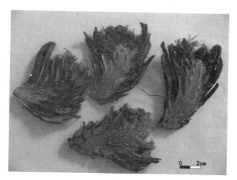

△图 1-92A　贯众

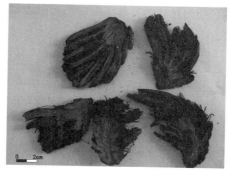

△图 1-92B　清炒贯众

炒绵马贯众　取大小分档的净贯众片或块，置热锅中，中火炒至表面棕色、内部棕黄色时取出，凉透。

绵马贯众炭　将大小分档的净贯众片或块，置热锅内，武火炒至表面焦黑色、内部棕褐色时喷淋清水少许，灭尽火星，取出，及时摊晾，凉透。

【成品性状】

绵马贯众（图 1-92A）　为不规则的厚片或碎块，直径4~8 cm。绵马贯众片表面深绿色至棕色，有 5~13 个黄白色小点，排列成环，质硬。气特异，味初甜而后苦、辛、微涩。

清炒绵马贯众（图 1-92B）　形如贯众，表面呈棕黄色，内部呈深黄色，质脆，味微苦。

绵马贯众炭（图 1-92C）　形如贯众，表面呈焦黑色，微有光泽，内部呈棕褐色，质脆易碎，味苦。

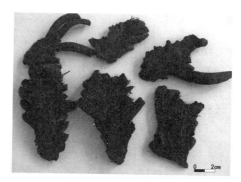

△图 1-92C　贯众炭

93. 茜草

【来源】本品为茜草科植物茜草 *Rubia cordifolia* L. 的干燥根及根茎。野生或栽培。主产于陕西、河北、河南、山东等地。春、秋季采挖，除去茎苗，去净泥土及须根，干燥。以条粗长、外皮红棕色、断面黄红色者为佳。

【炮制方法】

茜草　除去杂质，用清水洗净，润透，切厚片或段，干燥。

茜草炭　将净茜草片或段，置热锅内，武火炒至表面焦黑色、内部棕褐色时喷淋清水少许，灭尽火星，取出，及时摊晾，凉透。

【成品性状】

茜草（图 1-93A）　为不规则的厚片或圆柱形小段，直

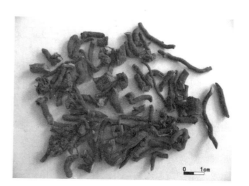

△图 1-93A　茜草

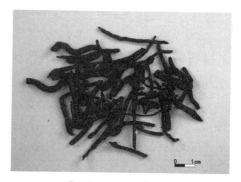

△图 1-93B　茜草炭

径 0.2~1.0 cm。片面黄红色，周边红棕色或暗棕色，质脆。无臭，味微苦，久嚼刺舌。

茜草炭（图 1-93B）　形如茜草，表面呈焦黑色，内部棕褐色，具焦煳气。

94. 草乌

【来源】本品为毛茛科植物北乌头 *Aconitum kusnezoffii* Reichb. 的干燥块根。野生或种植。全国大部分地区均产。秋季茎叶枯萎时采挖，除去残茎、须根及泥沙，干燥。以个大、质坚实、断面色灰白者为佳。

【炮制方法】

草乌　除去杂质及残茎，洗净，捞出，干燥。

制草乌　将净草乌大小分档，用清水洗净，浸泡至内无干心，捞出，置笼屉内蒸 6~8 小时或置锅内煮沸 4~6 小时，取个大及实心者切开查看内无白心、口尝微有麻舌感时取出，晾至六成干，再闷润后，切薄片，干燥。

【成品性状】

草乌（图 1-94A）　呈圆锥形，略弯曲而瘦长，长 2~7 cm，直径 0.6~1.8 cm，顶端有残茎或茎基的残痕；表面暗棕色或灰褐色，外皮皱缩，偶有突起的支根"钉角"。质坚，破碎面为灰白色，粉性，有曲折的环纹（形成层）及筋脉小点。无臭，味辛辣，麻舌（本品有大毒）。

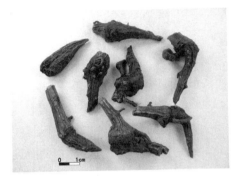

▲ 图 1-94A　草乌

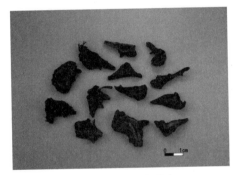

▲ 图 1-94B　制草乌

制草乌（图 1-94B）　呈不规则类圆形或近三角形的薄片。片面黑褐色或暗黄色，角质样，微显光泽，外层有灰白色多角形形成环及点状维管束，并有空隙，周边皱缩或弯曲。质坚脆，味微辛辣，稍有麻舌感。

95. 胡黄连

【来源】本品为玄参科植物胡黄连 *Picrorhiza scrophulariiflora* Pennell 的干燥根茎。野生或种植。主产于西藏地区。秋季采挖，除去须根及泥沙，干燥。以条粗、质脆、折断时有粉尘、苦味浓者为佳。

【炮制方法】除去杂质，用清水洗净，润透，切薄片，干燥。

【成品性状】本品为不规则圆形厚片，直径 0.3~1.0 cm，片面淡棕色至暗棕色，有 4~10 个类白色点状维管束排列成环。质硬而脆。气微，味极苦（图 1-95）。

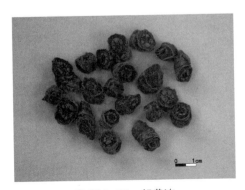

▲ 图 1-95　胡黄连

96. 南沙参

【来源】本品为桔梗科植物轮叶沙参 *Adenophora tetraphylla*（Thunb.）Fisch. 或沙参 *Adenophora stricta* Miq. 的干燥根。野生或种植。主产于贵州、安徽、江苏、浙江等地。春、秋季采挖，除去根须，洗后趁鲜刮去粗皮，洗净，干燥。以身干、色白、肥粗、条长均匀者为佳。

【炮制方法】除去芦头及杂质，用清水洗净，润透，切厚片，干燥。

【成品性状】本品为圆形或类圆形的厚片，直径 0.8~3.0 cm。断面黄白色，有多数不规则裂隙，呈花纹状；周边淡棕黄色，皱缩，体轻，质松泡。无臭，味微甜（图 1-96）。

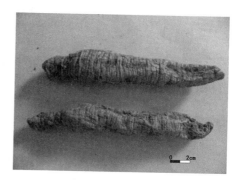

△ 图 1-96　南沙参

97. 威灵仙

【来源】本品为毛茛科植物威灵仙 *Clematis chinensis* Osbeck、棉团铁线莲 *Clematis hexapetala* Pall. 或东北铁线莲 *Clematis manshurica* Rupr. 的干燥根及根茎。野生或种植。主产于东北及华东各省。秋季采挖，除去茎叶、须根及泥沙，干燥。以条长、断面灰白色、质坚实者为佳。

【炮制方法】

威灵仙　除去杂质，用清水洗净，略泡，闷润至透，切段，干燥。

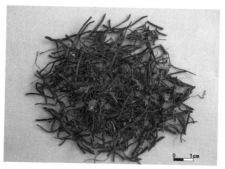

△ 图 1-97A　威灵仙

酒威灵仙　①将净威灵仙段用黄酒拌匀，闷润至黄酒被吸尽，置锅内，文火炒至色泽加深时取出，放凉。②将大小分档的净威灵仙置锅内，加黄酒和适量清水，文火煮至透心、黄酒被吸尽时取出，晒晾，闷润至软硬一致，切段，干燥；或取出，干燥后捣成碎粒。每 100 kg 威灵仙，用黄酒 20 kg。

醋威灵仙　将净威灵仙段用米醋拌匀，闷润至米醋被吸尽，置锅内，文火炒至横断面由白色变为淡黄色并嗅有威灵仙与醋的混合气味时取出，放凉。每 100 kg 威灵仙段，用米醋 20 kg。

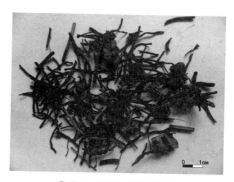

△ 图 1-97B　酒威灵仙

【成品性状】

威灵仙（图 1-97A）　本品为圆柱形小段，直径 0.1~1.5 cm。片面灰黄色，有空隙，周边外皮棕褐色或棕黑色，质硬。

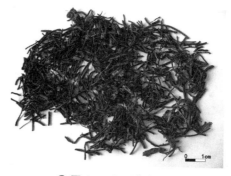

△ 图 1-97C　醋威灵仙

气微，味微苦。

酒威灵仙（图1-97B）　形如威灵仙，横断面色泽加深，略有酒香气。

醋威灵仙（图1-97C）　形如威灵仙，横断面色泽加深，略有醋香气。

98. 骨碎补

【来源】本品为水龙骨科植物槲蕨 *Drynaria fortunei* (Kunze) J. Sm. 的干燥根茎。野生或种植。主产于浙江、湖北、青海等地。全年均可采挖，除去泥沙杂质，干燥，或再燎去毛（鳞片）。以条粗大、色棕红者为佳。

【炮制方法】

骨碎补　除去杂质，用清水洗净，润透，切厚片，干燥。

烫骨碎补　将净沙置锅内，武火加热至翻动较滑利、有轻松感后投入净骨碎补片或个，翻炒至形体鼓起、毛微焦时迅速取出，筛去沙子，置入布袋内，撞去毛，簸净。

【成品性状】

骨碎补（图1-98A）　为不规则的厚片，厚0.2~0.5 cm。断面红棕色或淡红棕色，可见黄色点状维管束排列成环；周边（外表）被深棕色至暗棕色的小鳞片，柔软如毛。体轻，质脆。无臭，味淡、微涩。

烫骨碎补（图1-98B）　鼓起呈海绵状，表面深棕色，带焦斑，质松脆；断面淡棕色。无臭，味淡，微苦、涩。

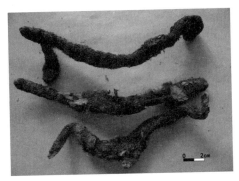
△ 图1-98A　骨碎补

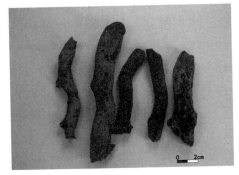
△ 图1-98B　烫骨碎补

99. 香附

【来源】本品为莎草科植物莎草 *Cyperus rotundus* L. 的干燥根茎。野生或种植。主产于山东、浙江、福建、湖南、河南等地。秋季采挖，燎去毛须，置沸水中略煮或蒸透后晒干，或燎后直接干燥。以个大、质坚实、色紫红、断面有光泽、香气浓厚者为佳。

【炮制方法】

香附、香附片、香附米　将毛香附铺高垄于石碾上碾串，串压至毛须掉净后，簸或筛去毛须及杂质，即为光香附。将净光香附铺高垄，串压成豆粒大小的颗粒，即为香附米。或将净光香附用清水洗净，润透后，切成薄片，干燥为香附片。

醋香附片、醋香附米　将净香附、香附米或片用米醋拌匀，闷润至米醋被吸尽，置锅内，文火炒至偶带焦斑并嗅有浓郁的香附与醋的混合气味时取出，放凉。每100 kg香附米或片，用米醋20 kg。

酒香附片、酒香附米　将净香附、香附米或片用黄酒拌匀，闷润至黄酒被吸尽，置锅内，文火炒至偶带焦斑时，取出，放凉。每100 kg香附米或片，用黄酒10 kg。

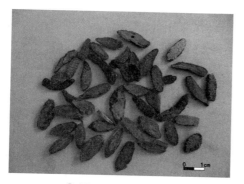

🔺 图 1-99A 香附片

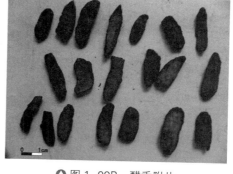

🔺 图 1-99B 醋香附片

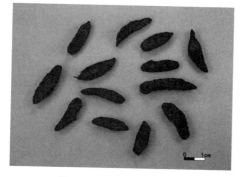

🔺 图 1-99C 酒香附片

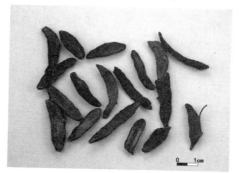

🔺 图 1-99D 四制香附片

四制香附片 取香附米或片，用姜汁、盐水、黄酒、米醋拌匀，闷透，置锅内，用文火加热，炒干，取出放凉。每 100 kg 香附，用黄酒、米醋各 10 kg，生姜 5 kg，食盐 2 kg。

香附炭 将净香附米或片置热锅内，武火炒至表面焦黑色、内部焦褐色时喷淋清水少许，灭尽火星，取出，及时摊晾，凉透。

【成品性状】

香附（图 1-99A） 为豆粒状小块或不规则长圆形纵片，直径 0.5~1.0 cm。表面棕黄色或棕褐色；经蒸煮者内心黄棕色或红棕色，角质样；生晒者黄白色，粉状，内皮层环状纹明显，质硬。气香，味微苦。

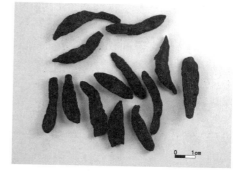

🔺 图 1-99E 香附炭

醋香附片（图 1-99B） 形如香附片，表面色泽加深，带焦斑，略有醋气。

酒香附片（图 1-99C） 形如香附片，表面色泽加深，带焦斑，有香气。

四制香附片（图 1-99D） 形如香附片，表面深棕褐色，内呈黄褐色，有香气。

香附炭（图 1-99E） 形如香附片，表面焦黑色，内呈焦褐色，有焦烟气。

100. 重楼

【来源】本品为百合科植物云南重楼 *Paris polyphylla* Smith var. *yunnanensis*（Franch.）Hand.

-Mazz. 或七叶一枝花 *Paris polyphylla* Smith var. *chinensis*（Franch.）Hara 的干燥根茎。野生或栽培。主产于云南、广西、贵州、四川等地。秋季采挖，除去须根，洗净，晒干。以身干、条粗大、质坚实者为佳。

【炮制方法】除去杂质，用清水清洗，再略浸泡，捞出，润透，切薄片，干燥。

【成品性状】本品为不规则椭圆形或长圆形片，直径1.0~4.5 cm。外表面密具层状突起的粗环纹，一面结节明显，结节上有椭圆形凹陷茎痕，另一面有疏生的须根或疣状须根痕。断面粉白色至黄白色，周边黄棕色或灰棕色。质坚实，粉性。无臭，味微苦、麻（图1-100）。

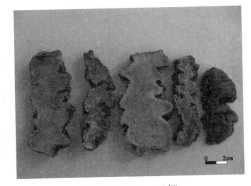

△图1-100　重楼

101.独活

【来源】本品伞形科植物重齿毛当归 *Angelica pubescens* Maxim. f. *biserrata* Shan et Yuan 的干燥根。多系栽培。主产于四川、湖北、陕西等地。春初苗刚发芽或秋末茎叶枯萎时采挖，除去须根及泥沙，烘至半干，堆置2~3 天，发软后，再烘至半干。以条粗壮、油润、香气浓者为佳。

【炮制方法】除去杂质及泛油变黑者，大小分档，抢水洗净，闷润至透，切薄片，干燥或低温干燥。

【成品性状】本品为类圆形的片，直径1.5~3.0 cm，

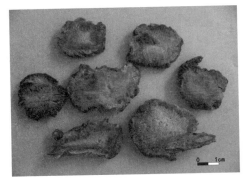

△图1-101　独活

断面黄白色至黄棕色，可见多数棕色油室，显棕色环纹；周边灰褐色或棕褐色，质柔韧。具特异香气，味苦、辛，微麻舌（图1-101）。

102.姜黄

【来源】本品为姜黄科植物姜黄 *Curcuma longa* L. 的干燥根茎。均系栽培。主产于四川、福建、广东、江西等地。冬季茎叶枯萎时采挖，洗净，煮或蒸至透心，干燥，撞去须根。以质坚实、断面黄金色、气味浓者为佳。

【炮制方法】除去杂质，大小分档，用清水洗净，再浸泡至五六成透，捞出，闷润至透，切厚片，晒干。

【成品性状】本品为不规则圆形或类圆形厚片，直径1~3 cm。断面棕黄色至金黄色，角质状，有蜡样光泽，内

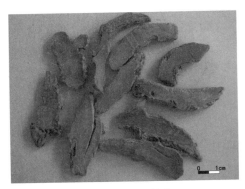

△图1-102　姜黄

皮层环纹明显，维管束呈点状散在；周边灰黄色或深黄色，粗糙，有纵皱纹。质坚实。气香特异，味苦、辛，咀嚼后能染唾液为黄色（图1-102）。

103. 前胡

【来源】本品为伞形科植物白花前胡 *Peucedanum praeruptorum* Dunn 的干燥根。野生或栽培。主产于浙江、湖南、江西、安徽等地。冬季至次春茎叶枯萎或未抽花茎时采挖，除去须根，洗净，晒干或低温干燥。

【炮制方法】

前胡 除去杂质及残茎，用清水洗净，润透，切薄片，干燥。

蜜前胡 将炼蜜用适量开水稀释后，加入净前胡片中拌匀，闷润6~12小时，置热锅内，文火炒至表面深黄色、不粘手为度，取出，摊晾，凉后及时收藏。每100 kg前胡片，用炼蜜25 kg。

【成品性状】

前胡（图1-103A） 为不规则的类圆形薄片，直径1~2 cm。断面淡黄白色或黄色，可见棕色形成层环纹，放射状纹理及多数棕黄色油点；周边黑褐色或灰黄色。质较柔软。气芳香，味微苦、辛。

蜜前胡（图1-103B） 形如前胡，表面呈深黄色，略有光泽，味微甜。

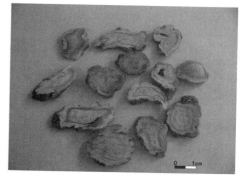

● 图 1-103A 前胡

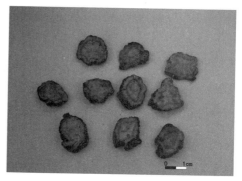

● 图 1-103B 蜜前胡

104. 穿山龙

【来源】本品为薯蓣科植物穿龙薯蓣 *Dioscorea nipponica* Makino 的干燥根茎。野生或种植。全国大部分地区均产。春、秋季采挖，除去须根及泥土，晒干。

【炮制方法】除去杂质及残茎，用清水洗净，再浸泡至六七成透，捞出，闷润至透，切厚片，干燥。

【成品性状】本品为类圆形的厚片，直径1.0~1.5 cm。断面淡黄白色，散有淡棕色维管束小点；周边土黄色，有点状根痕迹及突起的茎痕。质坚硬。气微、味苦涩（图1-104）。

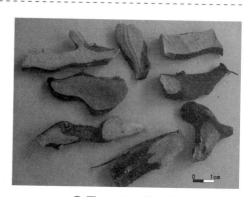

● 图 1-104 穿山龙

105. 秦艽

【来源】本品为龙胆科植物秦艽 *Gentiana macrophylla* Pall.、麻花秦艽 *Gentiana straminea* Maxim.、粗茎秦艽 *Gentiana crassicaulis* Duthie ex Burk. 或小秦艽 *Gentiana dahurica* Fisch. 的干燥根。前三种按性状不同分别习称"秦艽"和"麻花艽",后一种习称"小秦艽"。野生或种植。主产于甘肃、陕西、河北等地。春、秋季采挖,除去茎叶、须根及泥土,秦艽及麻花秦艽晒软,堆置"发汗"至表面呈红黄色或灰黄色时,摊开晒干;小秦艽趁鲜搓去黑皮,晒干。以条粗、质实、色棕黄、气味浓厚者为佳。

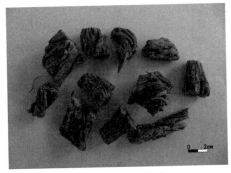

⬆ 图 1-105　秦艽

【炮制方法】除去芦头及杂质,大小分档,用清水洗净,再略泡,闷润至透,切段,干燥。

【成品性状】本品为不规则圆柱形段,直径 1~3 cm。表面棕黄色至灰黄色,有纵向或扭曲的纵皱纹,质脆。气特异,味苦、微涩(图 1-105)。

106. 莪术

【来源】本品为姜科植物蓬莪术 *Curcuma phaeocaulis* Val.、广西莪术 *Curcuma kwangsiensis* S. G. Lee et C. F. Liang 或温郁金 *Curcuma wenyujin* Y. H. Chen et C. Ling 的干燥根茎。栽培或野生。主产于广西、四川、浙江等地。秋、冬季均可采挖,洗净,蒸或煮至透心,干燥,除去须根及杂质。以个均匀、大小似鸽蛋、质坚实、断面灰绿色者为佳。

【炮制方法】

莪术　除去杂质,大小分档,洗净,略泡,闷润至透,切厚片,干燥。

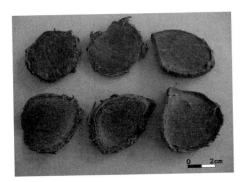

⬆ 图 1-106A　莪术

醋莪术　将净莪术用米醋拌匀,闷润至米醋被吸尽,置锅内,文火炒至色泽加深时,取出,放凉。每 100 kg 莪术片,用米醋 20 kg。

【成品性状】

莪术(图 1-106A)　为类圆形或椭圆形的厚片,直径 1.5~4.0 cm。片面灰绿色或棕黄色,有黄棕色的环纹(肉皮层)及淡黄棕色的点状维管束。边缘角质样,有蜡样光泽,周边灰黄色或棕黄色。气微香,味微苦而辛。

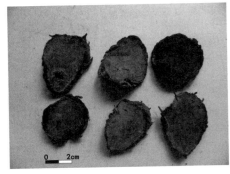

⬆ 图 1-106B　醋莪术

醋莪术(图 1-106B)　形如莪术片,色泽较暗,暗棕黄色,角质状,质坚脆,略有醋气。

107. 桔梗

【来源】本品为桔梗科植物桔梗 *Platycodon grandiflorum*（Jacq.）A. DC. 的干燥根。野生或栽培。全国大部分地区均产。春、秋季采挖，洗净，除去须根，趁鲜刮去外皮或不去外皮，干燥。以条肥大、色白、质坚实、味苦者为佳。

【炮制方法】除去杂质，用清水洗净，略浸，闷润至透，切薄片，干燥。

【成品性状】本品为不规则的圆形薄片，直径 0.7~2.0 cm。断面白色或淡黄白色，有一棕色环，有裂隙，质硬脆。无臭，味微甜后苦（图 1-107）。

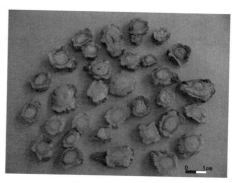

⬤ 图 1-107　桔梗

108. 柴胡

【来源】本品为伞形科植物柴胡 *Bupleurum chinense* DC. 或狭叶柴胡 *Bupleurum scorzonerifolium* Willd. 的干燥根。野生或种植。主产于河北、河南、辽宁、黑龙江、吉林、陕西、山西等地。春、秋季采挖，除去茎叶及泥沙，干燥。以根粗长、无茎苗、须根少者为佳。

【炮制方法】

柴胡　除去杂质及残茎，用清水洗净，稍浸，润透，切厚片，干燥。

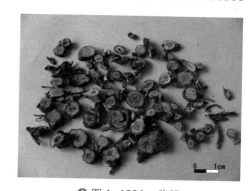

⬤ 图 1-108A　柴胡

醋柴胡　将净柴胡片用米醋拌匀，闷润至米醋被吸尽，置锅内，文火炒至带火色时取出，放凉。每 100 kg 柴胡片，用米醋 20 kg。

鳖血柴胡　取柴胡片，用鳖血和黄油拌匀（每千克柴胡，用鳖血 100 g 与黄酒 150 g 和匀稀释后拌柴胡），闷润至液体被吸尽，入锅内用文火炒至带火色时取出，摊晾收贮。

【成品性状】

柴胡（图 1-108A）　为圆形、类圆形或不规则的厚片，直径 0.3~0.8 cm。断面显黄白色，纤维性，周边灰棕色或黑褐色，有纵皱纹及支根痕，质硬。气微香，味微苦。

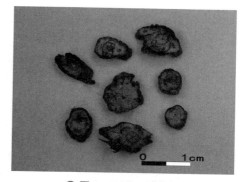

⬤ 图 1-108B　醋柴胡

醋柴胡（图 1-108B）　形如柴胡片，色泽加深，带火色，略有醋气。

鳖血柴胡　形如柴胡，色泽加深，颜色比醋柴胡略深，偶带焦斑，略有血腥气。

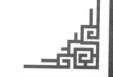

109. 党参

【来源】本品为桔梗科植物党参 *Codonopsis pilosula* （Franch.）Nannf. 、素花党参 *Codonopsis pilosula* Nannf. var. *modesta*（Nannf.）L. T. Shen 或川党参 *Codonopsis tangshen* Oliv. 的干燥根。栽培或野生。我国北部地区均产。秋季采挖，洗净，晒干。以根条肥大粗壮、肉质柔润、香气浓、甜味重、嚼之无渣者为佳。

【炮制方法】

党参 除去芦头及杂质，用清水洗净，润透，切厚片或小段，干燥。

米党参 ①米拌炒：将大米置热的炒药锅内，用中火加热至米冒烟时投入党参片拌炒，至党参呈黄色时取出，筛去米，放凉。每 100 kg 党参片，用米 20 kg。②米上炒：将锅内先淋水，倒入米，使米贴在锅内，加热炒至烟冒出时，再放入党参，轻轻翻动，至党参呈黄色为度。

清炒党参 置党参于热炒药锅内，用文火加热，不断翻炒至黄棕色，放凉。

蜜党参 取炼蜜用适量开水稀释后，与党参片拌匀，闷透，置热炒药锅内，用文火加热，不断翻炒至黄棕色、不粘手时取出，放凉。每 100 kg 党参片，用炼蜜 15 kg。

【成品性状】

党参（图 1-109A） 呈椭圆形或类圆形的厚片，直径 0.4~1.5 cm。断面淡黄白色至淡黄棕色，有裂缝或放射状纹理，中央有淡黄色圆心。周边淡黄白色至黄棕色，有纵皱纹。质稍硬或略带韧性。有特殊香气，味微甜。

米党参（图 1-109B，C） 形如党参片，表面深黄色，具香气。

清炒党参（图 1-109D） 形如党参片，表面深黄色，有焦斑。

蜜党参（图 1-109E） 形如党参片，表面黄棕色，显光泽，味甜。

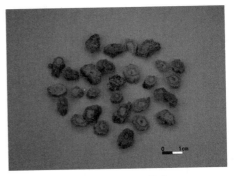

△ 图 1-109A 党参

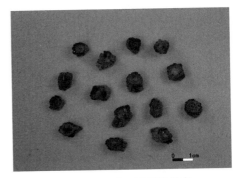

△ 图 1-109B 米拌炒党参

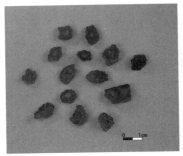

△ 图 1-109C 米上炒党参

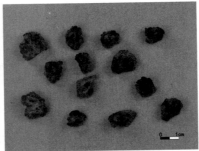

△ 图 1-109D 清炒党参

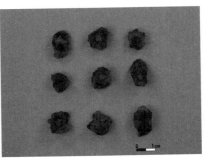

△ 图 1-109E 蜜党参

110. 射干

【来源】本品为鸢尾科植物射干 *Belamcanda chinensis* (L.)DC. 的干燥根茎。野生或栽培。主产于湖北、河南、江苏、安徽等地。春初刚发芽或秋末茎叶枯萎时采挖，除去泥土及须根，干燥。以根茎粗壮、质硬、断面色黄者为佳。

【炮制方法】除去杂质，用清水洗净，再浸泡至五六成透，捞出，闷润至透，切薄片，干燥。

【成品性状】本品为不规则或类圆形的薄片，直径1~2 cm。断面黄色，颗粒性，周边黄褐色、棕褐色或黑褐色，皱缩，不整齐，质硬。气微，味苦、微辛（图1-110）。

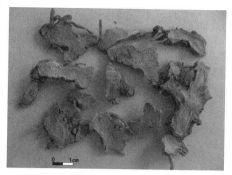

△图1-110　柴胡

111. 徐长卿

【来源】本品为萝摩科植物徐长卿 *Cynanchum paniculatum* (Bge.) Kitag. 的干燥根及根茎。野生或种植。全国大部分地区均产。秋季采挖，除去茎叶及泥沙，阴干。以香气浓者为佳。

【炮制方法】除去杂质，抢水洗净，切段，阴干或低温干燥。

【成品性状】本品为10 cm左右长的圆柱形段。外表面淡棕黄色或淡棕褐色，具细微的皱纹，断面黄白色，粉性，质脆。具牡丹皮香气，味辛（图1-111）。

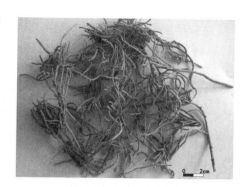

△图1-111　徐长卿

112. 狼毒

【来源】本品为大戟科植物狼毒大戟 *Euphorbia fischeriana* Steud. 或月腺大戟 *Euphorbia ebracteolata* Hayata 的干燥根。野生或种植。主产于黑龙江、吉林、辽宁、江苏、河北、河南、山东、安徽、湖北等地。春、秋季采挖，除去茎叶，粗皮及泥土，干燥或洗净，切厚片，干燥。以片大、肥厚、粉性足、质轻泡、有黄白相间的筋脉者为佳。

【炮制方法】

狼毒　除去杂质，用清水洗净，稍浸润透，切厚片，干燥；如为产地加工的厚片，除去杂质，筛去灰屑即可；或取

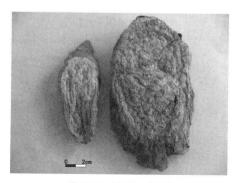

△图1-112A　狼毒

大片抢水洗净，微润，切片，干燥。

醋狼毒　将大小分档的净狼毒片用米醋拌匀，闷润至米醋被吸尽，置锅内，文火炒至色泽加深、带焦斑时取出，放凉。每 100 kg 狼毒片，用米醋 30 kg。

【成品性状】

生狼毒（图 1-112A）　为不规则的类圆形、长圆形的厚片，直径 1.5~8.0 cm，厚 0.3~4.0 cm。断面黄白色，可见黄褐色或黄色大理石样纹理或环纹，周边棕红色或棕黄色，质轻泡。气微，味微辛，有刺激性辣味（本品有毒）。

醋狼毒（图 1-112B）　形如狼毒片，表面黄色、带焦斑，略有醋气。

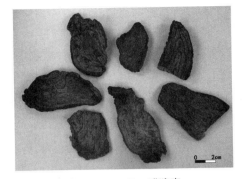

△ 图 1-112B　醋狼毒

113. 高良姜

【来源】本品为姜科植物高良姜 *Alpinia officinarum* Hance 的干燥根茎。野生或栽培。主产于广东、广西、台湾、云南等地。夏末秋初采挖，除去须根及残留的鳞片，洗净，切成 5~9 cm 长段，干燥。以分支少、色红棕、气味浓者为佳。

【炮制方法】除去杂质，用清水洗净，再浸泡至五六成透，捞出，闷润至透，切薄片，晒干或低温干燥。

【成品性状】本品为不规则或类圆形薄片，直径 1.0~1.5 cm。断面灰棕色或红棕色，纤维性，周边棕红色或暗褐色，质坚韧。气香，味辛辣（图 1-113）。

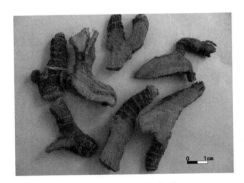

△ 图 1-113　高良姜

114. 拳参

【来源】本品为蓼科植物拳参 *Polygonum bistorta* L. 的干燥根茎。野生或种植。主产于华北、西北、山东、江苏、湖北等地。春、秋季节采挖，除去须根，洗净，晒干。以粗大、坚硬、断面浅红棕色、无须根者为佳。

【炮制方法】除去杂质，用清水洗净，再浸泡至四五成透，捞出，闷润至透，切薄片，干燥。

【成品性状】本品为不规则扁圆形薄片，直径 1.0~2.5 cm。断面浅棕黄色至棕黄色，近边缘有一圈黄白色小点状维管束，周边紫褐色或紫黑色，质硬。无臭，味苦、涩（图 1-114）。

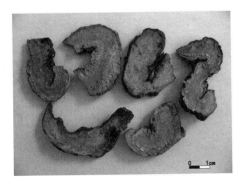

△ 图 1-114　拳参

115. 浙贝母

【来源】本品为百合科植物浙贝母 *Fritillaria thunbergii* Miq. 的干燥鳞茎。多系栽培。主产于浙江等地。立夏前后植株枯萎时采挖，洗净，大小分档（大者摘除心芽，习称"大贝"；小者不去心芽者，习称"珠贝"），分别撞擦，除去外皮，拌以煅过的贝壳粉，以吸去擦出的浆汁，干燥；或趁鲜切成厚片，洗净，干燥，习称"浙贝片"。以鳞叶肥厚、质坚实、断面色白者为佳。

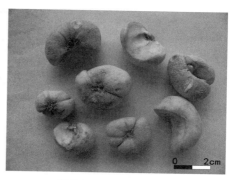

⬥ 图 1-115A　浙贝母

【炮制方法】

浙贝母　除去杂质。

浙贝母片　大小分档，洗净，稍润，切厚片，干燥。

【成品性状】

浙贝母（图 1-115A）　本品呈扁圆形或类圆形，高 1~2 cm，直径 2.0~3.5 cm。表面黄棕色，质脆而硬，易折断，气微，味微苦。

浙贝母片（图 1-115B）　本品为肾形、椭圆形或类圆形的厚片，或为不规则的小碎块。断面淡黄棕色或深黄棕色。质硬而脆。气微，味微苦。

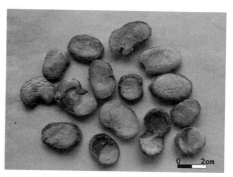

⬥ 图 1-115B　浙贝母片

116. 黄芩

【来源】本品为唇形科植物黄芩 *Scutellaria baicalensis* Georgi 的干燥根。野生或栽培。主产于河北、内蒙古、山西、山东、陕西等地。春、秋季节采挖，除去茎叶，须根及泥土，晒至半干，撞去粗皮，再晒至全干。以条长、质坚实、色黄者为佳。

【炮制方法】

黄芩　除去杂质，大小分档，置蒸制容器内，圆气后半小时取出，闷润，趁热切薄片，干燥（避免暴晒）。

酒黄芩　将净黄芩片用黄酒拌匀，闷润至黄酒被吸尽，置锅内，文火炒至表面呈深黄色时取出，放凉。每 100 kg 黄芩片，用黄酒 10 kg。

黄芩炭　将净黄芩片置热锅内，武火炒至表面呈黑褐色、内部黄褐色时，喷淋清水少许，灭尽火星，取出，及时摊晾，凉透。

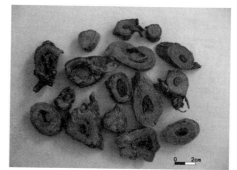

⬥ 图 1-116A　黄芩

【成品性状】

黄芩（图 1-116A）　为不规则薄片，直径 1~3 cm。

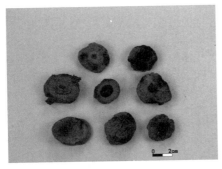

⬤ 图 1-116B　酒黄芩

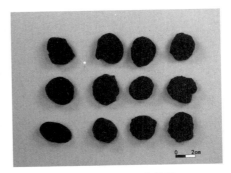

⬤ 图 1-116C　黄芩炭

断面黄色，中间有红棕色的圆心，有的断面中央呈暗棕色或棕黑色，或枯朽状或空洞；周边棕黄色或深黄色。质硬而脆。气微，味苦。

酒黄芩（图 1-116B）　形如黄芩，表面暗黄色。气香。

黄芩炭（图 1-116C）　形如黄芩，表面黑褐色，内部黄褐色，有焦煳气。

117. 黄芪

【来源】本品为豆科植物蒙古黄芪 *Astragalus membranaceus*（Fisch.）Bge. var. *mongholicus*（Bge.）Hsiao 或膜荚黄芪 *Astragalus membranaceus*（Fisch.）Bge. 的干燥根。野生或栽培。主产于山西、甘肃、内蒙古等地。春、秋季节采挖。除去泥土、须根及根头，晒至六七成干，按大小个捆成小捆，再晒干。以条粗长、质硬而绵、粉性足、味甜者为佳。

【炮制方法】

黄芪　除去杂质，大小分档，用清水洗净，润透，切厚片，干燥。

蜜黄芪　先将炼蜜用适量开水稀释后，加入净黄芪片中拌匀，闷润 6~12 小时，置热锅内，文火炒至表面呈深黄色、不粘手为度，取出，摊晾，凉透后及时收藏。每 100 kg 黄芪片，用炼蜜 25 kg。

【成品性状】

黄芪（图 1-117A）　为类圆形或椭圆形的厚或薄片，直径 1.0~3.5 cm。断面黄白色至淡黄色，呈纤维性，可见放射性纹理及裂隙；周边灰黄色或浅棕褐色，有纵皱，质硬而韧。气微，味微甜，嚼之微有豆腥味。

蜜黄芪（图 1-117B）　形如黄芪，表面呈深黄色，有光泽，味甜，具蜜香气。

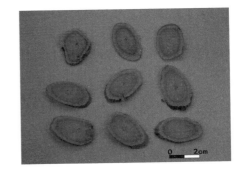

⬤ 图 1-117A　黄芪

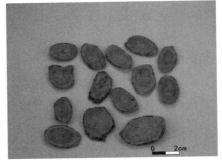

⬤ 图 1-117B　蜜黄芪

118. 黄连

【来源】本品为毛茛科植物黄连 *Coptis chinensis* Franch.、三角叶黄连 *Coptis deltoidea* C. Y. Cheng et Hsiao 或云连 *Coptis teeta* Wall. 的干燥根茎。以上三种分别习称"味连""雅连""云连"。多系栽培。主产于四川、湖北、云南等地。秋季采挖，除去须根及泥沙，干燥，撞去残留须根。以条粗壮、质坚实、连珠形、无残茎毛须者为佳。

【炮制方法】

黄连 除去须根及杂质，抢水洗净，润透，切薄片，干燥；或除去须根及杂质，碾串或捣成粗颗粒。

酒黄连 将净黄连片或粗粒用黄酒拌匀，闷润至黄酒被吸尽，置锅内，文火炒至表面呈棕黄色、微带焦斑时取出，放凉。每 100 kg 黄连片或粗粒，用黄酒 12.5 kg。

萸黄连 将净吴茱萸置锅内，加适量清水，共煮 2 次，每次煮沸 20 分钟，过滤，合并滤液；将滤液拌入净黄连片或粗粒中，闷润至吴茱萸煎液被吸尽，再置锅内，文火炒至表面呈棕黄色、微带焦斑时取出，放凉。每 100 kg 黄连片或粗粒，用吴茱萸 10 kg。

姜黄连 将净黄连片或粗粒用姜汁拌匀，闷润至姜汁（汤）被吸尽，置锅内，文火炒至表面呈棕黄色、微带焦斑时取出，放凉。每 100 kg 黄连片或粗粒，用生姜 12.5 kg。

清炒黄连 将净黄连片或粗粒置锅内，文火炒至表面呈棕黄色、微带焦斑时取出，放凉。

黄连炭 将净黄连片或粗粒置热锅内，武火炒至表面呈深褐色时，喷淋清水少许，灭尽火星，取出，及时摊晾，凉透。

【成品性状】

黄连（图 1-118A） 多分支，集聚成簇，常弯曲，形如鸡爪，单枝长 3~5 cm，直径 0.3~0.8 cm。表面灰黄色或黄褐色，粗糙，有不规则结节状隆起、须根或须根残基，有的节间表面平滑如茎秆，习称"过桥"；上部多残留褐色鳞叶，顶端常有叶柄残基。质硬，切面不整齐，皮部橙红色或暗棕色，木部鲜黄色或橙黄色，呈放射状排列，髓部有的中空。气微，味极苦。

酒黄连（图 1-118B） 形如黄连，表面呈棕黄色，微带焦斑，有酒香气。

萸黄连（图 1-118C） 形如黄连片，表面呈棕黄色，微带焦斑，微有吴茱萸的辛辣味。

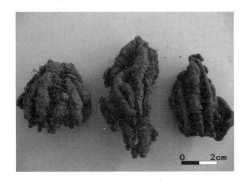

▲图 1-118A 黄连

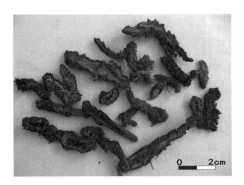

▲图 1-118B 酒黄连

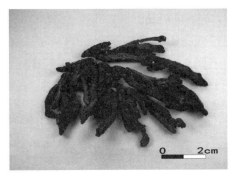

▲图 1-118C 萸黄连

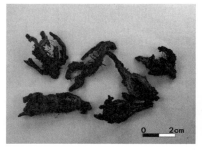
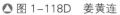

⬆ 图 1-118D 姜黄连

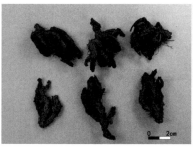

⬆ 图 1-118E 清炒黄连

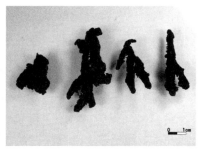

⬆ 图 1-118F 黄连炭

姜黄连（图 1-118D） 形如黄连片，表面呈棕黄色，微带焦斑，微有姜的辛辣味。

清炒黄连（图 1-118E） 形如黄连片，表面呈棕黄色，微带焦斑，有香气。

黄连炭（图 1-118F） 形如黄连片，表面呈黑褐色，内部焦褐色，有焦煳气。

119. 黄药子

【来源】本品为薯蓣科植物黄独 *Dioscorea bulbifera* L. 的干燥块茎。野生或栽培。主产于湖北、湖南、江苏等地。夏末至冬初采挖，洗净泥土，除去须根，趁鲜切成厚 0.5~1.0 cm 的片，干燥。以片大、外皮灰黑色、断面黄色者为佳。

【炮制方法】除去杂质，洗净，浸润至透，切小块或厚片，干燥。

【成品性状】本品为不规则小块或厚片。断面淡黄色至黄棕色，呈颗粒状，并散有多数橙黄色的斑点，周边棕黑色，质坚脆。气微，味苦（图 1-119）。

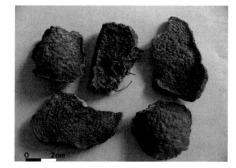

⬆ 图 1-119 黄药子

120. 黄精

【来源】本品为百合科植物滇黄精 *Polygonatum kingianum* Coll. et Hemsl.、黄精 *Polygonatum sibiricum* Red.、或多花黄精 *Polygonatum cyrtonema* Hua 的干燥根茎。按性状不同，习称"大黄精""鸡头黄精""姜形黄精"。野生或栽培。全国大部分地区均产。春、秋季采挖，除去须根，洗净，置沸水中略烫或蒸至透心，干燥。以块大、色黄白、显明亮、质润泽者为佳。

【炮制方法】

黄精 除去杂质，洗净，略润，切厚片，干燥。

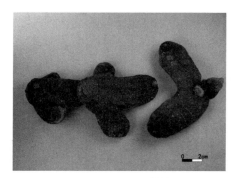

⬆ 图 1-120A 黄精

酒黄精　①将净黄精片用黄酒拌匀，闷润至黄酒被吸尽，放笼屉内，置锅上，武火加热，圆气后蒸约 8 小时，闷润 12 小时，至内外均呈黑褐色时取出，摊晒至外皮微干，再将蒸时所得原汁的浓缩液拌入，吸尽，重复蒸 3 次，干燥，为蒸黄精。每 100 kg 黄精片，用黄酒 20 kg。②将净黄精片与黄酒装入蒸罐内，拌和均匀，密封，隔水加热，炖约 36 小时，闷约 12 小时，至黄酒基本吸尽、内外均呈黑褐色时取出，摊晒至外皮微干，再将罐中余汁拌入，吸尽后干燥，为炖黄精。每 100 kg 黄精片，用黄酒 20 kg。

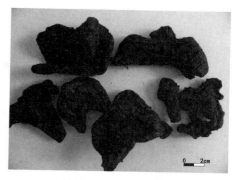

△ 图 1-120B　酒黄精

【成品性状】

黄精（图 1-120A）　为不规则的 0.4 cm 厚片，断面淡黄色或黄棕色，稍带角质；周边淡黄色至黄棕色，较皱缩。质稍硬而韧。气微，味甜，嚼之有黏性。

酒黄精（图 1-120B）　蒸、炖黄精形如黄精，内外均呈黑褐色，质滋润，微具光泽；味香甜，微有酒气。

121. 菝葜

【来源】本品为百合科植物菝葜 *Smilax. china* L. 的干燥根茎。野生或栽培。我国长江以南各地及陕西、山东等地均产。秋末至次年春季采挖，除去泥沙及须根，洗净，干燥或趁鲜切片，干燥。

【炮制方法】除去杂质及残留须根，用清水洗净，稍泡，润透，切薄片，干燥。

【成品性状】本品为不规则类圆形薄片，直径 2~4 cm。断面棕红色，周边褐紫色，不整齐，质坚硬。气微，味微苦（图 1-121）。

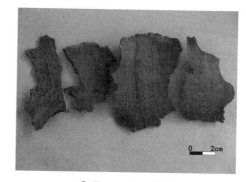

△ 图 1-121　菝葜

122. 常山

【来源】本品为虎耳草科植物常山 *Dichroa febrifuga* Lour. 的干燥根。野生或栽培。主产于四川、贵州、湖南等地。秋季采挖，去净茎叶及须根，洗净，干燥。以质坚硬、断面色淡黄者为佳。

【炮制方法】

常山　除去芦头及杂质，大小分档，用清水洗净，再浸泡至三四成透时，捞出，润透，切厚片，干燥。

酒常山　将净常山片用黄酒拌匀，闷润至黄酒被吸尽，置锅内，文火炒至呈黄色、带黄斑时取出，放凉。每 100 kg 常山片，用黄酒 10 kg。

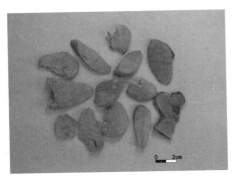

▲ 图 1-122A　常山

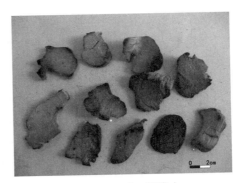

▲ 图 1-122B　酒常山

清炒常山　将净常山片，置炒制容器内，用文火炒制表面发黄时取出，放凉。

【成品性状】

常山（图 1-122A）　为不规则的薄片，直径 0.5~2.0 cm。断面黄白色，有放射状纹理，周边淡黄白色，无外皮，质硬脆。无臭，味苦。

酒常山（图 1-122B）　形如常山，表面呈深黄色，偶见焦斑，有香气。

清炒常山（图 1-122C）　形如常山，表面呈黄色，偶见焦斑，质硬脆。无臭，味苦。

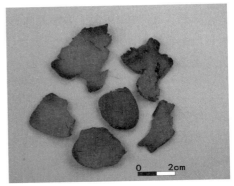

▲ 图 1-122C　清炒常山

123. 银柴胡

【来源】本品为石竹科植物银柴胡 *Stellaria dichotoma* L. var. *lanceolata* Bge. 的干燥根。野生或种植。主产于宁夏、陕西、内蒙古等地。秋季采挖，除去须根及泥沙，干燥。以条长、外皮色浅黄、断面色黄白者为佳。

【炮制方法】除去芦头及杂质，洗净，稍泡，捞出，润透，切厚片，干燥。

【成品性状】本品为类圆形的厚片，直径 0.5~1.5 cm。断面黄白色，有黄白相间的放射状纹理，偶有裂缝；周边淡黄色或黄白色，有纵皱纹。气微，味甜（图 1-123）。

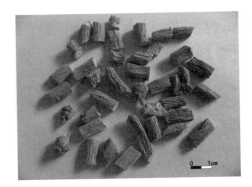

▲ 图 1-123　银柴胡

124. 猫爪草

【来源】本品为毛茛科植物小毛茛 *Ranunculus ternatus* Thunb. 的干燥块根。野生或栽培。主产于河南、浙江、江苏等地。春、秋季采挖，除去茎叶、须根及泥土，干燥。以身干、色黄褐、体饱满、质坚实者为佳。

【炮制方法】除去杂质，洗净泥沙，干燥。

【成品性状】本品块根呈纺锤形，长 0.3~1.0 cm，直径 0.2~0.3 cm，常数个簇生在一起，形似猫爪。表面黄褐色或灰褐色，有点状须根痕；上端有黄棕色残茎或茎痕，质坚实，断面黄白色或黄棕色，实心或空心。气微，味微甜(图 1-124)。

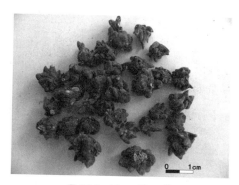

△ 图 1-124　猫爪草

125. 麻黄根

【来源】本品为麻黄科植物草麻黄 *Ephedra sinica* Stapf 或中麻黄 *Ephedra intermedia* Schrenk et C. A. Mey. 的干燥根及根茎。野生或栽培。主产于内蒙古、辽宁、河北、山西、甘肃等地。秋末采挖，除去残茎、须根及泥沙，干燥。以质硬、外皮红棕色、断面黄白色者为佳。

【炮制方法】除去杂质及残茎，用清水洗净，再浸泡至四五成透，捞出，闷润至透，切厚片，干燥。

【成品性状】本品为类圆形的厚片，直径 0.5~1.5 cm。断面黄白色至淡黄色，呈纤维性，有放射状纹理；周边红棕色或灰棕色，有纵纹。体轻，质硬而脆。无臭，味微苦（图 1-125）。

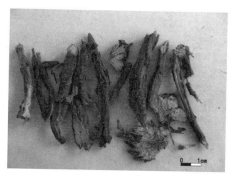

△ 图 1-125　麻黄根

126. 商陆

【来源】本品为商陆科植物商陆 *Phytolacca acinosa* Roxb. 或垂序商陆 *phytolacca americana* L. 的干燥根。栽培或野生。主产于河南、安徽、湖北等地。秋季至次春采挖，除去须根及泥沙，切成块或片，晒干或阴干。以片大、色白、有粉性、两面环纹明显者为佳。

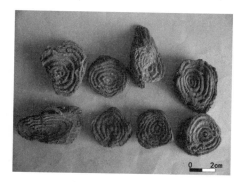

△ 图 1-126A　商陆

【炮制方法】

商陆　将原块、片除去杂质。

醋商陆　将大小厚薄分档的净商陆块、片置锅内，加入米醋及适量清水，文火共煮至透心、醋液被吸尽时取出，晒晾，再闷润至软硬适宜，干燥。每 100 kg 商陆块、片，用米醋 30 kg。

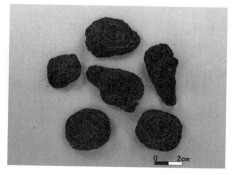

△ 图 1-126B　醋商陆

【成品性状】

商陆（图 1-126A） 本品为大小厚薄不一的横切或纵切的块片，直径 2~8 cm。切面浅黄棕色或黄白色。横切片弯曲不平，边缘皱缩，具多数同心环状突起；纵切片弯曲或卷曲，表面凹凸不平，木质部呈多数隆起的纵条纹，质坚硬。气微，味稍甜后微苦，久嚼麻舌（本品有毒）。

醋商陆（图 1-126B） 形如商陆，表面呈暗棕黄色，略有醋气。

127. 续断

【来源】本品为川续断科植物川续断 *Dipsacus asper* Wall. ex Henry 的干燥根。野生或栽培。主产于湖北、四川、湖南等地。秋季采挖，除去根头及须根，用微火烘至半干，堆置"发汗"至内部变绿色时，再烘干。以条粗、质坚、断面带墨绿色者为佳。

【炮制方法】

续断 除去芦头及杂质，用清水洗净，润透，切厚片，干燥。

酒续断 将净续断片用黄酒拌匀，闷润至黄酒被吸尽，置锅内，文火炒至呈黄色、带黄斑时取出，放凉。每 100 kg 续断片，用黄酒 10 kg。

盐续断 将净续断片用盐水拌匀，闷润至盐水被吸尽，置锅内，文火炒至黄色、带黄斑时取出，放凉。每 100 kg 续断片，用食盐 2 kg。

【成品性状】

续断（图 1-127A） 本品为类圆形或椭圆形的厚片，直径 0.5~2.0 cm。断面淡褐色，微带墨绿色或棕色，有黄色花纹（维管束）；周边黄褐色或灰褐色，有皱纹。质坚硬或稍软。气微香，味苦、微甜而涩。

酒续断（图 1-127B） 形如续断，片面颜色加深，偶有焦斑。微有酒气。

盐续断（图 1-127C） 形如续断，片面颜色加深，偶有焦斑。口尝微有咸味。

128. 绵萆薢

【来源】本品为薯蓣科植物绵萆薢 *Dioscorea spongiosa* J.Q.Xi, M. Mizuno et W. L. Zhao 或福州

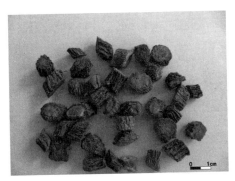
图 1-127A 续断

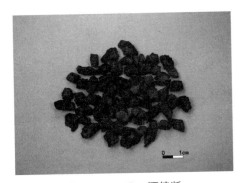
图 1-127B 酒续断

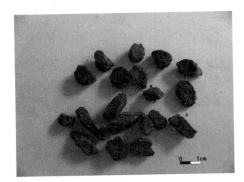
图 1-127C 盐续断

薯蓣 *Dioscorea futschauensis* Uline ex R. Kunth 的干燥根茎。野生或栽培。主产于浙江、安徽、江西、湖南等地。秋、冬季采挖，除去须根，洗净，切片，晒干。以身干、色白、片子厚薄均匀者为佳。

【炮制方法】除去杂质。如为大块者，用清水洗净，浸泡，润透，切薄片，干燥。

【成品性状】本品为不规则的薄片，厚 0.2~0.5 cm。断面灰白色或浅灰棕色，有黄棕色点状维管束散在，边缘不整齐，黄棕色，质疏松，略成海绵状。气微，味微苦（图 1-128 ）。

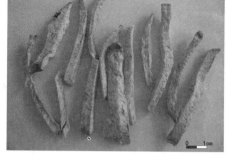

▲ 图 1-128　绵萆薢

129. 葛根

【来源】本品为豆科植物野葛 *Pueraria lobata*（Willd.）Ohwi 的干燥根。秋、冬二季采挖，主产于山东、河南、河北、四川等地。野葛多趁鲜切成厚片或小块，干燥。以质坚实、色白、纤维多者为佳。

【炮制方法】

葛根　除去杂质，用清水洗净，捞出，润透，及时切成小方块，干燥。

麸葛根　取麦麸撒在热炒药锅内，待锅中冒烟时加入葛根块，不断翻炒至药面呈焦棕黄色，取出，筛去焦麸，放凉。葛根片每 100 kg，用麦麸 10 kg。

【成品性状】

葛根（图 1-129A）　切断面呈淡棕黄色小块，厚 0.5~1.0 cm，表面粗糙，纤维性强，外皮淡棕色，无臭，味微甜。

麸葛根（图 1-129B）　葛根的外观色泽均加深，变为焦棕黄色，具焦麸色。

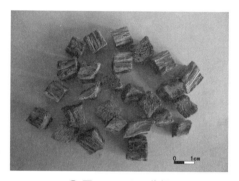

▲ 图 1-129A　葛根

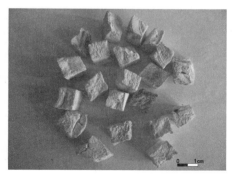

▲ 图 1-129B　麸葛根

130. 粉葛根

【来源】本品为豆科植物甘葛藤 *Pueraria thomsonii* Benth. 的干燥根。秋、冬二季采挖，主产于湖南、浙江、四川、广西、广东等地。甘葛藤多除去外皮，稍干，截段或再纵切两瓣或小方块，干燥。以质坚实、色白、粉性足、纤维少者为佳。

▲ 图 1-130A　粉葛根

【炮制方法】

麸粉葛根 取麦麸撒在热炒药锅内，待锅中冒烟时加入粉葛根块，不断翻炒至药面呈焦黄色，取出，筛去焦麸，放凉。葛根片每 100 kg，用麦麸 10 kg。

【成品性状】

粉葛根（图 1-130A） 切断面呈黄白色，厚 0.5~1.0 cm，表面较葛根光滑，外皮灰棕色，微粉性。

麸粉葛根（图 1-130B） 形如粉葛根，外观色泽加深，变为焦黄色，具焦麸色。

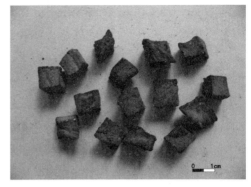

△ 图 1-130B　麸粉葛根

131. 紫草

【来源】本品为紫草科植物新疆紫草 *Arnebia euchroma*（Royle）Johnst. 或内蒙紫草 *Arnebia guttata* Bunge 的干燥根。前者习称"软紫草"。新疆紫草主产于新疆；内蒙紫草主产于内蒙古。多为野生。春、秋季采挖，除去泥沙，干燥。软紫草以条粗大、色紫、质软、外皮层层剥离者为佳；硬紫草以条粗长、肥大、色紫、皮厚、木心小者为佳。

【炮制方法】

新疆紫草 除去杂质，筛去灰屑，切厚片或段。

内蒙紫草 除去杂质，抢水洗净，润透，切厚片，干燥。

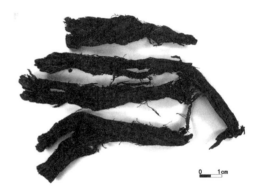

△ 图 1-131A　新疆紫草

【成品性状】

新疆紫草（软紫草）（图 1-131A） 为不规则的圆柱形切片或条形片状，直径 1.0~3.5 cm；表面紫红色或紫褐色，皮部深紫色，易剥落；切面木部较小，黄白色或黄色。质松软，体轻。气特异，味微苦、涩。

内蒙紫草（图 1-131B） 为不规则的圆柱形或条形片状，有的可见短硬毛，直径 0.5~4.0 cm，质硬而脆，紫红色或紫褐色。皮部深紫色。圆柱形切片，木部黄白色或黄色。气特异，味苦、涩。

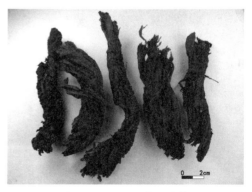

△ 图 1-131B　内蒙紫草

132. 紫菀

【来源】本品为菊科植物紫菀 *Aster tataricus* L. f. 的干燥根及根茎。多系栽培。主产于河北、安徽等地。春、秋季采挖，除去茎苗及泥沙，摘除黄白色有节的母根，编成辫状晒干或直接晒干。以根长、色紫、质柔韧者为佳。

【炮制方法】

紫菀　除去残茎及杂质，用较多量的清水洗净，捞出，稍闷，切段或厚片，干燥。

蜜紫菀　将炼蜜用适量开水稀释后，加入净紫菀片中拌匀，闷润 4~6 小时，置热锅内，文火炒至表面显棕黄色、不粘手为度，取出，放凉。每 100 kg 紫菀片，用炼蜜 25 kg。

【成品性状】

紫菀（图 1-132A）　为不规则的段或厚片，直径 0.1~0.3 cm。断面灰白色至灰棕色，中心部有黄白色的筋脉；周边紫红色或灰红色。质软而柔韧。气微香，味甜、微苦。

蜜紫菀（图 1-132B）　形如紫菀，表面呈棕色，味甜，有蜜香气。

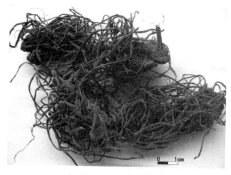

△图 1-132A　紫菀

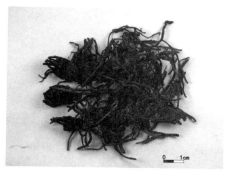

△图 1-132B　蜜紫菀

133. 薤白

【来源】本品为百合科植物小根蒜 *Allium macrostemon* Bge. 或薤 *Allium chinense* G. Don 的干燥鳞茎。野生或栽培。主产于东北、河北、江苏、湖北等地。春、夏季采挖，洗净，除去须根，蒸透或置沸水中烫透，晒干。以粒大、匀称整齐、质坚、色黄白、半透明、无外层膜质鳞叶、无黑褐色僵粒夹杂其中、味辛者为佳。

【炮制方法】除去杂质、须根及黑褐色僵粒，搓去外被膜质鳞片，筛簸净。

【成品性状】

小根蒜（图 1-133A）　呈不规则卵圆形，高 0.5~1.5 cm，直径 0.5~1.2 cm。表面黄白色或淡黄棕色，皱缩，半透明，底部圆钝。断面黄白色。质硬，角质样。有蒜臭，味微辣。

薤（图 1-133B）　呈略扁的长卵形，高 1~3 cm，直径 0.3~1.5 cm。表面淡黄棕色或棕褐色，具浅纵皱纹。质较轻，

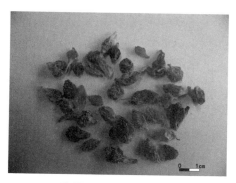

△图 1-133A　小根蒜

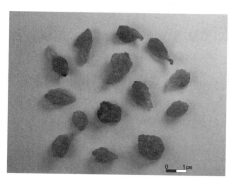

△图 1-133B　薤

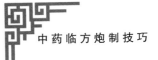

断面可见鳞叶 2~3 层，嚼之粘牙。

134. 藁本

【来源】本品为伞形科植物藁本 *Ligusticum sinense* Oliv. 或辽藁本 *Ligusticum jeholense* Nakai et Kitag. 的干燥根及根茎。野生或栽培。藁本主产于四川、湖北、湖南、陕西等地；辽藁本主产于辽宁、河北、山西、山东等地。秋季茎叶枯萎或次春出苗时采挖，除去泥沙及地上部分，干燥。以身干、整齐、香气浓郁者为佳。

【炮制方法】

藁本 除去残茎及杂质，抢水洗净，再喷淋清水，润透，及时切厚片，干燥。

蜜藁本 将炼蜜用适量开水稀释后，加入净藁本片中拌匀，闷润 6~12 小时，置热锅内，文火炒至表面显棕黄色、不粘手为度，取出，放凉。每 100 kg 藁本片，用炼蜜 25 kg。

【成品性状】

藁本（图 1-134A） 本品为类圆形或不规则厚片，直径 1~2 cm。断面黄色或黄白色，呈纤维性；周边棕褐色或暗棕色，粗糙，质硬。气浓香，味辛、苦、微麻。

蜜藁本（图 1-134B） 形如藁本，表面呈暗棕黄色，味甜，有蜜香气。

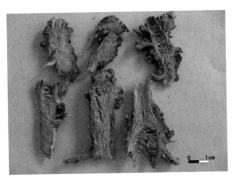

△图 1-134A 藁本

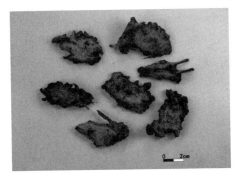

△图 1-134B 蜜藁本

135. 藕节

【来源】本品为睡莲科植物莲 *Nelumbo nucifera* Gaertn. 的干燥根茎节部。多为栽培。主产于浙江、江苏、安徽等地。秋、冬季采挖根茎（藕），切取节部，洗净，除去须根，晒干。以节部黑褐色、两头白色、干燥、无须根、无泥土者为佳。

【炮制方法】

藕节 除去杂质，剪去藕头和须毛，洗净，干燥。

炒藕节 将净藕节置炒制容器内，用文火炒至表面棕黄色，略带焦斑，取出，放凉。

藕节炭 ①将大小分档的净藕节，置热锅内，武火炒至表面焦黑色、内部黄褐色时喷淋清水少许，灭尽火星，取出，及时摊晾，凉透。

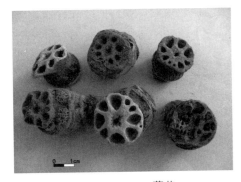

△图 1-135A 藕节

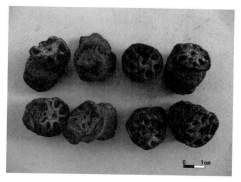
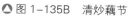

△图 1-135B　清炒藕节

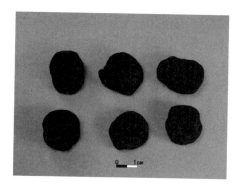

△图 1-135C　藕节炭

②将净藕节置锅内，锅上盖一较小口径的锅，两锅衔接处先用湿纸封堵，再用盐泥封固，上撒一层细沙，待泥稍干后武火加热，至盖锅上的白纸条显焦黄色或大米粒显黄色时，及时离火，待冷却后取出。

【成品性状】

藕节（图 1-135A）　呈短圆柱形，中部稍膨大，长 2~4 cm，直径约 2 cm。表面灰黄色至灰棕色，有残存的须根及须根痕，偶见鳞叶残茎。断面有多数类圆形的孔，质硬。气微，味微甘、涩。

清炒藕节（图 1-135B）　形如藕节，表面棕黄色，略带焦斑，微具焦香气。

藕节炭（图 1-135C）　形如藕节，表面呈焦黑色，内部棕褐色，具焦煳气。

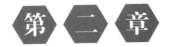

第二章

果实及种子类

1. 八角茴香

【来源】本品为木兰科植物八角茴 *Illicium verum* Hook. f. 的干燥成熟果实。多为栽培。主产于广东、广西、云南等地。秋、冬季果实由绿变黄时采摘，用文火烘干，或置沸水中略烫后干燥。以个大、完整、色红、油多、香气浓厚者为佳。

【炮制方法】

八角茴香 去净柄、残梗及杂质，筛去灰屑及种子。

盐八角茴香 将净八角茴香用盐水拌匀，闷润至盐水被吸尽，置锅内，文火炒至呈黄色、带黄斑时取出，放凉。每100 kg 八角茴香，用食盐 2 kg。

【成品性状】

八角茴香（图 2-1A） 本品为聚合果，多由 8 个蓇葖果组成，放射状排列于中轴上。蓇葖果长 1~2 cm，宽 0.3~0.5 cm，高 0.6~1.0 cm；外表面红棕色，有不规则皱纹，顶端呈鸟喙状，上侧多开裂。内表面淡棕色，平滑有光泽。每个蓇葖果内含种子 1 粒，扁卵圆形，红棕色或黄棕色，光亮，尖端有种脐。胚乳白色，富油性。质硬而脆。气芳香浓郁，味辛、甜。

盐八角茴香（图 2-1B） 形如八角茴香，气芳香浓郁，味咸、辛。

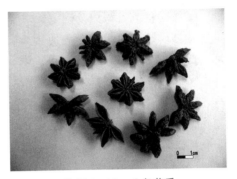

⚫ 图 2-1A 八角茴香

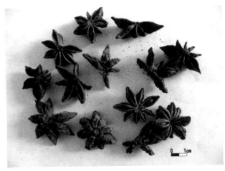

⚫ 图 2-1B 盐八角茴香

2. 刀豆

【来源】本品为豆科植物刀豆 *Canavalia gladiata*（Jacq.）DC. 的干燥成熟种子。均系栽培。主产于江苏、湖北、安徽等地。秋季种子成熟时采摘，剥取种子，干燥。以粒大、饱满、色鲜艳、干燥者为佳。

【炮制方法】除去碎壳及杂质，用清水洗净，干燥。

【成品性状】本品呈扁卵形或扁肾形，长 2.0~3.5 cm，宽 1~2 cm，厚 0.5~1.2 cm。表面淡红色至红紫色，微皱缩，略有光泽。边缘具眉状黑色种脐，种脐上有白色细纹 3 条。种皮革质，破开后种皮内表面棕绿色而光亮，子叶 2 片，黄白色，油润。质硬，难破碎。无臭，味淡，嚼之有豆腥气（图2-2）。

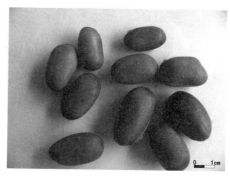

▲ 图 2-2　刀豆

3. 大风子

【来源】本品为大风子科植物大风子 *Hydnocarpus anthelmintica* Pierre 的干燥成熟种子。均系栽培。主产于泰国、印度、越南及我国台湾、广东、云南等地。果实成熟时采收，除去果皮，取出种子，洗净，干燥。以个大、种仁饱满、色白、油性足者为佳（本品有毒）。

【炮制方法】

大风子　去净杂质及空壳，拣去霉坏变质者，临用时去壳取仁。

大风子仁　去净杂质及空壳，拣去霉坏变质者。

大风子霜　将大风子仁碾压泥状，用数层吸油纸包裹，置热处，上压重物，至纸吸油后取出，如此反复进行碾压，换纸包裹，上锅蒸，反复进行碾压，直至纸上不显油痕、大风子呈松散粉末时取出，过箩，取粉末备用；或用布包严，蒸热后，压榨去油，再碾细，过箩，取粉末备用。

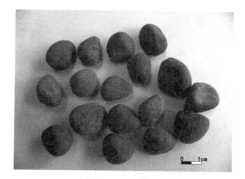

▲ 图 2-3A　大风子

【成品性状】

大风子（图2-3A）　为不规则的卵圆形或多面形，稍有钝棱，长 1.0~2.5 cm，直径 1~2 cm。种皮坚硬，表面灰棕色或灰褐色，有细纹。种仁两瓣，乳白色至淡黄色，富油性，外被一层红棕色或暗紫色薄膜。气微，味淡。

大风子仁（图2-3B）　种仁两瓣，灰白色，有油性，外被一层红棕色或棕红色薄膜。气微，味淡。

大风子霜（图2-3C）　为乳白色至微黄色松散粉末。略具油腥气，味淡。

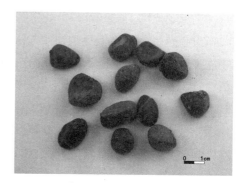

▲ 图 2-3B　大风子仁

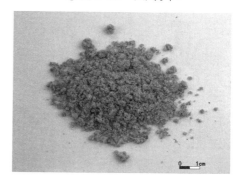

▲ 图 2-3C　大风子霜

4. 大皂角

【来源】本品为豆科植物皂荚 *Gleditsia sinensis* Lam. 的干燥成熟果实。栽培或野生。主产于山东、四川、贵州、陕西、河南等地。秋季果实成熟时采摘，除去杂质，干燥。以肥厚、饱满、质坚者为佳。

【炮制方法】除去杂质，洗净，干燥。

【成品性状】本品为剑鞘状，略弯曲，长 10~40 cm，宽约 4 cm，厚 1.0~1.5 cm。表面红褐色或紫褐色，被灰色粉霜，种子所在处隆起。两端略尖，基部渐窄而弯曲，有短果梗或果梗痕，两侧有明显的纵棱线。种子多数，扁椭圆形，黄棕色，光滑，质硬。气微，有刺激性，味辛辣（图 2-4）。

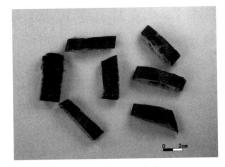

▲ 图 2-4 大皂角

5. 大豆黄卷

【来源】本品为豆科植物大豆 *Glycine max*（L.）Merr. 的成熟种子经发芽干燥而得。均系栽培。全国各地均产。秋季采收，全年均可加工。以颗粒饱满、色黄或黑褐、有皱纹及短芽者为佳。

【炮制方法】

大豆黄卷 将净大豆用清水浸泡至表皮微皱，捞出，置于能排水的容器内，上盖湿布，每天淋水 2 次，上下翻动 2 次，待芽长至 0.3~0.5 cm 时取出，洗净，干燥。

炒大豆黄卷 将净大豆黄卷置锅内，文火炒至表面色泽加深、带焦斑时取出，放凉。

制大豆黄卷 先将净灯心草及淡竹叶置锅内，加入适量清水共煮，煮沸约 30 分钟，过滤，药渣再照上法煎煮 1 次，合并滤液。将药汁与净大豆黄卷倒入锅内，文火煮至药汁被吸收尽时取出，干燥。每 100 kg 大豆黄卷，用灯心草 1 kg、淡竹叶 2 kg。

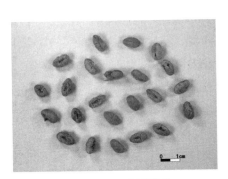

▲ 图 2-5A 大豆黄卷

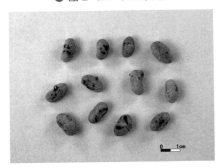

▲ 图 2-5B 炒大豆黄卷

【成品性状】

大豆黄卷（图 2-5A） 略呈肾形，长约 0.8 cm，宽约 0.6 cm。表面黄色或黑色，微皱缩。一侧有明显的脐点，一端有卷曲胚根。外皮质脆易裂开。断面黄色或绿色。无臭，嚼之有豆腥气。

炒大豆黄卷（图 2-5B） 形如大豆黄卷，粒坚韧，暗黄色，带焦斑。

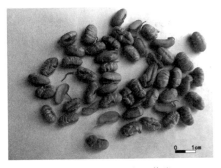

▲ 图 2-5C 制大豆黄卷

制大豆黄卷（图2-5C）　形如大豆黄卷，粒坚韧，棕黄色，豆腥气较轻而微清香，味微苦。

6. 大腹皮

【来源】本品为棕榈科植物槟榔 *Areca catechu* L. 的干燥果皮。均系栽培。主产于广东、云南、台湾等地。冬季至次春采收未成熟的果实，煮后干燥，纵剖两瓣，剥取果皮，习称"大腹皮"。春末至秋初采收成熟果实，煮后干燥，剥取果皮，打松，晒干，习称"大腹毛"。以色黄白、质柔韧、无杂质者为佳。

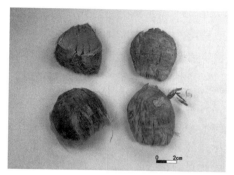

△ 图2-6　大腹皮

【炮制方法】除去杂质，用清水洗净，干燥。大腹毛切段即可；大腹皮需将外果皮及内果皮碾碎，中果皮碾松，呈丝团状后，切断，筛去灰屑。

【成品性状】本品为不规则的段，呈纤维性，黄白色或黄棕色。体轻松，质柔韧。无臭，味淡（图2-6）。

7. 小茴香

【来源】本品为伞形科植物茴香 *Foeniculum vulgare* Mill. 的干燥成熟果实。均系栽培。主产于内蒙古、山西、吉林、辽宁、黑龙江等地。秋季果实初熟时采割植株，干燥，打下果实，除去杂质。以粒大饱满、色绿、香气浓厚、无杂质者为佳。

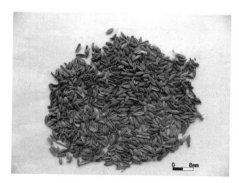

△ 图2-7A　小茴香

【炮制方法】

小茴香　去净杂质及残梗，筛去灰屑。

盐小茴香　将净小茴香用食盐水拌匀，闷润至盐水被吸尽，置热锅内，文火炒至呈深黄色、有香气逸出时取出，放凉。每100 kg 小茴香，用食盐2 kg。

【成品性状】

小茴香（图2-7A）　呈长椭圆形，有的稍弯曲，长0.5~0.6 cm，宽约0.2 cm。表面黄绿色或淡黄色，两端略尖，背面隆起有纵棱5条。气芳香，味辛而后甜。

盐小茴香（图2-7B）　形如小茴香，微鼓起，表面呈深黄色，味微咸。

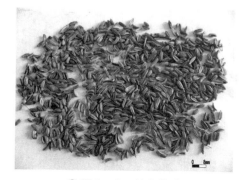

△ 图2-7B　盐小茴香

8. 山茱萸

【来源】本品为山茱萸科植物山茱萸 *Cornus officinalis* Sieb. et Zucc. 的干燥成熟果肉。栽培或野生。主产于浙江、安徽、河南等地。秋、冬季果实颜色变红后采摘，用文火烘或置沸水中略烫，及时除去果核，干燥。以肉厚、柔软、色紫红者为佳。

【炮制方法】

山萸肉 除去杂质及残留核，洗净，晒干。

酒山萸肉 将净山萸肉用黄酒拌匀，闷润至黄酒被吸尽，放笼屉内，先用武火加热，待圆气后改用文火，蒸至呈紫黑色时停火，闷一夜，取出，摊晾至外皮微干，再将原汁拌入，吸尽，干燥，为酒蒸萸肉；或将净山萸肉与黄酒装入蒸罐内，拌和均匀，密封，隔水加热，炖至呈紫黑色时取出，摊晾至外皮微干，再将余汁拌入，吸尽，干燥，为酒炖萸肉。每 100 kg 山萸肉，用黄酒 20 kg。

【成品性状】

山萸肉（图 2-8A） 呈不规则的片状或囊状，长 1.0~1.5 cm，宽 0.5~1.0 cm。表面紫红色，皱缩，微有光泽，质柔软。气微，味酸涩，味苦。

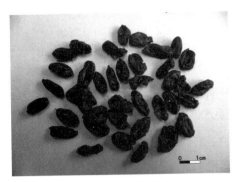

△图 2-8A 山萸肉

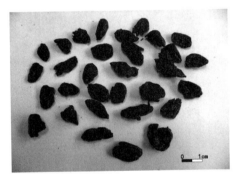

△图 2-8B 酒山萸肉

酒山萸肉（图 2-8B） 形如山萸肉，表面呈紫黑色，质滋润而柔软，微有酒香气。

9. 山楂

【来源】本品为蔷薇科植物山里红 *Crataegus pinnatifida* Bge. var. *major* N. E. Br. 或山楂 *Crataegus pinnatifida* Bge. 的干燥成熟果实。多系栽培。主产于山东、河北、河南、辽宁等地。秋季果实成熟时采摘，切片，干燥。以片大、色红、干燥者为佳。

【炮制方法】

山楂 去净杂质，筛去脱落的核及果柄，干燥。

炒山楂 将净山楂片置锅内，文火炒至表面色泽加深、带焦斑时取出，放凉。

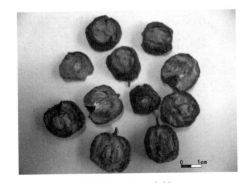

△图 2-9A 山楂

焦山楂 将净山楂片置锅内，武火炒至表面呈焦褐色、内部黄褐色时喷淋少量清水，取出，晾干。

山楂炭 将净山楂片置锅内，武火炒至表面焦黑色、内部焦褐色时，喷淋清水少许，灭尽火星，取出，及时摊晾，凉透。

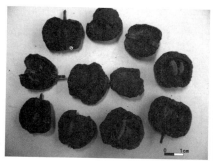

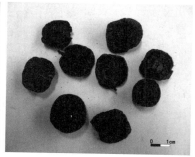

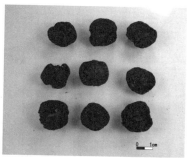

△图 2-9B　清炒山楂　　　　　　　　△图 2-9C　焦山楂　　　　　　　　△图 2-9D　山楂炭

【成品性状】

山楂（图 2-9A）　呈类圆形片状，片厚 0.3~0.5 cm，直径 1.5~2.5 cm。断面黄棕色，多卷曲或皱缩不平，果肉厚，中间有浅黄色果核，多脱落，外皮深红色，微有光泽，布满灰白色小斑点，质坚硬。气清香，味酸，微甜。

清炒山楂（图 2-9B）　形如山楂，表面色泽加深，偶带焦斑，有香气。

焦山楂（图 2-9C）　形如山楂，表面显焦褐色，内部黄褐色，有焦香气。

山楂炭（图 2-9D）　形如山楂，表面显焦黑色，内部焦褐色，有焦煳气。

10. 川楝子

【来源】本品为楝科植物川楝 *Melia toosendan* Sieb. et Zucc. 的干燥成熟果实。野生或栽培。主产于四川、云南等地。冬季果实成熟呈黄色时采收，除去杂质，干燥。以个大、饱满充实、外皮金黄色、果肉黄白色、无杂质者为佳。

【炮制方法】

川楝子　除去杂质，洗净，干燥，捣成碎块。

盐川楝子　将净川楝子碎块用食盐水拌匀，闷润至盐水被吸尽，置锅内，文火炒至表面呈深黄色带焦斑时取出，晾凉。每 100 kg 川楝子，用食盐 2 kg。

焦川楝子　将净川楝子碎块置锅内，武火炒至表面呈焦褐色时取出，放凉。

【成品性状】

川楝子（图 2-10A）　为不规则半球形碎块，直径 2.0~3.2 cm。破碎面（果肉）黄白色或浅棕黄色，质松软。外皮金黄色至棕黄色，微有光泽，革质。果核坚硬木质，内含黑棕色种子。气特异，味酸、苦。

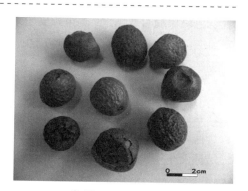

△图 2-10A　川楝子

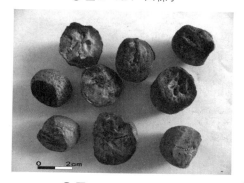

△图 2-10B　盐川楝子

盐川楝子（图 2-10B） 形如川楝子碎块，表面呈深黄色，带焦斑，微具咸味。

焦川楝子（图 2-10C） 形如川楝子碎块，表面呈焦褐色，具焦香气，味苦而涩。

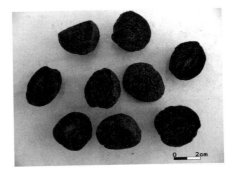

⬥ 图 2-10C　焦川楝子

11. 女贞子

【来源】本品为木犀科植物女贞 *Ligustrum lucidum* Ait. 的干燥成熟果实。栽培或野生。主产于浙江、江苏、湖南、江西、福建、广西、四川等地。冬季果实成熟时采摘，除去枝叶，稍蒸或置沸水中略烫后，干燥，或直接干燥。以干燥、颗粒大、色棕黑、饱满者为佳。

【炮制方法】

女贞子　除去杂质及梗叶，洗净，干燥。

酒女贞子　①将净女贞子用黄酒拌匀，闷润至吸尽，放笼屉内，先用武火加热，待圆气后改用文火，蒸至色泽黑润时停火，闷一夜，取出，摊晾至外皮微干，再将原汁拌入，吸尽，干燥。每 100 kg 女贞子，用黄酒 20 kg。②将净女贞子与黄酒装入蒸罐或蒸锅内，拌和均匀，密封，隔水加热，炖至色泽黑润时取出，摊晾至外皮微干，再将余汁拌入，吸尽，干燥。每 100 kg 女贞子，用黄酒 20 kg。

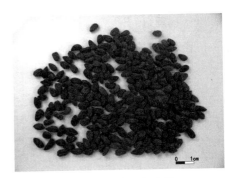

⬥ 图 2-11A　女贞子

【成品性状】

女贞子（图 2-11A） 为椭圆形、卵形或肾形，长 0.60~0.85 cm，直径 0.35~0.55 cm。表面灰黑色或紫黑色，皱缩，皮软而薄，体轻。气微，味甘而微苦、涩。

酒女贞子（图 2-11B） 形如女贞子，色泽黑润，微有酒气。

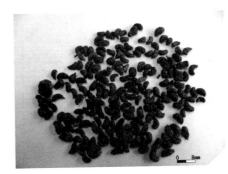

⬥ 图 2-11B　酒女贞子

12. 马钱子

【来源】本品为马钱科植物马钱 *Strychnos nux-vomica* L. 的干燥成熟种子。野生或栽培。主产于印度、缅甸、泰国、柬埔寨等地。我国云南、广东等地亦产。秋末冬初果实成熟时采收，除去果肉，取出种子，晒干。以个大、肉厚饱满、灰棕色微带绿、有细密毛茸者为佳。

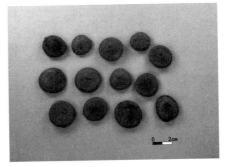

⬥ 图 2-12A　马钱子

【炮制方法】

马钱子　去净杂质，筛去灰屑。

制马钱子　将净沙子置锅内，武火炒至滑利时，投入净马钱子，烫至鼓起、呈棕褐色或深棕色、内面褐色并起小泡时取出，筛去沙子，放凉。

【成品性状】

马钱子（图 2-12A）　马钱子呈钮状圆板形，常一面隆起，一面稍凹下，直径 1.5~3.0 cm，厚 0.3~0.6 cm。表面密被灰棕色或灰绿色绢状绒毛，自中间向四周呈辐射状排列，有丝样光泽。边缘稍隆起，较厚，有突起的珠孔，底面中心有突起的圆点状种脐。质坚硬，平行剖面可见淡黄白色胚乳，角质样，子叶心形，叶脉 5~7 条。气微，味极苦（本品有大毒）。

制马钱子（图 2-12B）　形如生马钱子，形体鼓起，表面呈棕褐色，内部呈红褐色。

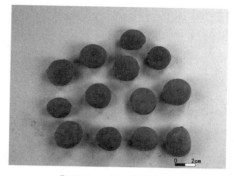

△ 图 2-12B　制马钱子

13. 马兜铃

【来源】本品为马兜铃科植物北马兜铃 *Aristolochia contorta* Bge. 或马兜铃 *Aristolochia debilis* Sieb. et Zucc. 的干燥成熟果实。野生或栽培。主产于河北、山东、陕西、山西、河南等地。秋季果实由绿变黄时将果实摘下，干燥。以个大、黄绿色、不破裂、无杂质者为佳。

【炮制方法】

马兜铃　去净杂质及残柄，筛去灰屑，搓碎。

蜜马兜铃　先将炼蜜用适量开水稀释后，加入净马兜铃碎片中，拌匀，闷润，置热锅内，文火炒至不粘手为度，取出，摊晾，凉透后及时收藏。每 100 kg 马兜铃，用炼蜜 25 kg。

【成品性状】

马兜铃（图 2-13A）　为不规则的小碎片。果皮碎片呈黄绿色或灰黄色，有波状棱线。种子扁平而薄，呈钝三角形或扇形，中央棕色，周边淡棕色。气特异，味微苦。

蜜马兜铃（图 2-13B）　形如马兜铃碎片，呈深黄色，略有光泽，味微甜。

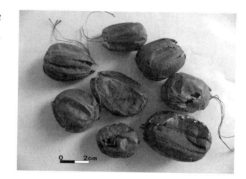

△ 图 2-13A　马兜铃

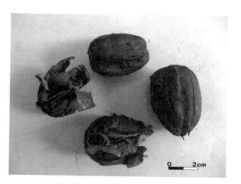

△ 图 2-13B　蜜马兜铃

14. 王不留行

【来源】本品为石竹科植物麦蓝菜 *Vaccaria segetalis*(Neck.)Garcke 的干燥成熟种子。野生或栽培。

主产于河北、山东、辽宁、黑龙江、山西、湖北等地。夏季种子成熟，果皮尚未开裂时，割取全株，干燥。打下种子，除去梗叶及杂质，再干燥。以干燥、子粒均匀、充实饱满、乌黑色、无杂质为佳。

【炮制方法】

王不留行　除去杂质，洗净，干燥。

炒王不留行　将净王不留行置热锅内，中火炒至大多数爆开白花时取出，放凉。

【成品性状】

王不留行（图 2-14A）　呈小圆球形，直径约 0.2 cm，表面乌黑色，少数红棕色，略有光泽，有细密颗粒状突起，一侧有一凹陷的纵沟，质坚硬。无臭，味微涩、苦。

炒王不留行（图 2-14B）　大多数呈白色球形爆花状，质脆，气香。

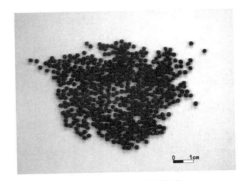

▲图 2-14A　王不留行

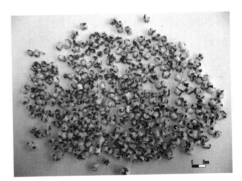

▲图 2-14B　炒王不留行

15. 天仙子

【来源】本品为茄科植物莨菪 *Hyoscyamus niger* L. 的干燥成熟种子。野生或栽培。主产于内蒙古、河南、河北、辽宁等地。夏末秋初果实成熟时，割取全株或果枝，干燥后打下种子，除去杂质。以颗粒饱满、均匀、无瘪粒、无杂质者为佳。

【炮制方法】去净杂质，筛去灰屑。

【成品性状】本品略呈肾形或卵圆形，稍扁，直径约 0.1 cm，表面棕黄色或灰黄色，有隆起的细密网纹，种脐点状突起。气微，味微辛（本品有大毒）（图 2-15）。

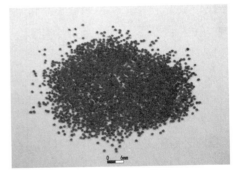

▲图 2-15　天仙子

16. 木瓜

【来源】本品为蔷薇科植物贴梗海棠 *Chaenomeles speciosa*（Sweet）Nakai 的干燥成熟果实。均系栽培。主产于安徽、湖北、四川、陕西、山东等地。夏、秋季果实绿黄时采摘，纵切成两瓣或数瓣，晒干，或置沸水中烫至外皮灰白色，捞出，对半纵剖，晒干。以个大、质坚实、色紫红、皮皱、味酸者为佳。

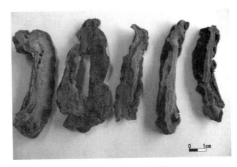

▲图 2-16　木瓜

【炮制方法】除去杂质，用清水洗净，再浸泡至五六成透，捞出，润透，或略泡后蒸透，及时切薄片，干燥。

【成品性状】为类月牙形的薄片，长 4~9 cm，宽 2~5 cm，厚 1.0~2.5 cm。片面呈红棕色，周边皱缩，质硬。气微香，味酸（图 2-16）。

17. 木蝴蝶

【来源】本品为紫葳科植物木蝴蝶 *Oroxylum indicum*(L.) Vent. 的干燥成熟种子。野生或种植。主产于云南、贵州、广西等地。秋、冬季果实呈黑褐色时采摘，暴晒至果实自行开裂，收集种子，干燥。以干燥、色白、张大而完整、翼柔软如绸者为佳。

【炮制方法】去净杂质，筛去灰屑。

【成品性状】本品呈蝶形薄片状，种皮三面延长成宽大菲薄的翅。长 5~8 cm，宽 3.5~4.5 cm，表面浅黄白色，翅半透明薄膜状，有绢丝样光泽，上有放射状纹理，边缘多破裂。子叶 2 枚，蝶形，黄绿色或淡黄色，长 1.0~1.5 cm，体轻。无臭，味微苦（图 2-17）。

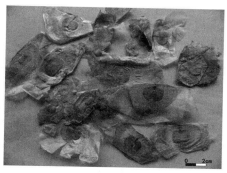

⬥ 图 2-17　木蝴蝶

18. 木鳖子

【来源】本品为葫芦科植物木鳖 *Momordica cochinchinensis*（Lour.）Spreng. 的干燥成熟种子。野生或栽培。主产于广西、四川、湖北等地。秋末冬初果实成熟时采摘，晒至半干，待其定浆后，取出种子；或将果实摊放于一定器皿内，促其生热腐烂，并拌以草木灰吸收瓤内的汁液，然后用水淘洗，除去瓤肉及外膜，取出种子，干燥。以颗粒均匀、饱满、质硬、无破壳者为佳。

【炮制方法】

木鳖子　去净杂质，筛去灰屑。

木鳖子仁　将净木鳖子剥去种壳，取净仁。

木鳖子霜　取净木鳖子去壳取仁，置锅内炒热，碾末，用吸油纸包裹数层，外加麻布包紧，压榨去油，反复多次，至吸油纸不再出现油迹，呈松散状时，取出，过箩，取粉末备用。

【成品性状】

木鳖子（图 2-18A）　呈扁平圆板状，中间稍隆起或微凹下，直径 2~4 cm，厚约 0.5 cm，表面灰棕色至黑褐色，有网状花纹，周边有纵棱突起，呈锯齿形。外壳质硬而脆，内仁表面黄绿色，断面黄白色，富油性。有特殊油腻气，味苦。

木鳖子仁（图 2-18B）　呈扁平圆板状，表面黄绿色，断面黄白色，富油性。有特殊油腻气，味苦。

木鳖子霜（图 2-18C）　为灰黄色松散粉末，味苦。

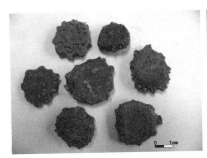

△ 图 2-18A 木鳖子

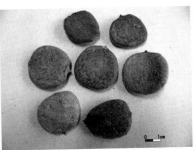

△ 图 2-18B 木鳖子仁

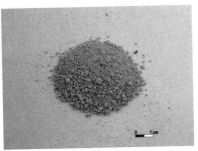

△ 图 2-18C 木鳖子霜

19.五味子

【来源】本品为木兰科植物五味子 *Schisandra chinensis* (Turcz.) Baill. 的干燥成熟果实，习称"北五味子"。野生或栽培。主产于辽宁、吉林、黑龙江、河北、陕西等地。秋季果实成熟时采摘，晒干或蒸后晒干，除去果梗及杂质。以紫红色及鲜红色、粒大、肉厚、有油性及光泽者为佳。

【炮制方法】

五味子 除去杂质及果柄，洗净，干燥。

酒五味子 将净五味子用黄酒拌匀，闷润至吸尽，放笼屉内，先用武火加热，待圆气后改用文火，蒸 24 小时，至呈紫黑色停火，闷一夜，取出，干燥。摊晾至外皮微干，再将原汁拌入，吸尽，干燥。每 100 kg 五味子，用黄酒 20 kg。

醋五味子 将净五味子用米醋拌匀，放笼屉内，先用武火加热，待圆气后改用文火，按醋蒸法蒸至呈紫黑色取出，干燥。摊晾至外皮微干，再将原汁拌入，吸尽，干燥。每 100 kg 五味子，用米醋 20 kg。

蜜五味子 将炼蜜用适量开水稀释后，加入五味子中拌匀，闷润，置热锅内，文火炒至深黄色、不粘手时取出，摊晾，凉透后及时收藏。每 100 kg 五味子，用炼蜜 20 kg。

【成品性状】

五味子（图 2-19A） 呈不规则的球形或扁球形，直径 0.5~0.8 cm。表面红色、紫红色或暗红色，皱缩，显油润，有的表面呈黑红色或出现"白霜"。果肉柔软，种子 1~2 粒，肾形，表面棕红色，有黄泽，种皮薄而脆。果肉气微，味酸。种子破碎后，有香气，味辛、微苦。

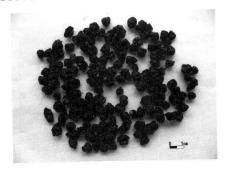

△ 图 2-19A 五味子

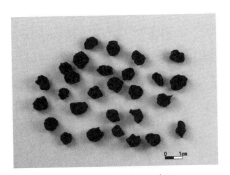

△ 图 2-19B 酒五味子

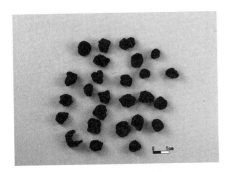

△ 图 2-19C 醋五味子

酒五味子（图2-19B）　形如五味子，呈紫黑色，略有酒气。

醋五味子（图2-19C）　形如五味子，呈紫黑色，略有醋气。

蜜五味子（图2-19D）　形如五味子，呈紫黑色，略甜。

20. 车前子

【来源】本品为车前科植物车前 *Plantago asiatica* L. 或平车前 *Plantago depressa* Willd. 的干燥成熟种子。野生或种植。主产于江西、河南、河北、黑龙江、辽宁等地。秋季种子成熟时采摘果穗，干燥，打下种子，除去果壳杂质。以粒大、色黑、饱满充实者为佳。

【炮制方法】

车前子　去净杂质，筛出灰屑。

盐车前子　将净车前子置锅内，文火炒至鼓起，随机均匀地喷淋食盐水，继续翻炒至微干、有香气逸出时取出，放凉。每100 kg 车前子，用食盐2 kg。

【成品性状】

车前子（图2-20A）　呈不规则长圆形或三角状长圆形，略扁，长约0.2 cm，宽约0.1 cm。表面黄棕色至黑褐色，有细皱纹，质硬。无臭，味淡，嚼之带黏性。

盐车前子（图2-20B）　形如炒车前子，形体略鼓起，色泽加深，味微咸。

21. 水红花子

【来源】本品为蓼科植物红蓼 *Polygonum orientale* L. 的干燥成熟果实。野生或种植。主产于江苏、辽宁、黑龙江、内蒙古、河北、山西、甘肃、山东等地。秋季果实成熟时，割取果穗，干燥，打下果实，除去杂质。以子粒饱满、个大、色红黑、纯净者为佳。

【炮制方法】

水红花子　去净杂质，筛出灰屑。

清炒水红花子　将净水红花子置锅内，文火炒至鼓起、爆花、有香气逸出时取出，放凉。

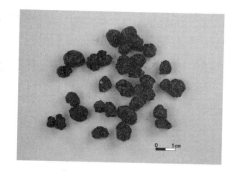

▲ 图2-19D　蜜五味子

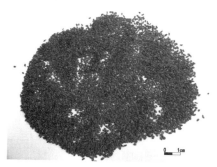

▲ 图2-20A　车前子

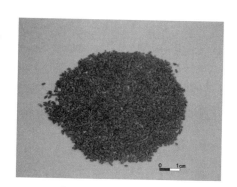

▲ 图2-20B　盐车前子

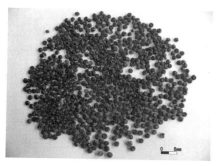

▲ 图2-21A　水红花子

【成品性状】

水红花子（图2-21A）　呈扁圆状，直径0.20~0.35 cm，厚0.10~0.15 cm。表面棕黑色或红棕色，有光泽，两面微凹，中部略有纵向隆起，顶端有短突尖，基部有浅棕色略突起的果梗痕，质硬。气微，味淡。

清炒水红花子（图2-21B）　形如水红花子，大部分爆裂成白花，气微香。

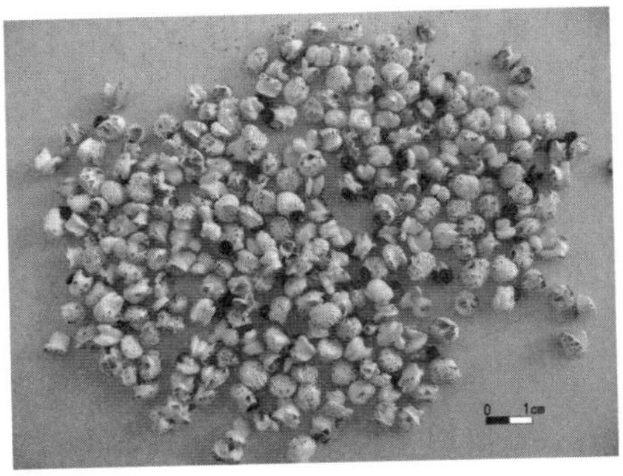

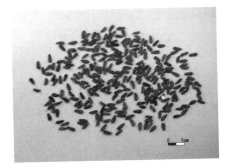

▲图2-21B　清炒水红花子

22. 牛蒡子

【来源】本品为菊科植物牛蒡 *Arctium lappa* L. 的干燥成熟果实。栽培或野生。主产于吉林、辽宁、黑龙江、浙江等地。秋季果实成熟时采收果序，干燥，打下果实，除去杂质，干燥。以粒大、饱满、色灰褐、无嫩子及杂质者为佳。

【炮制方法】

牛蒡子　除去杂质，洗净，干燥。

清炒牛蒡子　将净牛蒡子置锅内，文火炒至表面鼓起、有爆裂声、香气逸出时取出，放凉。

【成品性状】

牛蒡子（图2-22A）　呈长倒卵形，略扁，微弯曲，长0.5~0.7 cm，宽0.2~0.3 cm。表面灰褐色，带紫黑色斑点，有数条纵棱。顶端钝圆，稍宽，基部略窄，果皮较硬。无臭，味苦后微辛而稍麻舌。

清炒牛蒡子（图2-22B）　形如牛蒡子，表面显暗褐色，质脆，微有香气。

▲图2-22A　牛蒡子

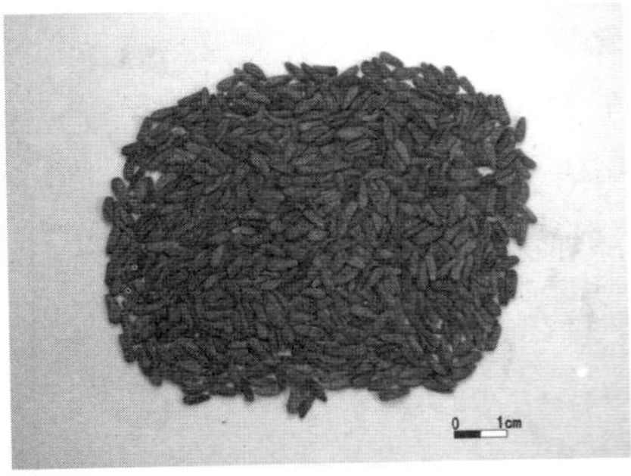

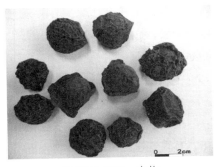

▲图2-22B　清炒牛蒡子

23. 乌梅

【来源】本品为蔷薇科梅 *Prunus mume*（Seib.）Sieb. et Zucc. 的干燥近成熟果实。多系栽培。产于四川、浙江、福建、湖南等地。夏季果实近成熟时采收，低温烘至黄褐色，再堆放闷至色变黑，干燥。以个大、饱满、肉厚、核小、棕黑色、不破裂、不露核者为佳。

【炮制方法】

乌梅　除去杂质，洗净，干燥。

▲图2-23A　乌梅

乌梅炭　将净乌梅肉置于锅内，用武火炒至皮肉鼓起，表面呈焦黑色，喷淋清水少许，灭尽火星，取出，及时摊晾，凉透。

【成品性状】

乌梅（图 2-23A）　呈球形或扁球形，直径 2.0~2.5 cm。表面黑色或棕黑色，皱缩不平，基部有圆形果梗痕。果肉柔软，果核坚硬，棕黄色。气微，味极酸。

乌梅炭（图 2-23B）　乌梅果肉形体微鼓起，质脆，表面焦黑色，味酸、苦。

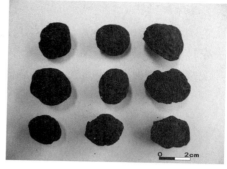

△图 2-23B　乌梅炭

24. 凤眼草

【来源】本品为苦木科植物臭椿 *Ailanthus altissima*（Mill.）Swingle 的干燥成熟果实。野生或种植。全国大部分地区均产。秋季果实成熟时采收，除去果柄，干燥。以干燥、饱满者为佳。

【炮制方法】除去杂质，洗净，干燥。

【成品性状】本品呈翅状矩圆形，扁平，两端稍卷曲，长 3.5~4.0 cm，宽 1.0~1.2 cm。表面黄褐色，微有光泽，有细密的脉纹，膜质，中部有一条横向的凸纹，中央突起呈扁球形，内含种子一枚。种子扁圆形，种皮黄褐色。气无，味苦（图 2-24）。

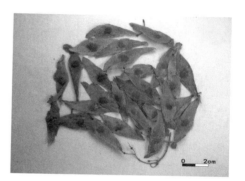

△图 2-24　凤眼草

25. 火麻仁

【来源】本品为桑科植物大麻 *Cannabis sativa* L. 的干燥成熟果实。均系栽培。主产于黑龙江、辽宁、吉林、四川、甘肃、云南、江苏、浙江等地。秋季果实成熟时采收，割取全株，干燥，打下果实，除去杂质，取净仁。以色黄、整齐饱满者为佳。

【炮制方法】

火麻仁　除去杂质及残留的外壳，取净仁。

清炒火麻仁　将净火麻仁置于锅内，文火炒至表面显微黄色、有香气逸出时取出，放凉。

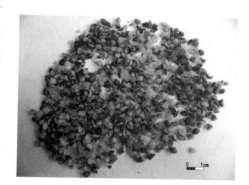

△图 2-25A　火麻仁

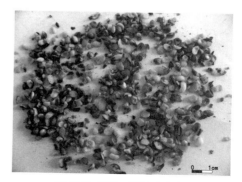

△图 2-25B　清炒火麻仁

【成品性状】

火麻仁（图2-25A） 种仁呈扁圆形，长0.40~0.55 cm，直径0.25~0.40 cm，乳白色，富油性。去壳时常破碎成两半或呈碎粒。气微，味淡。

清炒火麻仁（图2-25B） 形如生火麻仁，表面显微黄色，有香气。

26. 巴豆

【来源】本品为大戟科植物巴豆 *Croton tiglium* L. 的干燥成熟果实。主产于四川、广西、云南、贵州、湖北等地。秋季果实成熟时采收，堆置2~3天，摊开，干燥。以个大、饱满、种仁色白者为佳。

【炮制方法】

巴豆 除去杂质。

巴豆仁 除去杂质，去净果壳，用水浸湿，喷淋稠米汤或稠面汤，拌匀，置日光下暴晒至裂或烘裂，搓去种皮，簸取净仁。

巴豆霜 去净巴豆仁，碾压或捣烂如泥状，用数层吸油纸包裹，放置热处或加热微烘，上压重物，压榨去油，待纸吸油后，取出，再进行碾压，包裹后置热处，压榨去油，换纸等。如此反复，直至纸上不显油痕、呈松散粉末状时取出，过箩，取粉末备用；或将净巴豆仁碾成泥状，用布包裹，蒸热后，压榨去油，油尽为度，再碾细后过箩，取粉末备用。

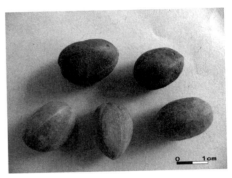

△ 图2-26A 巴豆

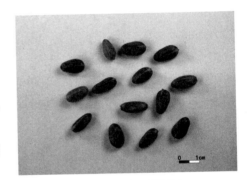

△ 图2-26B 巴豆仁

【成品性状】

巴豆（图2-26A） 本品蒴果呈卵圆形，三棱状，有六条线纹，长1.8~2.2 cm，直径1.4~2.1 cm，横切面呈三角形，外表黄白色，底端有残存果柄，果皮坚而脆，内面三室。各贮存种子一粒（本品有大毒）。

巴豆仁（图2-26B） 呈略扁的椭圆形，长1.0~1.5 cm，直径0.6~0.8 cm。黄白色，油质，无臭味，味微辣。

巴豆霜（图2-26C） 为松散状粉末，黄白色，显油性。无臭，味辛辣。

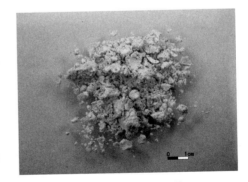

△ 图2-26C 巴豆霜

27. 石莲子

【来源】本品为睡莲科植物莲 *Nelumbo nucifera* Gaertn. 的经霜老熟干燥果实。均系栽培。主产于湖南、湖北、福建、江苏、浙江、江西等地。秋末冬初莲房干枯时，割下莲房，取出果实，选择黑色坚硬者，或收集坠入水中、沉于泥内的果实，洗净，晒干。以色黑、颗粒饱满、质重坚硬者为佳。

【炮制方法】除去杂质，洗净，干燥。

【成品性状】呈卵圆形或椭圆形，两头略尖，长 1.5~2.0 cm，直径 0.8~1.2 cm。表面灰棕色或黑棕色，平滑，被白色粉霜，果皮极坚硬。砸开后可见椭圆形种子 1 粒，胚绿色。无臭，味涩、微甜（图 2-27）。

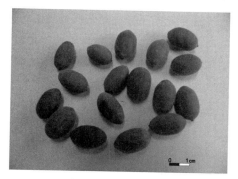

🔺 图 2-27　石莲子

28. 石榴皮

【来源】本品为石榴科植物石榴 *Punica granatum* L. 的干燥果皮。均系栽培。主产于江苏、湖南、山东、四川、湖北、云南等地。秋季果实成熟时采摘。剥去果皮，或食用后收集果皮，干燥。以皮厚、色红棕、整洁者为佳。

【炮制方法】

石榴皮　除去杂质，取净残留的内瓤及种子，洗净，切块，干燥。或洗净，干燥，捣碎。

清炒石榴皮　取净石榴皮块，置炒制容器内，用武火加热，炒至表面深褐色、内部暗黄色，取出，晾干，筛去碎屑。

【成品性状】

石榴皮（图 2-28A）　为小方块或不规则的碎块，厚0.15~0.30 cm。外表面红棕色、棕黄色或暗棕色，略有光泽，粗糙，有麻点。内表面黄色或红棕色，有种子脱落后的小凹窝及隔瓤残迹。质硬而脆，断面显黄色，略显颗粒状。无臭，味苦、涩。

清炒石榴皮（图 2-28B）　形如石榴皮，表面深褐色，断面暗黄色。

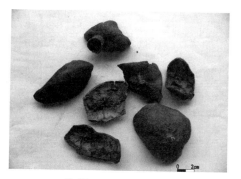

🔺 图 2-28A　石榴皮

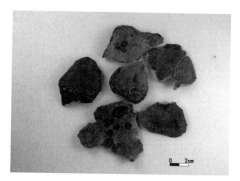

🔺 图 2-28B　清炒石榴皮

29. 龙眼肉

【来源】本品为无患子科植物龙眼 *Dimocarpus longan* Lour. 的假种皮。均系栽培。主产于广西、福建等地。夏、秋果实成熟时采摘，晒干或烘干，然后剥皮去壳、核，取假种皮晒至干爽不黏。以肉厚、质细软、个大、色黄、半透明、味浓甜者为佳。

【炮制方法】去净杂质及残留的核。

【成品性状】本品为不规则的块片或圆筒块片，常数片黏结，片长约 1.5 cm，宽 2~3 cm，厚约 0.1 cm。棕褐色，半透明。一面皱缩不平，一面光亮而有细皱纹，质柔润。气微香，味甜（图 2-29）。

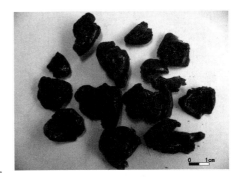

△图 2-29 龙眼肉

30. 豆蔻

【来源】本品为姜科植物白豆蔻 *Amomum kravanh* Pierre ex Gagnep.、爪哇白豆蔻 *Amomum compactum* Soland ex Maton 的干燥成熟果实。多系栽培。主产于广东、云南等地。每年 7 月至翌年 4 月果实呈黄绿色尚未开裂时采收，除去残留的果柄，干燥。以壳薄、个大饱满、无空皮者为佳。

【炮制方法】去净杂质，筛去灰屑。

【成品性状】豆蔻呈类球形，直径 1.2~1.7 cm。外皮黄白色至淡黄棕色，有三条较深的纵向槽纹，顶端有突起的柱基，基部有凹下的果柄痕，两端均具有浅棕色绒毛。果皮体轻，质脆，易纵向开裂，内分三室，每室含种子约 10 粒。气芳香，味辛凉略似樟脑；爪哇白豆蔻，个略小，表面黄白色，有的微显紫棕色，果皮较薄，种子瘦瘪，气味较弱（图 2-30）。

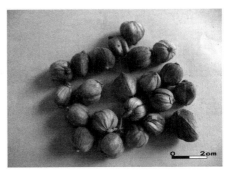

△图 2-30 豆蔻

31. 白果

【来源】本品为银杏科植物银杏 *Ginkgo biloba* L. 的干燥成熟种子。均系栽培。主产于广西、四川、河南、山东、湖北、辽宁等地。秋季果实成熟时采收，除去肉质种皮外层，洗净，稍蒸或略煮后，干燥。以大小均匀、洁白、饱满、种仁不霉者为佳。

【炮制方法】

白果　去除杂质（本品有毒）。

白果仁　去净杂质及硬壳，筛去灰屑。

清炒白果仁　将净白果仁置锅内，文火炒至表面显黄色、偶见焦斑、有香气逸出时取出，放凉。

【成品性状】

白果（图 2-31A）　呈椭圆形或类圆形，长 1.5~2.5 cm，宽 1~2 cm，厚约 1 cm，表面色白，质坚硬。味微甘、苦。

白果仁（图 2-31B）　呈宽卵形或椭圆形，淡黄绿色，胚乳肥厚，粉性，中央为 1 条细长条形的胚。气微清香，味微甘、苦。

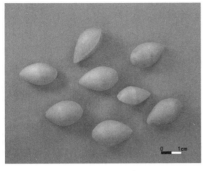
图 2-31A 白果

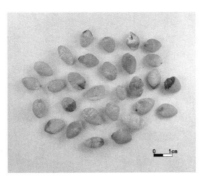
图 2-31B 白果仁

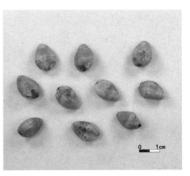
图 2-31C 清炒白果仁

清炒白果仁（图 2-31C） 形如净白果仁，表面显黄色，微带焦斑，略有香气。

32. 白胡椒

【来源】本品为胡椒科植物胡椒 *Piper nigrum* L. 的干燥成熟去皮果实。均系栽培。主产于云南、广东、广西等地。果实成熟时采收，用水浸渍后，搓去外皮，干燥。以个大、粒圆、坚实、色白、气味强烈者为佳。

【炮制方法】去净杂质，筛去灰屑。

【成品性状】本品呈圆球形或略呈长圆球形，直径0.3~0.6 cm。表面灰白色或淡黄白色，有不显著的浅色线纹，平滑，一端有一小凸起，另一端有一微凹陷的小圆脐。质硬而脆。破开面微有粉性，黄白色。气芳香，味辛辣（图 2-32）。

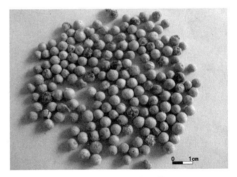
图 2-32 白胡椒

33. 白扁豆

【来源】本品为豆科植物扁豆 *Dolichos lablab* L. 的干燥成熟种子。均系栽培。主产于安徽、陕西、湖南、河南、浙江、山西等地。秋末种子成熟时，摘取荚果，晒干，取出种子，再晒至全干。以个大、肥胖、饱满、色白、整齐者为佳。

【炮制方法】

白扁豆 除去杂质，洗净，干燥。

清炒白扁豆 将净白扁豆或净白扁豆仁置锅内，文火炒至表面呈黄色、具焦斑时取出，放凉。

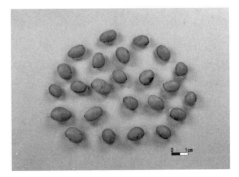
图 2-33A 白扁豆

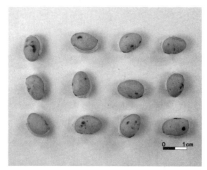
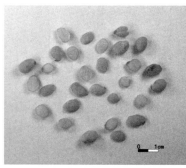
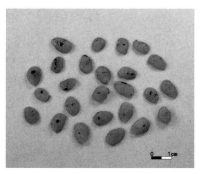

△ 图 2-33B 清炒白扁豆　　　　△ 图 2-33C 燀白扁豆　　　　△ 图 2-33D 清炒燀白扁豆

燀白扁豆　将少量的净白扁豆投入沸水中，沸烫至外皮微皱时捞起，浸于凉水中，搓去种皮，及时晒干。

清炒燀白扁豆　将燀白扁豆置锅内，文火炒至种仁表面显微黄色、有焦斑并透出香气时取出，放凉。

【成品性状】

白扁豆（图 2-33A）　呈扁椭圆形或扁卵圆形，长 0.8~1.3 cm，宽 0.6~0.9 cm，厚约 0.7 cm。表面淡黄白色或淡黄色，平滑，略有光泽，一侧边缘有隆起的白色半月形的种阜，质坚硬。种皮薄而脆，子叶 2 片，肥厚，黄白色。气微，味淡，嚼之有豆腥气。

清炒白扁豆（图 2-33B）　形如白扁豆，表面呈黄白色，带焦黄斑，有香气。

燀白扁豆（图 2-33C）　形如白扁豆，为白扁豆的两片子叶，表面呈淡黄色，气微味淡。

清炒燀白扁豆（图 2-33D）　形如白扁豆，表面呈黄色，带焦黄斑，略有香气。

34. 瓜蒌

【来源】 本品为葫芦科植物栝楼 *Trichosanthes kirilowii* Maxim. 或双边栝楼 *Trichosanthes rosthornii* Harms. 的干燥成熟果实。栽培或野生。主产于山东、安徽、河南、四川等地。秋季果实成熟时采摘，连果梗剪下，置通风处阴干。以个大、不破、皮厚、色橙黄、糖味浓者为佳。

【炮制方法】

瓜蒌　除去杂质及果柄，洗净，压扁，切丝或块，晾干。

蜜瓜蒌　将炼蜜用适量开水稀释后，加入净瓜蒌丝中拌匀，稍润，入热锅内，文火炒至表面呈棕黄色、微带焦斑时取出，摊晾，凉透后及时收藏。每 100 kg 瓜蒌丝，用

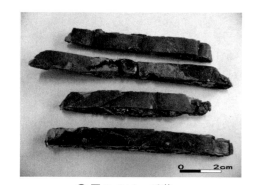

△ 图 2-34A 瓜蒌

炼蜜 12 kg。

【成品性状】

瓜蒌（图 2-34A） 呈不规则的丝块状，长 6~10 cm，厚约 1 cm，果皮橙红色或橙黄色，皱缩或较光滑。切断面黄白色，有红黄色丝络。果瓤橙黄色，黏稠，与多数种子黏结成团。具焦糖气，味微酸、甜。

蜜瓜蒌（图 2-34B） 形如瓜蒌丝或块。带黏性。呈棕黄色，微带焦斑，微显光泽。

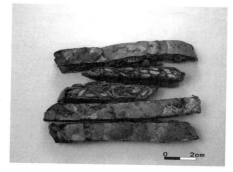

⬤ 图 2-34B 蜜瓜蒌

35. 瓜蒌子

【来源】本品为葫芦科植物栝楼 *Trichosanthes kirilowii* Maxim. 或双边栝楼 *Trichosanthes rosthornii* Harms. 的干燥种子。主产于山东、安徽、河南、四川等地。秋季采摘成熟果实，剖开，取出种子，洗净，晒干。以粒饱满、无瘪粒、油性足者为佳。

【炮制方法】

瓜蒌子 除去杂质及干瘪种子，洗净，干燥。

蜜瓜蒌子 先将净瓜蒌子置热锅内，文火炒至微鼓起，均匀地淋入稀释后的炼蜜液，再拌炒至蜜液被吸收，松散，不粘手，取出，摊晾，凉透后及时收藏。每 100 kg 瓜蒌子，用炼蜜 5 kg。

清炒瓜蒌子 将净瓜蒌子置于热锅中，文火炒至表面发黄且微鼓起时取出，放凉。

瓜蒌子仁霜 将净瓜蒌子去壳取仁，碾成泥状，用吸油纸包严，经微热后，压去油脂，不断换纸，至纸上不再出现油痕时，碾细，过箩；或用布包严，置笼内蒸至上气，压去油脂，碾细，过箩，取粉末备用。

【成品性状】

瓜蒌子（图 2-35A） 呈扁平椭圆形或长方椭圆形，长 1.2~1.9 cm，宽 0.6~1.0 cm，厚 0.25~0.35 cm。表面浅棕色至棕褐色，沿边缘有一圈沟纹。顶端较尖或宽而略方，有种脐，基部钝圆或较狭。种皮坚硬，种仁外被绿色薄膜，内为黄白色，富油性。气微，味淡。

蜜瓜蒌子（图 2-35B） 形如瓜蒌子，形体鼓起，色泽

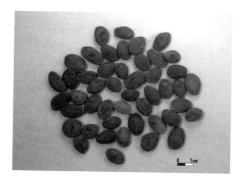

⬤ 图 2-35A 瓜蒌子

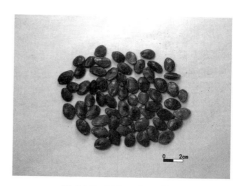

⬤ 图 2-35B 蜜瓜蒌子

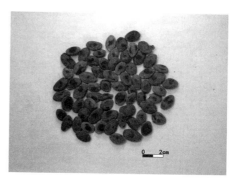

⬤ 图 2-35C 清炒瓜蒌子

黄褐，微显光泽，微香，味甜。

清炒瓜蒌子（图 2-35C） 形如瓜蒌子，形体鼓起，具焦斑，微有香气。

瓜蒌子仁霜（图 2-35D） 为松散的黄白色粉末。

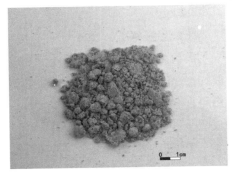

△图 2-35D 瓜蒌子仁霜

36. 瓜蒌皮

【来源】本品为葫芦科植物栝楼 *Trichosanthes kirilowii* Maxim. 或双边栝楼 *Trichosanthes rosthornii* Harms. 的干燥成熟果皮。主产于山东、安徽、河南、四川等地。秋季采摘成熟果实，剖开，除去果瓤及种子，阴干。以外表面橙黄色、内表面黄白色、不破碎、肉厚者为佳。

【炮制方法】

瓜蒌皮 除去杂质，洗净，润透，切丝，干燥。

清炒瓜蒌皮 将净瓜蒌皮置热锅内，文火炒至表面变深橙黄色、内表面黄色时取出，放凉。

蜜瓜蒌皮 将炼蜜用适当开水稀释后，加入净瓜蒌皮丝中拌匀，稍润，置热锅内，文火炒至表面呈棕黄色、微带焦斑时取出，摊晾，凉透后及时收藏。每 100 kg 瓜蒌丝，用炼蜜 12 kg。

【成品性状】

瓜蒌皮（图 2-36A） 本品呈丝片状，长 5~10 cm，外表面橙黄色或橙红色，有光泽，内表面淡黄白色，质脆。具焦糖色，味淡，味酸。

清炒瓜蒌皮（图 2-36B） 形如瓜蒌皮，外表面深橙黄色，有光泽，具焦糖气，味淡，味酸。

蜜瓜蒌皮（图 2-36C） 形如瓜蒌皮丝或块。带黏性，呈棕黄色，微带焦斑，微显光泽。

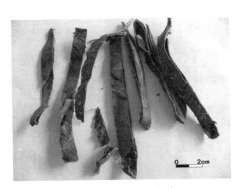

△图 2-36A 瓜蒌皮

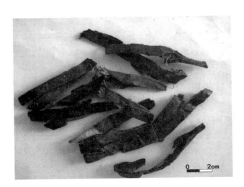

△图 2-36B 清炒瓜蒌皮

37. 冬瓜子

【来源】本品为葫芦科植物冬瓜 *Benincasa hispida*（Thunb.）Cogn. 的干燥成熟种子。均系栽培。全国各地均产。食用冬瓜时，掏出瓜瓤，取出成熟的种子，洗净，干燥。以白色、粒大、饱满、无杂质者为佳。

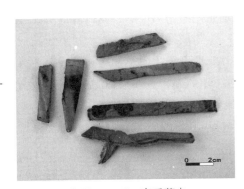

△图 2-36C 蜜瓜蒌皮

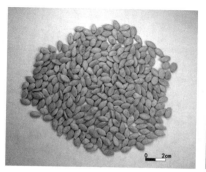

◆图2-37A　冬瓜子

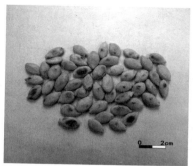

◆图2-37B　清炒冬瓜子

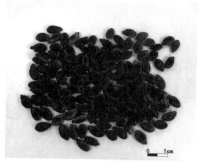

◆图2-37C　冬瓜子炭

【炮制方法】

冬瓜子　除去杂质及灰屑，洗净，干燥。

清炒冬瓜子　将净冬瓜子置锅内，文火炒至表面呈黄色、带焦黄色斑痕时取出，放凉。

冬瓜子炭　取净冬瓜子，置炒制容器内，用中火加热，炒至表面黑褐色、内部暗黄色时，取出，晾干，筛去碎屑。

【成品性状】

冬瓜子（图2-37A）　呈扁平的长椭圆形或卵圆形，长1.0~1.4 cm，宽0.5~0.8 cm，厚约0.2 cm。种皮黄白色，一端钝圆，另一端尖，尖端有两个小突起，边缘光滑（单边冬瓜子），或两面边缘均有一个环纹（双边冬瓜子）。子叶两片，白色，肥厚，有油性。体轻，无臭，味微甜。

清炒冬瓜子（图2-37B）　形如冬瓜子，种皮黄色，带焦黄色斑痕，微有香气。

冬瓜子炭（图2-37C）　形如冬瓜子，表面黑褐色，内面暗黄色。

38. 冬瓜皮

【来源】本品为葫芦科植物冬瓜 *Benincasa hispida*（Thunb.）Cogn. 的干燥外果皮。均系栽培。全国各地均产。食用冬瓜时，收集削下的外层果皮，洗净，干燥。以皮薄、条长、色灰绿、干燥、洁净者为佳。

【炮制方法】除去杂质，拣净霉烂果皮及瓜蒂，洗净，稍晾，切宽丝或小块，干燥。

【成品性状】本品呈丝状或不规则的碎块状，丝宽0.6~1.0 cm，多向内卷曲。外表面灰绿色或黄白色，内表面较粗糙，有的可见筋脉状维管束。体轻，质脆。无臭，味淡（图2-38）。

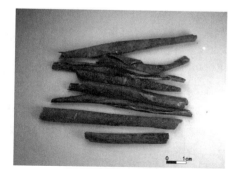

◆图2-38　冬瓜皮

39. 冬葵果

【来源】本品为锦葵科植物冬葵 *Malva verticillata* L. 的干燥成熟果实。全国各地均产。秋季果实成熟时采收，以子粒饱满、干燥无杂质者为佳。

【炮制方法】除去杂质，筛去灰屑。

【成品性状】呈圆形扁平之橘瓣状或微呈肾形，细小，直径 0.15~0.20 cm，较薄的一边中央凹下，外表为棕黄色的包壳（果皮），具环形细皱纹，搓去皮壳后，种子呈棕褐色，质坚硬，破碎后微有香味。以颗粒饱满、坚老者为佳（图 2-39）。

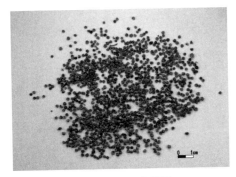

△图 2-39　冬葵果

40. 母丁香

【来源】本品为桃金娘科植物丁香 *Eugenia caryophyllata* Thunb. 的干燥果实。多系栽培。主产于马来西亚、印度尼西亚、桑给巴尔等地。我国也有栽培。果实近成熟时采收，阴干。以个大、完整、油性大、气味浓者为佳。

【炮制方法】去净杂质，筛去灰屑。

【成品性状】本品呈卵圆形或椭圆形，长 2~3 cm，直径 0.6~1.0 cm。表面棕褐色或微带土红色粉末，粗糙，多细皱纹。顶端有 4 个分裂的萼片，向内弯曲成钩状。基部具果柄残基。果皮与种皮呈薄壳状。内有倒卵形种仁，暗棕色。气微香，味辛辣（图 2-40）。

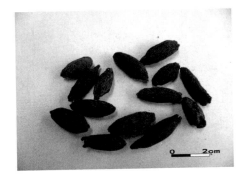

△图 2-40　母丁香

41. 丝瓜络

【来源】本品为葫芦科植物丝瓜 *Luffa cylindrica*（L.）Roem. 的干燥成熟果实的维管束。均系栽培。主产于江苏、浙江等地。夏、秋季果实成熟，果皮变黄，内部干枯时采摘，除去外皮及果肉，洗净，干燥，除去种子。以个大、色黄白、体柔软、不带外皮、内无种子、不破碎者为佳。

【炮制方法】

丝瓜络　去净杂质及残留的种子、外皮，切段。

清炒丝瓜络　将净丝瓜络段置热锅内，文火炒至表面深黄色时，喷淋清水，灭尽火星，取出，及时摊晾，凉透。

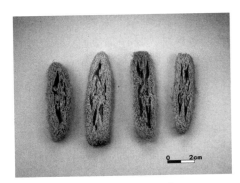

△图 2-41A　丝瓜络

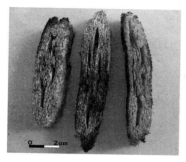

△图 2-41B　清炒丝瓜络

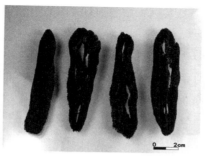

△图 2-41C　丝瓜络炭（炒炭）

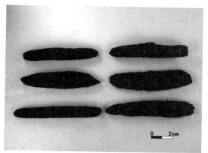

△图 2-41D　丝瓜络炭（焖煅）

丝瓜络炭（炒炭）　将净丝瓜络段置热锅内，武火炒至表面焦黑色、内部焦褐色时喷淋清水，灭尽火星，取出，及时摊晾，凉透。

丝瓜络炭（焖煅）　取净丝瓜络段置煅药锅内，加盖，盐泥密封，在高温缺氧条件下，焖煅至透，待锅凉透后，开锅取出。

【成品性状】

丝瓜络（图 2-41A）　为筋络（维管束）交织而成的网状小段，长 3~7 cm，表面淡黄白色，体轻，质韧，有弹性，不能折断。气微，味淡。

清炒丝瓜络（图 2-41B）　形如丝瓜络段，表面深黄色。

丝瓜络炭（炒炭）（图 2-41C）　形如丝瓜络段，表面焦黑色，内部焦褐色。

丝瓜络炭（焖煅）（图 2-41D）　形如丝瓜络段，表面、内部焦黑色。

42. 地肤子

【来源】本品为藜科植物地肤 *Kochia scoparia*（L.）Schrad. 的干燥成熟果实。栽培或野生。主产于江苏、山东、河南、河北等地。秋季果实成熟时，割取全株，晒干，打下果实，除去杂质。以颗粒饱满、灰绿者为佳。

【炮制方法】去净杂质，筛去灰屑。

【成品性状】本品为扁球状五角星形，直径 0.1~0.3 cm。外被宿存花被，表面灰绿色或浅棕色，周围具膜质小翅 5 枚，背面中心有微突起的点状果梗痕及放射状脉纹。果皮膜质，半透明。种子扁卵形，长约 0.1 cm，黑色。气微，味微苦（图2-42）。

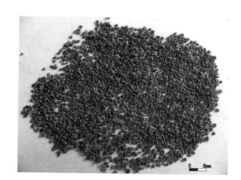

△图 2-42　地肤子

43. 亚麻子

【来源】本品为亚麻科植物亚麻 Linum usitatissimum L. 的干燥成熟种子。多系栽培。主产于辽宁、吉林、黑龙江、内蒙古等地。秋季果实成熟时，割取全株，干燥，打下种子，除去杂质，再干燥。以饱满、光亮、色红棕者为佳。

【炮制方法】

亚麻子 去净杂质，筛去灰屑。

清炒亚麻子 将净亚麻子置热锅内，文火炒至表面色泽加深、有香气逸出时取出，放凉。

【成品性状】

亚麻子（图 2-43A） 呈扁平卵圆形，长 0.4~0.6 cm，宽 0.2~0.3 cm。表面红棕色或灰褐色，平滑有光泽，一端钝圆，另一端尖而略偏斜。种皮薄脆，胚乳膜质，棕色，子叶 2 片，黄白色，富油性。无臭，嚼之有豆腥味。

清炒亚麻子（图 2-43B） 形如亚麻子，略突起，色泽加深，有香气。

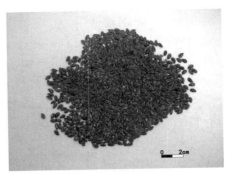

△图 2-43A 亚麻子

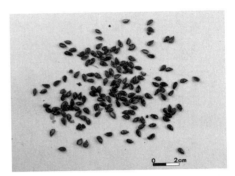

△图 2-43B 清炒亚麻子

44. 肉豆蔻

【来源】本品为肉豆蔻科植物肉豆蔻 Myristica fragrans Houtt. 的干燥种仁。均系栽培。主产于马来西亚、印度尼西亚等地。我国广东、云南等省有引种栽培。每年 4~6 月及 11~12 月各采一次果实，除去果皮及假种皮，再敲脱黑色坚硬的种皮，取出种仁，用石灰乳浸一天后，取出，低温干燥。以个大、体重、坚实、香气浓者为佳。

【炮制方法】

肉豆蔻 除去杂质及灰屑，洗净，干燥。

煨肉豆蔻 ①将麦麸皮或滑石粉置锅内，文火炒热后，倒入净肉豆蔻，缓缓翻动，煨炒至变色、泛油并透出芳香气味时取出，筛去辅料，放凉。每 100 kg 肉豆蔻，用麦麸皮 40 kg；或用滑石粉能将肉豆蔻全部掩埋，并剩余部分为宜。②将面粉用清水和成面团，压成薄饼状，用面饼将肉豆蔻逐个包裹，皮厚约 1.5 cm，晾至半干；或用清水将肉豆蔻渍湿，如水泛丸法（似滚元宵），包裹面粉 3~4 层，晾至半干，投入已炒热的滑石粉中，煨炒至面皮呈焦黄色、透出芳香

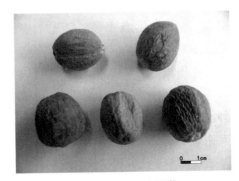

△图 2-44A 肉豆蔻

气味时取出，筛去滑石粉，剥去面皮，放凉；或趁热剥去面皮，放凉。每 100 kg 净肉豆蔻，用滑石粉 50 kg。③用面饼包裹好的肉豆蔻，投入余火炭中，煨炒至面皮呈焦黑色、透出芳香气味时取出，

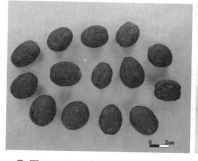
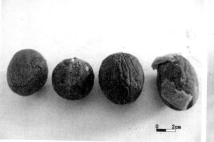
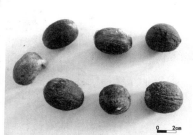

⬤ 图 2-44B　煨肉豆蔻（麸煨）　　⬤ 图 2-44C　面煨肉豆蔻（滑石粉煨）　⬤ 图 2-44D　面煨肉豆蔻（余火炭煨）

剥去面皮，放凉；或趁热剥去面皮，放凉。余火炭以煨时能将肉豆蔻全部掩埋并剩余部分为宜。

【成品性状】

肉豆蔻（图 2-44A）　呈卵圆形或椭圆形，长 2.0~3.5 cm，宽 1.5~2.5 cm。表面灰黄色或灰棕色，有网状沟纹，质坚硬。气芳香而强烈，味辛辣而微苦。

煨肉豆蔻　形如肉豆蔻，色泽加深，显油性；呈卵圆形或椭圆形厚片，片面呈大理石样纹理，显油性。香气更浓，味辛辣而微苦（图 2-44B，C，D）。

45. 决明子

【来源】本品为豆科植物决明 *Cassia obtusifolia* L. 或小决明 *Cassia tora* L. 的干燥成熟种子。栽培或野生。主产于安徽、江苏、广西、四川、云南等地。秋季采收成熟果实，晒干，打下种子，除去杂质。以颗粒饱满、色绿棕者为佳。

【炮制方法】

决明子　除去杂质，洗净，干燥。

清炒决明子　将净决明子置锅内，文火炒至微鼓起、有香气逸出时取出，放凉。

【成品性状】

决明子（图 2-45A）　略呈菱形或短圆柱形，两端平行倾斜，长 0.3~0.7 cm，宽 0.2~0.4 cm。表面绿棕色或暗棕色，平滑有光泽。背腹面各有一条突起的棱线，棱线两侧有线形凹纹。质坚硬，种皮薄，子叶黄色。气微，味微苦。小决明呈短圆柱形，较小，长 0.3~0.5 cm，宽 0.2~0.3 cm。表面棱线两侧有浅黄棕色带。

清炒决明子（图 2-45B）　形如决明子，微鼓起，色泽加深，带焦斑，有香气。

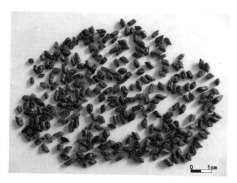

⬤ 图 2-45A　决明子

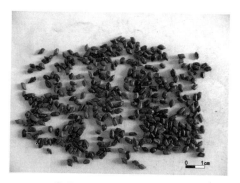

⬤ 图 2-45B　清炒决明子

46. 红豆蔻

【来源】本品为姜科植物大高良姜 *Alpinia galanga* Willd. 的干燥成熟果实。野生或栽培。主产于广东、广西、云南等地。秋季果实变红时采摘，除去杂质，晒干或阴干。以粒大、饱满、味辛辣、不破碎者为佳。

【炮制方法】去净杂质，筛去灰屑。

【成品性状】本品呈椭圆球形或长球形，长 0.7~1.2 cm，直径 0.5~0.7 cm。表面红棕色或枣红色，略皱缩。果皮薄，易破碎。内含 6 粒种子，呈扁圆四面形或三角多面形，黑棕色或红棕色，微有光泽，外附一层白色薄膜，胚乳灰白色。气香，味辛辣（图 2-46）。

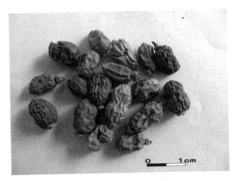

⊙ 图 2-46　红豆蔻

47. 麦芽

【来源】本品为禾本科植物大麦 *Hordeum vulgare* L. 的干燥成熟果实经发芽干燥而得。全国各地均产。以芽完整、色淡黄者为佳。

【炮制方法】

麦芽　取优质的净大麦（淡黄色、有光泽、无异味、子粒饱满。无水千粒重二棱大麦 35 kg 以上，四、六棱大麦 30 kg 以上，杂质 2% 以下），以水淘洗除去泥沙和浮麦，水浸 4 小时后，再以喷淋 6 小时、间歇 2 小时周而复始法浸麦至含水量达 41%~46%（两手指压挤麦粒裂开为止）。取出浸麦放置在水泥地板上铺平发芽。发芽室要求大小适宜（占地面积按大麦 30 kg/m² 计算），能排水、保温、保湿，光线阴暗。发芽过程室温宜保持在 8~16℃，麦温控制在 13~18℃，最高不得超过 20℃。水分的保持、温度和通风供给可通过调节喷水量、铺麦厚度、翻麦间隔时间和适当开闭通风扇等方法来控制，避免室外冷风直吹麦层。当 1%~3% 的幼芽露出麸皮，即停止发芽，取出晒干即得；或取优质净大麦，淘洗去泥沙和浮麦后，用水浸泡六七成透，捞出，置能排水的容器内，盖好，间隔淋水，控制温度、湿度近上法要求，至幼芽露出麸皮 0.5 cm 时，取出，晒干。

清炒麦芽　将净麦芽置锅内，文火炒至表面呈黄色、带焦黄斑点、香气逸出时取出，放凉，筛去灰屑。

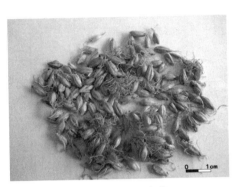

⊙ 图 2-47A　麦芽

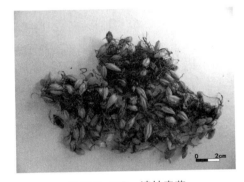

⊙ 图 2-47B　清炒麦芽

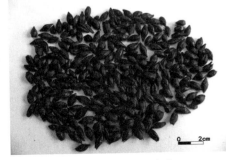

⊙ 图 2-47C　焦麦芽

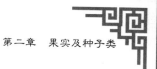

焦麦芽　将净麦芽至锅内，用中火炒至表面呈焦黄色、有焦香气逸出时取出，放凉，筛去灰屑。

【成品性状】

麦芽（图 2-47A）　呈梭形，长 0.8~1.2 cm，直径 0.3~0.4 cm。表面黄色或淡黄色，一端有幼芽黄棕色，皱缩或脱落，一段有纤细而弯曲的须根。破开内有黄白色大麦米一粒，粉质，气微，味微甜。

清炒麦芽（图 2-47B）　形如麦芽，表面深黄色或淡棕黄色，偶见焦黄斑，有香气。

焦麦芽（图 2-47C）　形如麦芽，表面焦黄色，有焦香气。

48. 赤小豆

【来源】本品为豆科植物赤小豆 *Vigna umbeuata* Ohwi et Ohashi 或赤豆 *Vigna angularis* Ohwi et Ohashi 的干燥成熟种子。均系栽培。全国大部分地区均产。秋季豆荚成熟而未开裂时，割取全株，晒干，打下种子，除去杂质，干燥。以体实、饱满、色紫红者为佳。

【炮制方法】除去杂质，洗净，干燥。

【成品性状】本品呈长圆形，稍扁，长 0.5~0.8 cm，直径 0.3~0.5 cm。表面紫红色，无光泽或微有光泽，一侧上端有白色突起的脐点，中间凹陷成纵沟，背面有一条不明显的棱脊。种仁两瓣，乳白色。气微，味微甘，嚼之有豆腥气（图 2-48）。

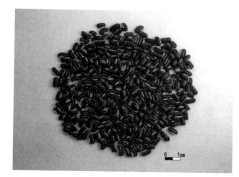

○图 2-48　赤小豆

49. 花椒

【来源】本品为芸香料植物青椒 *Zanthoxylum schinifolium* Sieb. et Zucc. 或花椒 *Zanthoxylum bungeanum* Maxim. 的干燥成熟果皮。野生或栽培。主产于河北、陕西、江苏、广东及东北等地。秋季采收成熟果实，晒干，除去种子、果柄及杂质。花椒以粒大、色紫红、香气浓郁者为佳。青椒以粒匀、色灰绿者为佳。

【炮制方法】

花椒　去净椒目、果柄及杂质。

清炒花椒　将净花椒置锅内，文火炒至变色、有香气逸出时取出，放凉。

【成品性状】

青椒（图 2-49A）　略呈球形，裂开两瓣状，直径 0.3~0.4 cm。外表灰绿色或暗绿色，散有多数油点及细密的网状隆起的皱纹。内表面类白色，光滑。气香，味微甜而辛。

花椒（图 2-49B）　呈球形，腹面裂开两瓣状，直径 0.4~0.5 cm。外表面紫红色或棕红色，散有多数疣状突起的油点，对光观察半透明；内表面淡黄色。香气浓，味麻辣而持久。

清炒花椒（图 2-49C）　形如花椒，表面色泽加深，香气浓郁。

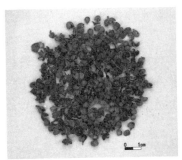
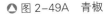
▲图2-49A 青椒

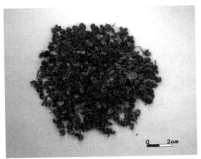
▲图2-49B 花椒

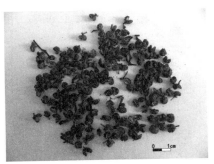
▲图2-49C 清炒花椒

50. 芥子

【来源】本品为十字花科植物白芥 *Sinapis alba* L. 或芥 *Brassica juncea*（L.）Czern. et Coss. 的干燥成熟种子。前者习称"白芥子"，后者习称"黄芥子"。均系栽培。全国大部分地区均产。夏末秋初果实成熟时，割取全株，干燥，打下种子，除去杂质。以个大、饱满、色黄白、匀整、纯净者为佳。

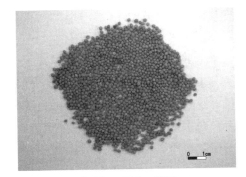
▲图2-50A 芥子

【炮制方法】

芥子 去净杂质，筛去灰屑。

清炒芥子 将净芥子置锅内，文火炒至表面呈深黄色、有香辣气逸出时取出，放凉。

【成品性状】

芥子（图2-50A） 呈类圆球形，直径0.15~0.25 cm，表面灰白色或淡黄色，有细微的网纹，一端有明显的点状种脐。种皮薄而脆，破裂后内有白色折叠的子叶，有油性。无臭，味辛辣。

清炒芥子（图2-50B） 形如芥子，表面呈深黄色，有裂纹，有香气。

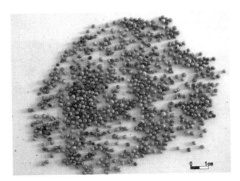
▲图2-50B 清炒芥子

51. 苍耳子

【来源】本品为菊科植物苍耳 *Xanthium sibiricum* Patr. 的干燥成熟带总苞的果实。野生或种植。主产于山东、江苏、湖北等地。秋季果实成熟时，割取全株，干燥，打下果实，去净梗叶及杂质。以粒大、饱满、色黄绿者为佳。

【炮制方法】

苍耳子　筛去灰屑，去除杂质（本品有毒）。

清炒苍耳子　将净苍耳子置锅内，文火炒至表面呈黄褐色、有香气逸出时取出，放凉，串去刺，筛净。

【成品性状】

苍耳子（图2-51A）　本品呈扁平纺锤形或扁平卵圆形，长1.0~1.5 cm，直径0.4~0.7 cm，有的已裂开，露出膜质种皮。表面呈黄褐色，全体无钩刺，有裂纹，质脆。气微香，味苦。

清炒苍耳子（图2-51B）　形如苍耳子，表面呈深褐色，偶见焦斑，气微香，味苦。

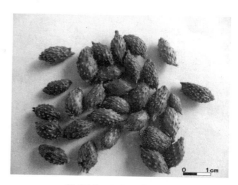

△图2-51A　苍耳子

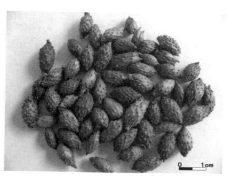

△图2-51B　清炒苍耳子

52. 芡实

【来源】本品为睡莲科植物芡 *Euryale ferox* Salisb. 的干燥成熟种仁。栽培或野生。主产于湖南、江苏、安徽、山东等地。秋末冬初采收成熟果实，除去果皮，取出种子，洗净，再除去硬壳（外种皮），干燥。以内种皮棕红色、断面白色、粉性足、无水碎末者为佳。

【炮制方法】

芡实　去杂质及硬壳。

麸芡实　先将锅用武火加热，均匀散入麸皮，待冒烟时，投入净芡实，急速翻搅，熏炒至表面呈黄色时，及时取出，筛去焦麸皮，放凉。每100 kg芡实，用麸皮10 kg。

清炒芡实　将净芡实置热锅内，用文火炒至表面呈黄色，有香气，取出，放凉。

【成品性状】

芡实（图2-52A）　呈类球形，多为半球形破粒，完整者直径0.5~0.8 cm。表面有棕红色内种皮，一端黄白色，有凹点状种脐痕，除去内种皮显白色。质较硬，断面白色，粉性。无臭，味淡。

麸芡实（图2-52B）　形如芡实，表面呈焦黄色，有焦麸香气。

清炒芡实（图2-52C）　形如芡实，表面呈微黄色，有香气。

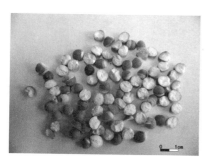

△图2-52A　芡实

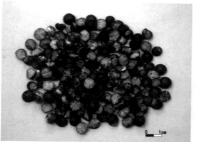

△图2-52B　麸芡实

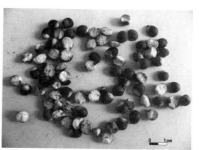

△图2-52C　清炒芡实

53. 连翘

【来源】本品为木犀科植物连翘 *Forsythia suspensa*（Thunb.）Vahl 的干燥果实。栽培或野生。主产于山西、河南、陕西、山东等地。秋季果实初熟尚带绿色时采收，除去杂质，蒸熟，晒干，习称"青翘"；果实熟透时采收，晒干，除去杂质，习称"老翘"。青翘以色青绿、不开裂者为佳；老翘以色较黄、壳厚、无种子者为佳。

【炮制方法】去净杂质及枝梗，筛去脱落的种子及灰屑。

【成品性状】本品呈长卵形至卵形，或自顶端开裂，或裂成两瓣。长 1.5~2.5 cm，直径 0.5~1.3 cm。表面有不规则的纵皱纹及多数凸起的小斑点，两面各有一条明显的纵沟。青翘多不开裂，表面绿褐色，凸起的灰白色小斑点较少。老翘自尖端开裂或裂成两瓣，表面黄棕色或红棕色，内表面多为浅黄棕色。质硬脆。微有香气，味苦（图2-53A，B）。

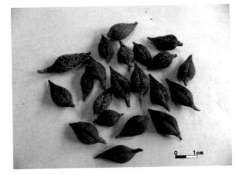

△图2-53A 青翘

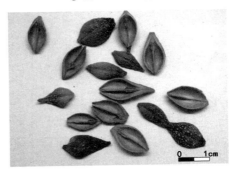

△图2-53B 老翘

54. 吴茱萸

【来源】本品为芸香科植物吴茱萸 *Euodia rutaecarpa*（Juss.）Benth.、石虎 *Euodia rutaecarpa*（Juss.）Benth. var. *officinalis*（Dode）Huang 或 疏 毛 吴 茱 萸 *Euodia rutaecarpa*（Juss.）Benth. var. *bodinieri*（Dode）Huang 的干燥近成熟果实。多系栽培。主产于贵州、广西、湖南、云南、陕西、浙江、四川等地。秋季果实呈茶绿色而心皮尚未分离时采摘，剪下果枝，干燥除去枝梗及杂质。以饱满、坚实、色绿、香气浓烈者为佳。

【炮制方法】

吴茱萸　去净果柄、枝梗及杂质。

制吴茱萸　将净甘草片置锅内，加水适量，煎煮2次，去渣，合并2次煎液，趁热加入净吴茱萸内拌匀，稍润，待甘草汁液被吸尽后，文火炒干，取出，放凉。每100 kg吴茱萸，用甘草6 kg。

盐吴茱萸　将净吴茱萸用食盐水拌匀，闷润至盐水被吸尽，置锅内，用文火炒至变色，取出，放凉。每100 kg吴茱萸，用食盐2 kg。

△图2-54A 吴茱萸

连吴茱萸　将净黄连片置锅内，加水适量，煎煮2次，去渣，合并2次煎液，趁热加入净吴茱萸中拌匀，稍润，待黄连汁液被吸尽后，文火炒干，取出，放凉。每100 kg吴茱萸，用黄连10 kg。

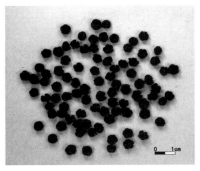

图 2-54B　制吴茱萸

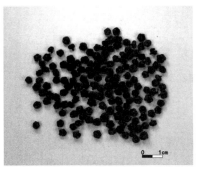

图 2-54C　盐吴茱萸

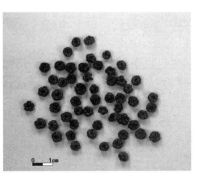

图 2-54D　连吴茱萸

【成品性状】

吴茱萸（图 2-54A）　呈扁球形或略呈五角星状扁球形，直径 0.2~0.5 cm。表面暗黄绿色或绿黑色，粗糙，有许多点状突起或凹下的油点。顶端有五角星状的裂隙，基部残留果柄痕。质硬而脆。气香浓烈，味辛辣而微苦。

制吴茱萸（图 2-54B）　形如吴茱萸，表面变深，气味稍淡。

盐吴茱萸（图 2-54C）　形如吴茱萸，表面变深，味微咸。

连吴茱萸（图 2-54D）　形如吴茱萸，色泽稍深，味苦。

55. 佛手

【来源】本品为芸香科植物佛手 *Citrus medica* L. var. *sarcodactylis* Swingle 的干燥果实。均系栽培。主产于四川、广东、广西、云南、福建等地。秋季果实变黄或尚未变黄前采收，纵切成薄片，晒干或低温干燥。以片大、绿皮白肉、香气浓郁者为佳。

【炮制方法】去净杂质。

【成品性状】本品为类椭圆形、卵圆形的薄片或丝状片，大小不一，长 6~10 cm，宽 3~7 cm，厚 0.2~0.4 cm。顶端稍宽，常有 3~5 个手指状的裂瓣，外皮绿色或橙黄色，

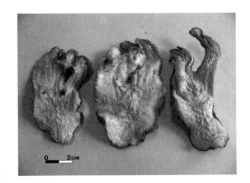

图 2-55　佛手

有皱纹及油点。果肉浅黄白色，有凹凸不平的筋脉点或线纹（维管束）。亦有切制成丝者。质脆而硬，易折断。气香，味微甜后苦（图 2-55）。

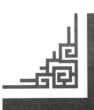

56. 谷芽

【来源】本品为禾本科植物粟 *Setaria italica*（L.）Beauv. 的成熟果实经发芽干燥而得。全国各地均产。以色黄、有幼芽、颗粒均匀者为佳。

【炮制方法】

谷芽 取净粟谷，用水浸泡至六七成透，捞出，置能排水的容器内，覆盖，每日淋水 1~2 次，保持适宜的温、湿度。待须根长至约 0.4 cm 时，取出，晒干。

清炒谷芽 将净谷芽置锅内，文火炒至表面呈深黄色、香气逸出时取出，放凉。

焦谷芽 将净谷芽置锅内，中火炒至表面呈深褐色、有焦香气逸出时取出，放凉。

【成品性状】

谷芽（图 2-56A） 呈类圆球形，直径约 0.2 cm。外壳为革质的麸皮，淡黄色，多数裂开，初生的细须根 0.1~0.4 cm。剥去麸皮，内含淡黄色或黄白色颖果（小米）粒，质坚。气无，味微甘。

清炒谷芽（图 2-56B） 形如谷芽，表面呈深黄色，有焦黄色斑点，具香气。

焦谷芽（图 2-56C） 形如谷芽，表面呈焦黄色，有焦香气。

57. 沙苑子

【来源】本品为豆科植物扁茎黄芪 *Astragalus complanatus* R. Brown. 的干燥成熟种子。栽培或野生。主产于陕西、河北、山西等地。秋末冬初种子成熟而果实尚未裂开时，割取植株。晒干，打下种子，除去杂质，干燥。以粒大、饱满、绿褐色者为佳。

【炮制方法】

沙苑子 除去杂质，筛去灰屑，洗净，干燥。

盐沙苑子 将净沙苑子用食盐水拌匀，稍闷，置锅内，文火炒至鼓起、有香气逸出时取出，放凉。每 100 kg 沙苑子，用食盐 2 kg。

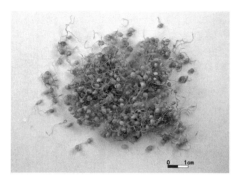

▲ 图 2-56A 谷芽

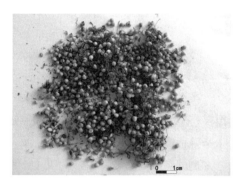

▲ 图 2-56B 清炒谷芽

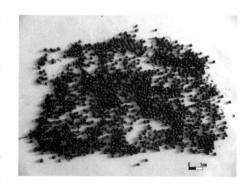

▲ 图 2-56C 焦谷芽

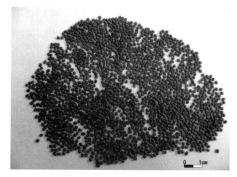

▲ 图 2-57A 沙苑子

【成品性状】

沙苑子（图 2-57A）　略呈肾形而稍扁，长 0.20~
0.25 cm，宽 0.15~0.20 cm，厚约 0.1 cm。表面绿褐色或灰褐
色，光滑，脐部微向内凹陷。质坚硬，破开内为浅黄色。气微，
味淡，嚼之有豆腥气。

盐沙苑子（图 2-57B）　形如沙苑子，表面鼓起，色泽
略深，气微香，味微咸。

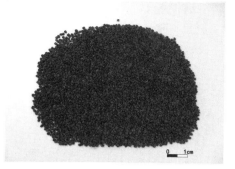

▲ 图 2-57B　盐沙苑子

58. 诃子

【来源】 本品为使君子科植物诃子 *Terminalia chebula* Retz. 或绒毛诃子 *Terminalia chebula* Retz.
var. *tomentella* Kurt. 的干燥成熟果实。多系栽培。主产于云南、广东、广西等地。秋、冬季采摘成熟
果实，干燥。以粒大、质坚实、肉厚、外皮黄棕色、微皱、有光泽者为佳。

【炮制方法】

诃子　除去杂质，洗净，干燥。

诃子肉　取净诃子用清水浸泡 3~5 小时，捞出，闷润
至软，去核取肉，干燥。

清炒诃子肉　将净诃子肉置锅内，文火炒至深黄色，
取出，放凉。

煨诃子肉　将麸皮至锅内，文火炒热后，倒入诃子肉，
缓缓翻动，煨炒至焦黄色，透出芳香气味时，取出，筛去辅料，
放凉。每 100 kg 诃子肉，用麸皮 40 kg。

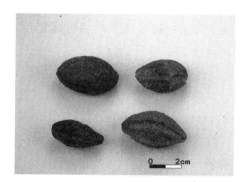

▲ 图 2-58A　诃子

【成品性状】

诃子（图 2-58A）　呈长圆形或卵圆形，长 2~4 cm，直径 2.0~2.5 cm。表面黄棕色或暗棕色，
略具光泽。有不规则的皱纹及 5~6 条纵棱线。质坚实。果核 1 枚，浅黄色，粗糙，坚硬。气微，味
酸涩而后甜。

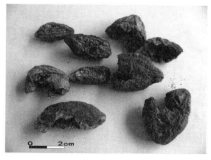

▲ 图 2-58B　诃子肉

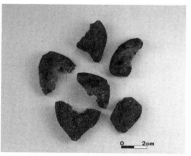

▲ 图 2-58C　清炒诃子肉

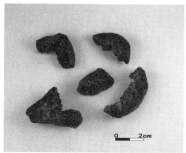

▲ 图 2-58D　煨诃子肉

诃子肉（图2-58B）　呈不规则的粒块状，肉厚0.2~0.4 cm，黄棕色或黄褐色。具棱线及皱纹。无果核。气微，味酸涩而后甜。

清炒诃子肉（图2-58C）　形如诃子肉，表面色泽加深，带焦斑，质脆，微有香气。

煨诃子肉（图2-58D）　表面深棕色，质地较松脆，略有香气。

59. 补骨脂

【来源】本品为豆科植物补骨脂 *Psoralea corylifolia* Linn. 的干燥成熟果实。多系栽培。主产于河南、四川、安徽、陕西等地。秋季果实成熟时采摘果序，干燥，搓下果实，除去杂质。以颗粒饱满、黑褐色者为佳。

【炮制方法】

补骨脂　除去杂质，筛去灰屑。

盐补骨脂　将净补骨脂用食盐水拌匀，闷润，置锅内，文火炒至微鼓起、有香气逸出时取出，放凉。每100 kg补骨脂，用食盐2 kg。

【成品性状】

补骨脂（图2-59A）　呈肾形略扁，长0.3~0.5 cm，宽0.2~0.4 cm，厚约0.15 cm。表面黑褐色或灰褐色，有微细的网纹，质坚硬。破开内有黄白色种仁，有油性。气微香，味辛、微苦。

盐补骨脂（图2-59B）　形如补骨脂，形体微鼓起，色泽加深。气微香，味微咸。

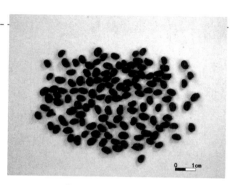

△ 图2-59A　补骨脂

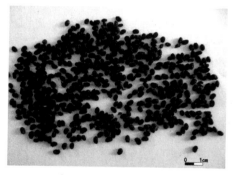

△ 图2-59B　盐补骨脂

60. 陈皮

【来源】本品为芸香科植物橘 *Citrus reticulata* Blanco 及其栽培变种的干燥成熟果皮。均系栽培。主产于四川、福建、广东、浙江等地。果实成熟时采摘，剥去外层果皮，阴干或低温干燥。以瓣大、整齐、色鲜艳、质柔软、香气浓者为佳。

【炮制方法】

陈皮　除去杂质，抢水洗净，稍润，切丝，晒干或低温干燥。

土陈皮　先将锅用文火加热，放入灶心土细粉，待翻动土粉至较滑利时，再倒入净陈皮丝，翻炒至表面挂匀土粉、微带焦斑时及时取出，筛去土粉，放凉。每100 kg陈皮丝，用灶心土细粉20 kg。

陈皮炭　将净陈皮丝置热锅内，中火炒至表面呈黑褐色时，喷淋清水少许，灭尽火星，取出，及时摊晾，凉透。

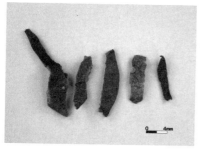

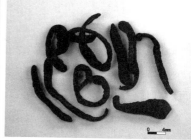

　　● 图 2-60A　陈皮　　　　　　　● 图 2-60B　土陈皮　　　　　　　● 图 2-60C　陈皮炭

【成品性状】

　　陈皮（图 2-60A）　呈不规则的丝状片，丝宽 0.3 cm，厚 0.1~0.4 cm。表面红黄色、橘红色或浅黄白色。质稍硬而脆。气香，味辛、苦。

　　土陈皮（图 2-60B）　形如陈皮丝，表面挂匀土粉，带焦斑。质脆易碎，略有焦土气。

　　陈皮炭（图 2-60C）　形如陈皮丝，表面呈黑褐色，内部棕褐色。质松脆易碎。气微，味淡。

61. 青皮

　　【来源】本品为芸香科植物橘 *Citrus reticulata* Blanco 及其栽培变种的干燥未成熟果实的果皮或幼果。均系栽培。主产于广东、广西、福建、浙江、四川、云南、贵州、江西、湖南等地。5~6 月收集脱落的幼果，晒干，习称"个青皮"；7~8 月采收未成熟的果实，在果皮上纵剖成四瓣至基部，除尽瓤瓣，晒干，习称"四花青皮"。个青皮以坚实、皮厚、香气浓者为佳；四花青皮以皮黑绿色、内面色黄白、油性足、香气浓者为佳。

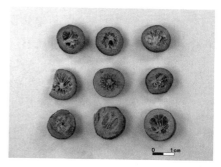

● 图 2-61A　青皮

【炮制方法】

　　青皮　除去杂质，洗净，润透，切丝或薄片，晒干。

　　醋青皮　将净青皮丝或片用米醋拌匀闷润，置锅内，文火炒干，取出，放凉。每 100 kg 青皮丝或片，用米醋 15 kg。

　　麸青皮　先将锅用武火加热，均匀撒入麦麸皮，待冒烟时倒入净青皮丝或片，中火拌炒至表面显深黄色、有香气逸出时迅速取出，筛去焦麸皮，放凉。每 100 kg 青皮片，用麦麸 10 kg。

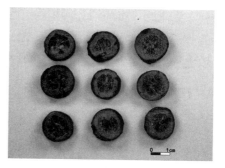

● 图 2-61B　醋青皮

【成品性状】

青皮（图 2-61A） 四花青皮呈不规则的片状，宽约 0.3 cm，厚 0.1~0.2 cm。外表面呈灰绿色或黑绿色；内表面类白色或黄白色，质稍硬。个青皮呈类圆形薄片，厚约 0.2 cm。切面果皮黄白色或淡黄棕色，瓢囊淡棕色，质硬。气香，味苦、辛。

醋青皮（图 2-61B） 形如青皮片，色泽加深，微有醋气。

麸青皮（图 2-61C） 形如青皮丝或片，色泽加深。

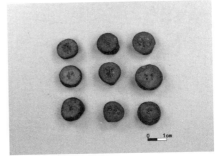

▲ 图 2-61C　麸青皮

62. 青葙子

【来源】本品为苋科植物青葙 *Celosia argentea* L. 的干燥成熟种子。野生或栽培。全国大部分地区均产。秋季果实成熟时，割取全株或果穗，干燥，收集种子，除去杂质，干燥。以颗粒饱满、色黑、光亮者为佳。

【炮制方法】

青葙子 去净杂质，筛去灰屑。

清炒青葙子 将净青葙子置锅内，文火炒至有爆声、大部分爆花、香气逸出，取出，放凉。

【成品性状】

青葙子（图 2-62A） 呈扁圆形，少数呈圆肾形，直径 0.10~0.15 cm。表面黑色或红黑色，光亮，中间微隆起，侧边微凹处有种脐。种皮薄而脆。无臭，无味。

清炒青葙子（图 2-62B） 形如青葙子，形体微鼓起，偶爆花，有香气。

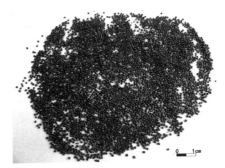

▲ 图 2-62A　青葙子

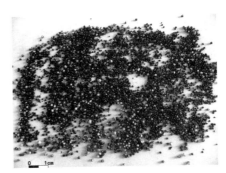

▲ 图 2-62B　清炒青葙子

63. 苦石莲

【来源】本品为豆科植物南蛇簕 *Caesalpinia minax* Hance 的种子。野生或栽培。主产于云南、广西。8~9 月采成熟果实，取出种子，晒干。以黑褐色、颗粒饱满者为佳。

【炮制方法】除去杂质，洗净，干燥。

【成品性状】本品呈椭圆形或长圆形，两端钝圆，长 1.2~2.2 cm，直径 0.7~1.2 cm，外面黑褐色或暗棕色，光滑，有的具细密的环状横纹或横裂纹，基部有珠柄残基，旁有小圆形的合点。质坚硬，不易破开。种皮厚约 0.1 cm，内表面灰黄色，平滑而

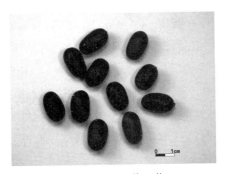

▲ 图 2-63　苦石莲

光泽；除去种皮，可见 2 片棕色肥厚的子叶，富油质，子叶中间有浅棕色的胚芽及胚根。气微，味极苦（图 2-63）。

64. 苦杏仁

【来源】本品为蔷薇科植物山杏 *Prunus armeniaca* L. var. *ansu* Maxim.、西伯利亚杏 *Prunus sibirica* L.、东北杏 *Prunus mandshurica*（Maxim.）Koehne 或杏 *Prunus armeniaca* L. 的干燥成熟种子。主产于我国东北及河北、陕西、山西等地。夏季果实成熟时采摘，除去果肉及核壳，收取种仁，干燥。以颗粒均匀、饱满、完整、味苦者为佳（本品有小毒）。

【炮制方法】

苦杏仁　除去杂质、残留的硬壳及霉烂者，筛去灰屑。

焯苦杏仁　将适量的净苦杏仁投入沸水中，烫至外皮微皱时捞出，搓去种皮，及时晒干。

炒苦杏仁　将净焯苦杏仁置锅内，文火炒至有焦斑、种仁表面呈淡黄色并透出浓郁的香气时取出，放凉。

蒸苦杏仁　将净焯苦杏仁平铺于蒸笼内，厚度不超过 5 cm，再将笼屉置沸水锅上，蒸 20~30 分钟，取出，干燥。

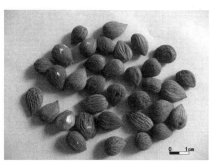

△ 图 2-64A　苦杏仁

【成品性状】

苦杏仁（图 2-64A）　呈扁心形，长 1.0~1.9 cm，宽 0.8~1.5 cm，厚 0.5~0.8 cm。种皮黄棕色或深棕色。有微细纵皱。顶端尖，底部钝圆肥厚，左右不对称。尖端一侧有短线形种脐，圆端合点处散出多数脉纹。种仁两瓣，乳白色，富油性。气微，味苦，有特殊的香气。

焯苦杏仁（图 2-64B）　形如苦杏仁，种仁表面显乳白色。

清炒苦杏仁（图 2-64C）　种仁有焦斑，表面呈深棕色，香气浓郁。

蒸苦杏仁（图 2-64D）　形如苦杏仁，种仁表面显黄白色。

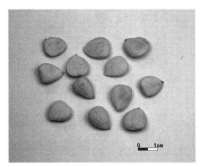

△ 图 2-64B　焯苦杏仁

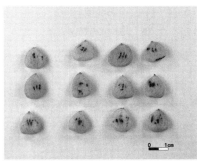

△ 图 2-64C　清炒苦杏仁

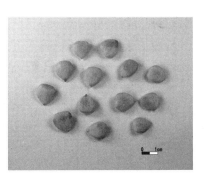

△ 图 2-64D　蒸苦杏仁

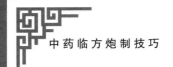

65. 苘麻子

【来源】本品为锦葵科植物苘麻 *Abutilon theophrasti* Medic. 的干燥成熟种子。均系栽培。全国各地均产。秋季采收成熟果实，晒干，打下种子，除去杂质及果皮。以子粒饱满、无杂质者为佳。

【炮制方法】除去杂质，筛去灰屑。

【成品性状】本品呈三角状肾形，长 0.35~0.60 cm，宽 0.25~0.45 cm，厚 0.1~0.2 cm。表面灰黑色或暗褐色，有白色稀疏绒毛，边缘凹陷处具淡棕色的种脐，四周有放射状细纹，质坚硬。气微，味淡（图 2-65）。

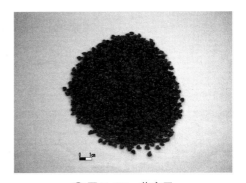

△ 图 2-65　苘麻子

66. 郁李仁

【来源】本品为蔷薇科植物欧李 *Prunus humilis* Bge.、郁李 *Prunus japonica* Thunb. 或长柄扁桃 *Prunus pedunculata* Maxim. 的干燥成熟种子。前两种习称"小李仁"，后一种习称"大李仁"。野生或栽培。主产于东北、内蒙古、河北、山东、河南等地。夏、秋季采收成熟果实，除去果肉及核壳，取出种子，干燥。以粒饱满、完整、色黄白者为佳。

【炮制方法】

郁李仁　除去残留的硬壳及杂质。

清炒郁李仁　将净郁李仁置锅内，文火炒至表面呈深黄色或色泽加深、有香气逸出时取出，放凉。

【成品性状】

郁李仁（图 2-66A）　呈卵形，长 0.5~0.7 cm，直径 0.3~0.5 cm；或长 0.6~1.0 cm，直径 0.5~0.7 cm。表面黄白色、浅棕色或黄棕色，一端尖，另端钝圆。尖端一侧有线形种脐，圆端合点处向上具纵向脉纹。种皮薄，子叶 2 片，乳白色，富油性。气微，味微苦。

清炒郁李仁（图 2-66B）　形如郁李仁，表面呈深黄色或呈深棕色，有香气。

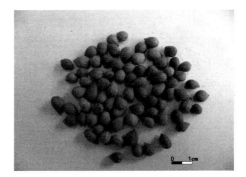

△ 图 2-66A　郁李仁

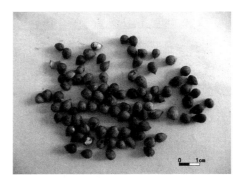

△ 图 2-66B　清炒郁李仁

67. 罗汉果

【来源】本品为葫芦科植物罗汉果 *Siraitia grosvenorii*
（Swingle）C. Jeffrey ex A. M. Lu et Z. Y. Zhang 的干燥成熟果实。
野生或栽培。主产于广西、江西、广东。秋季果实由嫩绿变深
绿时采摘，晾数天后，低温干燥。

【炮制方法】去净杂质。

【成品性状】本品呈卵形、椭圆形或球形，长 4.5~
8.5 cm，直径 3.5~7.0 cm。表面褐色、黄褐色或绿褐色，有深
色斑块及黄色柔毛，有的具 6~11 条纵纹。顶端有花柱残痕，
基部有果梗痕。体轻，质脆，果皮薄，易破。果瓤（中、内
果皮）海绵状，浅棕色。种子扁圆形，多数，长约 1.5 cm，
宽约 1.2 cm；浅红色至棕红色，两面中间微凹陷，四周有放
射状沟纹，边缘有槽。气微，味甜（图 2-67）。

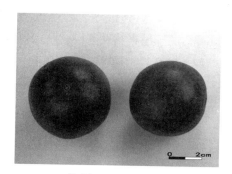

▲图 2-67　罗汉果

68. 使君子

【来源】本品为使君子科植物使君子 *Quisqualis indica*
L. 的干燥成熟果实。栽培或野生。主产于四川、福建、广东、
广西、江西等地。秋末种子成熟，果实变紫黑色时采摘，干燥。
以个大、表面紫黑色、具光泽、仁饱满、色黄白者为佳。

【炮制方法】

使君子　去净残留果柄及杂质。

使君子仁　取净使君子，除去外壳，取仁。

清炒使君子仁　将使君子仁置锅内，文火炒至表面呈黄
色、有香气逸出时取出，放凉。

【成品性状】

使君子（图 2-68A）　呈椭圆形或卵圆形，具 5 条纵棱，
偶有 4~9 棱，长 2.5~4.0 cm，直径约 2 cm。表面黑褐色至紫黑色，
平滑，微具光泽，顶端狭尖，基部钝圆，质坚硬。气微香，味
微甜。

使君子仁（图 2-68B）　呈长椭圆形或纺锤形，长约 2 cm，
直径约 1 cm。表面棕褐色或黑褐色，皱缩，有纵沟。种皮薄，
易剥离，剥离后露出黄白色子叶，有油性。气微香，味微甜。

清炒使君子仁（图 2-68C）　形如使君子仁，表面呈暗褐
色或黄色，有香气。

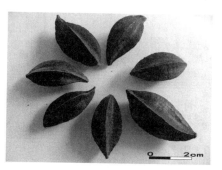

▲图 2-68A　使君子

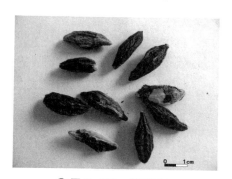

▲图 2-68B　使君子仁

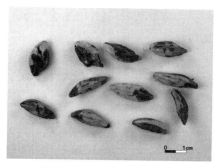

▲图 2-68C　清炒使君子仁

69. 金樱子

【来源】本品为蔷薇科植物金樱子 *Rosa laevigata* Michx. 的干燥成熟果实。野生或种植。主产于江苏、安徽、广东、广西、湖南、浙江、福建、江西等地。秋末果实成熟变红时采摘，干燥，除去毛刺。以个大、色红者为佳。

【炮制方法】

金樱子肉 金樱子除去杂质，洗净，略浸，润透，纵切两半，除去内侧毛、核，干燥。

蜜金樱子肉 先将炼蜜用适量开水稀释后，加入净金樱子肉中拌匀，闷润，置热锅内，用文火炒至表面红棕色、不粘手为度，取出，放凉。每 100 kg 金樱子肉，用炼蜜 5 kg。

【成品性状】

金樱子肉（图 2-69A） 为花托发育而成的假果，呈倒卵形纵剖瓣，长 2.0~3.5 cm，直径 1~2 cm，表面红黄色或红棕色，有突起的棕色小点。花托壁（果肉）厚 0.1~0.2 cm，内无毛与核，质硬。无臭，味甜，微酸涩。

蜜金樱子肉（图 69-B） 形如金樱子肉，表面色泽稍深，有光泽，味甜，有焦香气。

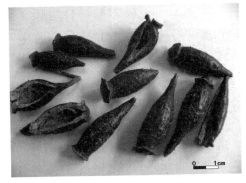

▲ 图 2-69A　金樱子肉

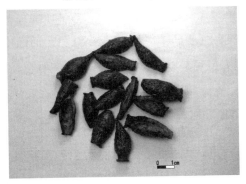

▲ 图 2-69B　蜜金樱子肉

70. 荜茇

【来源】本品为胡椒科植物荜茇 *Piper longum* L. 的干燥近成熟或成熟果穗。栽培或野生。主产于云南、广东等地。9 月果穗由绿变黑时采收，除去杂质，干燥。以身干、肥大、色黑褐、质坚、断面稍红者为佳。

【炮制方法】去净杂质及残存的果柄，筛去灰屑。

【成品性状】本品呈圆柱形，稍弯曲，由多数小浆果集合而成，长 2.5~5.0 cm，直径 0.3~0.5 cm。表面黑褐色或棕色，有斜向排列整齐的小突起，基部有果穗柄脱落的痕迹，质坚而脆。气香特异，味辛辣（图 2-70）。

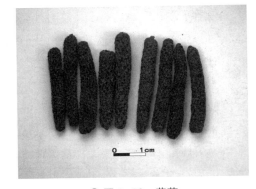

▲ 图 2-70　荜茇

71. 荜澄茄

【来源】本品为樟科植物山鸡椒 *Litsea cubeba*（Lour.）Pers. 的干燥成熟果实。野生或种植。主产于广西、浙江、江苏、安徽等地。秋季果实成熟时采收，去除杂质，干燥。以身干、个大、气味浓厚、油性足、无杂质者为佳。

【炮制方法】除去杂质及残留的果柄，洗净，干燥。

【成品性状】本品呈类球形，直径 0.3~0.6 cm。表面棕褐色或黑褐色，有网状皱纹。基部有果梗脱落的残痕。气芳香，味稍辣而微苦（图 2-71）。

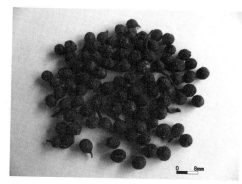

图 2-71　荜澄茄

72. 草豆蔻

【来源】本品为姜科植物草豆蔻 *Alpinia katsumadai* Hayata 的干燥近成熟种子。野生或种植。主产于海南、广西、广东、云南等地。夏、秋季采收略变黄的果实，晒至九成干，或用沸水略烫，晒至半干，除去果皮，取出种子团，干燥。以身干、个圆、均匀整齐、质坚实、无散碎者为佳。

【炮制方法】去净杂质及残留的果壳，筛去灰屑。

【成品性状】为类球形的种子团，直径 1.5~2.8 cm。表面灰褐色，中间有黄白色的隔膜，将种子团分成 3 瓣，每瓣有种子多数，粘连紧密，种子团略光滑。种子为卵圆状多面体，长 0.3~0.5 cm，直径约 0.3 cm，外被淡棕色膜

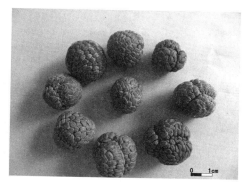

图 2-72　草豆蔻

质假种皮，种脊为 1 条纵沟，一端有种脐；质硬，将种子沿种脊纵剖两瓣，纵断面观呈斜心形，种皮沿种脊向内伸入部分约占整个表面积的 1/2，胚乳灰白色。气香，味辛、微苦（图 2-72）。

73. 草果

【来源】本品为姜科植物草果 *Amomum tsaoko* Crevost et Lemaire 的干燥成熟果实。野生或栽培。主产于广西、云南、贵州等地。秋季果实成熟时采收，除去杂质，晒干或低温干燥。以身干、个大、颗粒均匀、内部饱满、无破裂、气味浓者为佳。

【炮制方法】

草果　除去杂质，晒干或低温干燥。

草果仁　将净草果置锅内，文火炒至外壳焦黄色并微鼓起、有香气逸出时取出，稍凉，串压去壳，过筛取仁。

清炒草果仁　将净草果仁置锅内，文火炒至草果仁微鼓起、表面呈焦黄色时取出，放凉。

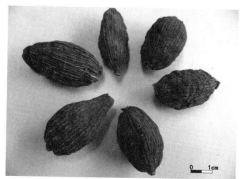

图 2-73A　草果

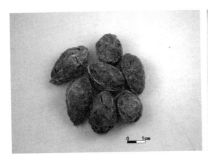

图 2-73B 草果仁

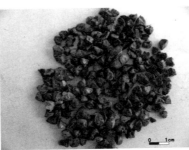

图 2-73C 清炒草果仁

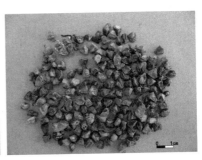

图 2-73D 姜草果仁

姜草果仁 取净草果仁，加姜汁与少量水的混合液，拌匀，用文火炒至色泽加深、姜汁被吸进时取出，放凉。草果每 100 kg，用鲜姜 10 kg 取汁。

【成品性状】

草果（图 2-73A） 呈椭圆形，具三钝棱，长 2~4 cm，直径 1.0~2.5 cm，顶端有一圆形突起，基部附有节果柄，表面灰棕色至红棕色，有显著纵沟及棱线。果皮有韧性，易纵向撕裂。

草果仁（图 2-73B） 种仁呈圆锥状多面体，表面红棕色，具灰白色膜质假种皮，种脊为一条纵沟，尖端有一凹状的种脐，质坚硬。具浓郁香气，味辛。

清炒草果仁（图 2-73C） 形如草果仁，表面呈焦黄色微鼓起，有特异香气。

姜草果仁（图 2-73D） 形如草果仁，色泽加深微鼓起，有姜的辛辣气味。

74. 茺蔚子

【来源】本品为唇形科植物益母草 *Leonurus japonicus* Houtt. 的干燥成熟果实。野生或栽培。全国大部分地区均产。秋季果实成熟时，割取地上部分，晒干，打下果实，除去杂质。以颗粒饱满、无杂质者为佳。

【炮制方法】

茺蔚子 除去杂质，洗净，干燥。

清炒茺蔚子 将茺蔚子置锅内，文火炒至微鼓起、有香气逸出时取出，放凉。

【成品性状】

茺蔚子（图 2-74A） 呈三棱形，长 0.2~0.3 cm，宽约 0.15 cm。表面灰棕色至灰褐色，有深色斑点。一端稍宽，平截状，另一端渐窄而钝尖。无臭，味苦。

清炒茺蔚子（图 2-74B） 形如茺蔚子，形体微鼓起，色泽加深，微有香气。

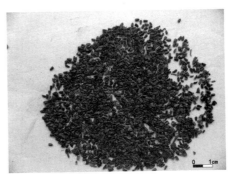

图 2-74A 茺蔚子

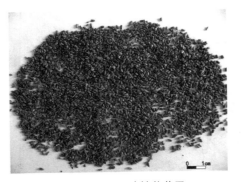

图 2-74B 清炒茺蔚子

75. 胡芦巴

【来源】本品为豆科植物胡芦巴 *Trigonella foenum-graecum* L. 的干燥成熟种子。多为栽培。主产于河南、安徽、四川等地。秋季果实成熟时，割取全株，干燥，打下种子，除去杂质，再干燥。以个大、饱满、无杂质者为佳。

【炮制方法】

胡芦巴　除去杂质，洗净，干燥。

清炒胡芦巴　将净胡芦巴置锅内，文火炒至微鼓起、有香气逸出时取出，放凉。

盐胡芦巴　将净胡芦巴用食盐水拌匀，闷润，置锅内，文火炒至微鼓起、有香气逸出时取出，放凉。每100 kg胡芦巴，用食盐 2 kg。

【成品性状】

胡芦巴（图2-75A）　略呈斜方形或矩形，长 0.3~0.4 cm，宽 0.2~0.3 cm，厚约 0.2 cm。表面黄绿色或黄棕色，平滑，两侧各具深斜沟一条，相交处有点状种脐，质坚硬，气香，味微苦。

清炒胡芦巴（图2-75B）　形如胡芦巴，微鼓起，表面色泽加深，有香气。

盐胡芦巴（图2-75C）　形如胡芦巴，微鼓起，表面色泽加深，有香气，味微咸。

76. 荔枝核

【来源】本品为无患子科植物荔枝 *Litchi chinensis* Sonn. 的干燥成熟种子。均系栽培。主产于广东、广西、福建等地。夏季果实成熟时采摘，除去果皮及肉质假种皮，洗净，干燥。以身干、饱满者为佳。

【炮制方法】

荔枝核　除去杂质，洗净，干燥。

盐荔枝核　将净荔枝核用食盐水拌匀，闷润，置锅内，文火炒至微鼓起、有香气逸出时取出，放凉。每100 kg荔枝核，用食盐 2 kg。

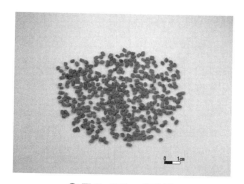

△图 2-75A　胡芦巴

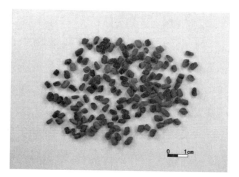

△图 2-75B　清炒胡芦巴

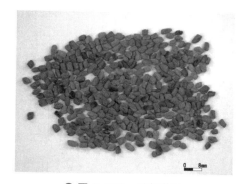

△图 2-75C　盐胡芦巴

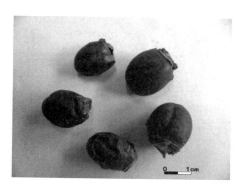

△图 2-76A　荔枝核

【成品性状】

荔枝核（图 2-76A） 呈长圆形或卵圆形，长 1.5~2.2 cm，直径 1.0~1.5 cm。表面棕红色或紫棕色，平滑，有光泽，略显凹陷及细波纹。一端有类圆形黄棕色的种脐，质硬。气微，味微甜、苦、涩。

盐荔枝核（图 2-76B） 形如荔枝核，微鼓起，色泽加深，带焦斑。微有咸味。

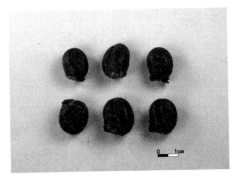

▲ 图 2-76B 盐荔枝核

77. 南山楂

【来源】本品为蔷薇科植物野山楂 *Crataegus cuneata* Sieb. et Zucc. 的干燥成熟果实。多系野生，主产于江苏、浙江、云南、四川等地。秋季果实成熟时采摘，置沸水中略烫，压成饼，干燥；或直接干燥。以个大、色红、质坚者为佳。

【炮制方法】除去杂质，洗净，压扁。筛去核，干燥。

【成品性状】本品呈扁平破裂的圆形状，直径 1.0~1.5 cm。外皮呈灰红色或棕红色，有灰白色小点，并有果核露出，质坚硬。气微弱，味酸，微涩（图 2-77）。

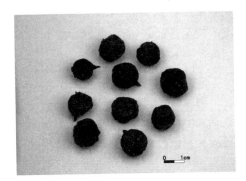

▲ 图 2-77 南山楂

78. 相思子

【来源】本品为豆科植物相思子 *Abrus precatorius* L. 的干燥成熟种子。野生或栽培。主产于广东、广西等地。夏、秋季分批摘取成熟荚果，干燥，打下种子，除去杂质，干燥。以身干、红黑分明、光亮、坚实者为佳。

【炮制方法】除去杂质，洗净，干燥。

【成品性状】本品呈长椭圆形而略扁，少数近球形，长 0.5~0.7 cm，直径 0.35~0.45 cm。表面具光泽，一端朱红色，另一端黑色，种脐凹陷，椭圆形，类白色，质坚硬。具青草气，味微苦、涩（本品有毒）（图 2-78）。

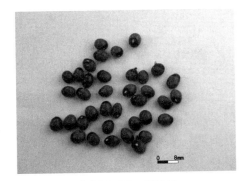

▲ 图 2-78 相思子

79. 枳壳

【来源】本品为芸香科植物酸橙 *Citrus aurantium* L. 及其栽培变种的干燥未成熟果实。均系栽培。主产于江苏、浙江、江西、湖南、四川等地。7月果皮尚绿时采收，自中部横切为两半，晒干或低温干燥。以外皮绿褐色、果肉厚、质坚硬、香气浓者为佳。

【炮制方法】

枳壳　除去瓤核及杂质，略泡，洗净，润透，切薄片或扣片，干燥。

麸枳壳　先将锅用文火加热，均匀撒入麦麸皮，待冒烟时投入净枳壳片，急速翻炒，熏炒至呈黄色时及时取出，筛去焦麸皮。每 100 kg 枳壳片，用麸皮 10 kg。

【成品性状】

枳壳（图 2-79A）　为弧形、半圆形或圆形薄片，直径 3~5 cm，外果皮棕褐色至褐色，有颗粒状突起，突起的顶端有凹点状油室；有明显的花柱残迹或果梗痕；切面中果皮黄白色，光滑而稍隆起，厚 0.4~1.3 cm，边缘散有 1~2 列油室。气清香，味苦、微酸。

麸枳壳（图 2-79B）　形如枳壳片，表面呈棕黄色，香气浓。

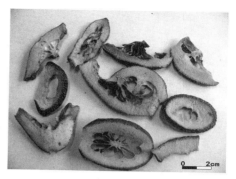

△ 图 2-79A　枳壳

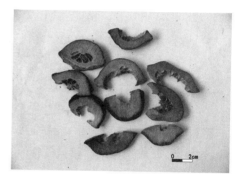

△ 图 2-79B　麸枳壳

80. 枳实

【来源】本品为芸香科植物酸橙 *Citrus aurantium* L. 及其栽培变种或甜橙 *Citrus sinensis* Osbeck 的干燥幼果。多系栽培。主产于四川、湖南、江西、陕西等地。5~6 月收集自落果实，除去杂质，较大者自中部横切为两半，晒干或低温干燥；较小者直接晒干或低温干燥。以个大、皮色青黑、肉厚色白、瓤小体坚实者为佳。

【炮制方法】

枳实　除去杂质，洗净，略泡，捞出，切薄片，干燥。

麸枳实　先将锅用武火加热，均匀撒入麦麸皮，待冒烟时投入净枳实片，急速翻搅，熏炒至呈黄色时及时取出，筛去焦麸皮，放凉。每 100 kg 枳实片，用麸皮 10 kg。

【成品性状】

枳实（图 2-80A）　为半球形，直径 0.5~2.5 cm；外果皮墨绿色或暗棕绿色，具颗粒状突起和皱纹，有明显的花柱残迹或果梗痕；切面中果皮略隆起，黄白色或黄褐色，厚 0.3~1.2 cm，边缘有 1~2 列油室。质硬。气清香，味苦、微酸。

麸枳实（图 2-80B）　形如枳实片，呈焦褐色，质硬脆，香气浓。

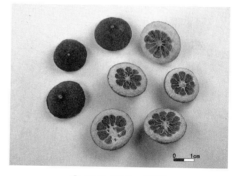

△ 图 2-80A　枳实

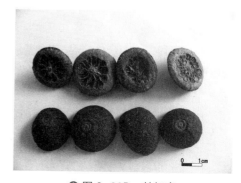

△ 图 2-80B　麸枳实

81. 枳椇子

【来源】本品为鼠李科植物枳椇 *Hovenia dulcis* Thunb. 的干燥成熟种子。野生或栽培。主产于陕西、湖北、浙江、江苏、安徽、福建等地。秋季果实成熟时采收，将果实连柄采下，晒干，碾碎果壳，筛取种子，干燥。以身干、饱满、粒大、棕红色、无杂质者为佳。

【炮制方法】除去杂质，洗净，捞出，干燥。

【成品性状】本品为扁圆形，一面平坦，一面微隆，直径 0.3~0.5 cm，厚 0.10~0.15 cm。表面红棕色、棕褐色或绿棕色，有光泽，质坚硬。气微，味微涩（图 2-81）。

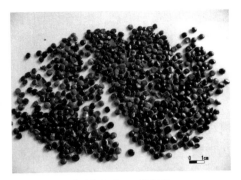

△ 图 2-81　枳椇子

82. 柏子仁

【来源】本品为柏科植物侧柏 *Platycladus orientalis*（L.）Franco 的干燥成熟种仁。栽培或野生。主产于山东、河南、河北等地。秋、冬季种子成熟时采收，干燥，除去种皮，收集种仁。以粒饱满、色黄白、油性大、不泛油、无皮壳及杂质者为佳。

【炮制方法】

柏子仁　除去残留的种皮及杂质。

炒柏子仁　将净柏子仁置锅内，文火微炒，取出，放凉。

柏子仁霜　将柏子仁碾压成泥状，用数层吸油纸包裹，置热处，上压重物，至吸油纸后，取出，如此反复进行碾压，换纸包裹，热压，直至纸上不显油痕，柏子仁呈松散粉末时，取出，过筝，取粉末备用；或用布包严，蒸热后，压榨去油，再碾细，过筝，取粉末备用。

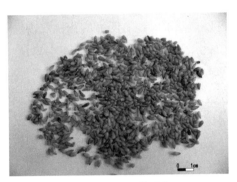

△ 图 2-82A　柏子仁

【成品性状】

柏子仁（图 2-82A）　呈长卵形或长椭圆形，长 0.4~0.7 cm，直径 0.15~0.30 cm。表面黄白色或淡黄棕色，外包膜质内种皮，顶端略尖，基部钝。质软，富含油质。气微香。味淡而有油腻感。

炒柏子仁（图 2-82B）　形如柏子仁，色泽加深，表面呈黄色，偶带焦斑，有香气。

柏子仁霜（图 2-83C）　为淡黄色松散的粉末，气微香，味淡。

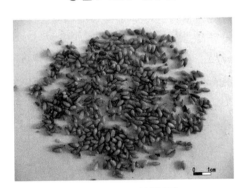

△ 图 2-82B　炒柏子仁

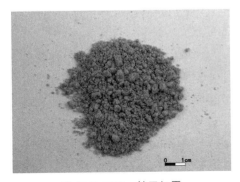

△ 图 2-83C　柏子仁霜

83. 栀子

【来源】本品为茜草科植物栀子 *Gardenia jasminoides* Ellis 的干燥成熟果实。栽培或野生。主产于江西、浙江、湖南、福建、四川、湖北等地。秋季果实成熟呈红黄色时采收，除去果梗及杂质，置蒸笼中至上气或沸水中略烫，取出，干燥。以身干、个小、饱满、色红艳、颗粒完整者为佳。

【炮制方法】

栀子 除净杂质，破碎。

清炒栀子 将净栀子置锅内，文火炒至色变深时取出，放凉。

清炒栀子仁 将净栀子仁置锅内，文火炒至色变深时取出，放凉。

焦栀子 将净栀子置锅内，武火炒至焦黄色，取出，放凉。

栀子炭 将净栀子置锅内，用武火加热，炒至黑褐色，喷淋少许清水，熄灭火星，取出晾干，凉透。

注：生产中栀子有整个炒或破碎后炒制两种方法，整个炒不易炮制透，破碎后粉末易焦煳，将壳、仁分开后分别炮制，比较均匀。

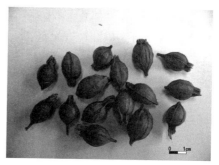

▲图 2-83A 栀子

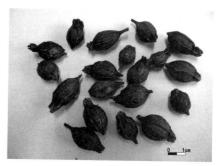

▲图 2-83B 清炒栀子

【成品性状】

栀子（图 2-83A） 为不规则的球形，呈红黄色或棕红色，果皮薄而脆，略有光泽，有时可见翅状纵棱。种子扁卵圆形，深红色或红黄色。气微，味微酸而苦。

清炒栀子（图 2-83B） 形如栀子，变色，呈棕色，偶带焦斑。

清炒栀子仁（图 2-83C） 形如栀子仁，变色，呈棕色，偶带焦斑。

焦栀子（图 2-83D） 形如栀子，色泽加深，呈棕褐色。

栀子炭（图 2-83E） 形如栀子，表面呈黑褐色或黑色，内部红褐色。

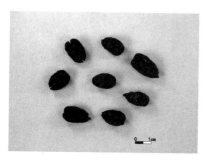

▲图 2-83C 清炒栀子仁

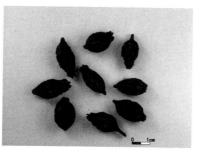

▲图 2-83D 焦栀子

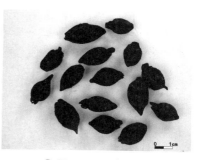

▲图 2-83E 栀子炭

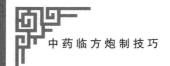

84. 枸杞子

【来源】本品为茄科植物宁夏枸杞 *Lycium barbarum* L. 的干燥成熟果实。栽培或野生。主产于宁夏、甘肃、青海等地。夏、秋季果实呈橙红色时采收，晾至皮皱后，再暴晒至外皮干硬，果肉柔软，除去果柄。以粒大、肉厚、种子少、色红、质柔软者为佳。

【炮制方法】去净果柄及杂质。

【成品性状】本品呈椭圆形或纺锤形，略扁，长 0.6~1.8 cm，直径 0.3~0.8 cm。表面鲜红色或暗红色，顶端有小凸起状的花柱痕，基部有白色的果梗痕。果皮柔韧、皱缩。果肉肉质、柔润而有黏性，种子多数，扁肾形。无臭，味甜、微酸。嚼之唾液染成红黄色（图 2-84）。

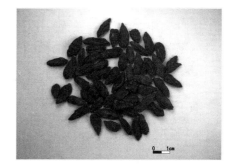
● 图 2-84 枸杞

85. 柿蒂

【来源】本品为柿树科植物柿 *Diospyros kaki* Thunb. 的干燥宿萼。均系栽培。主产于河北、河南、山东等地。冬季果实成熟时采摘或食用时收集，洗净，干燥。以个大而厚、质硬、色黄褐者为佳。

【炮制方法】除去杂质及黏着的柿肉，洗净，干燥。

【成品性状】本品呈扁圆形，直径 1.5~2.5 cm。背面黄褐色或红棕色，中部隆起，中心有果柄脱落的痕迹。腹面黄棕色，密被细绒毛，果实脱落处呈圆形突起的瘢痕，无毛。质硬而脆。无臭，味涩（图 2-85）。

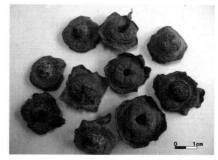
● 图 2-85 柿蒂

86. 砂仁

【来源】本品为姜科植物阳春砂 *Amomum villosum* Lour.、绿壳砂 *Amomum villosum* Lour. var. *xanthioides* T. L. Wu et Senjen 或海南砂 *Amomum longiligulare* T. L. Wu 的干燥成熟果实。多系栽培。主产于广西、广东、云南等地。夏、秋间果实成熟时采收，晒干或低温干燥。以身干、个大、坚实饱满、仁色棕红、气味浓厚者为佳。

【炮制方法】

砂仁 除去壳及杂质，筛去灰屑。

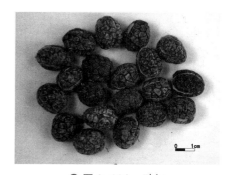
● 图 2-86A 砂仁

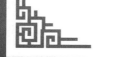

盐砂仁 将净砂仁用食盐水拌匀，闷润至盐水被吸尽，置锅内，文火炒至表面呈微黄色、有香气逸出时取出，放凉。每100 kg 砂仁，用食盐 2 kg。

【成品性状】

砂仁（图 2-86A） 种子为椭圆形或卵圆形，有不明显的三棱，长 1~2 cm，直径 1.0~1.5 cm，中有白色隔膜。表面棕红色或暗褐色，有细皱纹，外被淡棕色膜质假种皮，质硬。气芳香而浓烈，味辛凉、微苦。

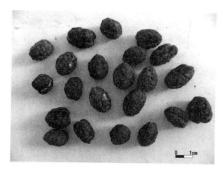

▲ 图 2-86B 盐砂仁

盐砂仁（图 2-86B） 形如砂仁，气芳香而浓烈，表面偶带焦斑，味辛凉、微苦、咸。

87. 牵牛子

【来源】本品为旋花科植物裂叶牵牛 *Pharbitis nil*（L.）Choisy 或圆叶牵牛 *Pharbitis purpurea*（L.）Voigt 的干燥成熟种子。野生或栽培。全国各地均产。秋季果实成熟时，将全株割下，晒干，打下种子，除去杂质。以身干、子粒充实饱满、无果皮等杂质者为佳。

【炮制方法】

牵牛子 除去杂质，筛去灰屑，洗净，捞出，干燥（本品有毒）。

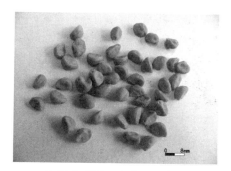

▲ 图 2-87A 牵牛子，白丑

炒牵牛子 将净牵牛子置锅内，文火炒至鼓起、带焦斑、有香气逸出时取出，放凉。

【成品性状】

牵牛子（白丑）（图 2-87A） 似橘瓣状，长 0.4~0.8 cm，宽 0.3~0.5 cm。表面淡黄白色。背面有 1 条浅纵沟，腹面棱线的近端处，有一点状脐点，质硬。无臭，味辛、苦，有麻舌感。

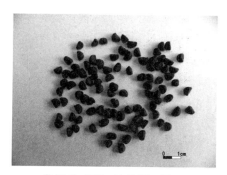

▲ 图 2-87B 牵牛子，黑丑

牵牛子（黑丑）（图 2-87B） 形如白丑，表面灰黑色或黑色。

炒牵牛子（图 2-87C） 形如牵牛子，形体鼓起，带焦斑，有香气。

88. 鸦胆子

【来源】本品为苦木科植物鸦胆子 *Brucea javanica*（L.）Merr. 的干燥成熟果实。主产于广东、广西等地。秋季果实成

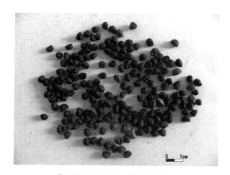

▲ 图 2-87C 炒牵牛子

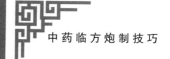

熟时采收，除去杂质，干燥。以身干、个大、坚实、仁白、油性足者为佳（本品有小毒）。

【炮制方法】去净杂质。

【成品性状】本品呈卵形或椭圆形，长 0.3~1.0 cm，直径 0.4~0.7 cm。表面黑色或黑棕色，有隆起的网状皱纹，两侧有明显的棱线。顶端渐尖，基部有凹陷的果柄痕。果壳质硬而脆。种子1粒，表面类白色或黄白色，具网纹。无臭，味极苦（图2-88）。

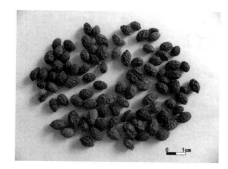

⬤ 图 2-88　鸦胆子

89. 韭菜子

【来源】本品为百合科植物韭菜 *Allium tuberosum* Rottl. ex Spreng. 的干燥成熟种子。均系栽培。全国各地均产。秋季果实成熟采收果序，干燥，搓出种子，除去杂质。以身干、饱满、色黑、无杂质者为佳。

【炮制方法】

韭菜子　去净残留的花梗及杂质，筛去灰屑。

盐韭菜子　将净韭菜子用食盐水拌匀，闷润至盐水被吸尽，置锅内，文火炒至表面颜色加深、有香气逸出时取出，放凉。每 100 kg 韭菜子，用食盐 2 kg。

【成品性状】

韭菜子（图2-89A）　呈半圆形或半卵圆形，略扁，长 0.3~0.4 cm，宽约 0.2 cm，表面黑色，一面凸起，粗糙，有细密的皱纹；另一面微凹，皱纹不甚明显，基部稍尖，质硬。气特异，味微辛。

盐韭菜子（图2-89B）　形如韭菜子，色泽略加深，微有香气，味咸。

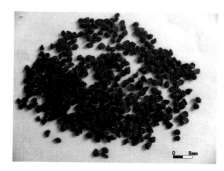

⬤ 图 2-89A　韭菜子

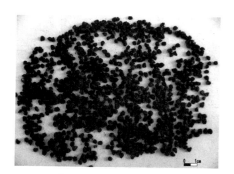

⬤ 图 2-89B　盐韭菜子

90. 香橼

【来源】本品为芸香科植物枸橼 *Citrus medica* L. 或香圆 *Citrus wilsonii* Tanaka 的干燥成熟果实。均系栽培。主产于四川、云南、广西、江苏、浙江等地。秋季果实成熟时采收，趁鲜切片，晒干或低温干燥；亦可整个或对割两瓣后，晒干或低温干燥。以大个形圆、有疙瘩、色黑绿、皮厚者或以身干、色黄、圆形片薄、肉色白、香气浓者为佳。

【炮制方法】

香橼　除去杂质，洗净，润透，切厚片或小块，干燥。

麸香橼　先将锅用武火加热，均匀撒入麦麸皮，待冒烟时投入净香橼片，急速翻搅，熏炒至呈黄色时及时取出，筛去焦麸皮，放凉。每100 kg香橼片，用麦麸10 kg。

【成品性状】

香橼（图2-90A）　本品呈不规则的厚片或块状，直径4~7 cm，厚0.2~0.5 cm。断面（切面）呈黄白色、棕色或淡红棕色，周边黑绿或黄色。边缘有油点。质柔韧或坚硬。气香，味酸而苦。

麸香橼（图2-90B）　形如香橼片，片面呈黄色，质硬脆，麸香气浓。

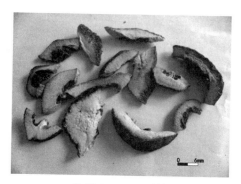

△图2-90A　香橼

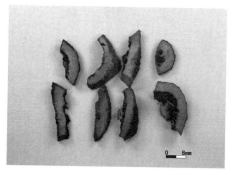

△图2-90B　麸香橼

91. 胖大海

【来源】本品为梧桐科植物胖大海 *Sterculia lychnophora* Hance 的干燥成熟种子。主产于越南、泰国、马来西亚等地。4~6月由蓇葖果上摘取成熟的种子，晒干。以个大、外皮呈淡黄棕色、有细皱纹及光泽、无破皮者为佳。

【炮制方法】去净杂质，筛去灰屑。

【成品性状】本品呈椭圆形，两端稍尖，长2~3 cm，直径1.1~1.8 cm。表面黄棕色或棕色，微有光泽，具不规则的细皱纹。气微，味微甘，久嚼之有黏性（图2-91）。

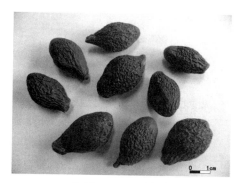

△图2-91　胖大海

92. 急性子

【来源】本品为凤仙花科植物凤仙花 *Impatiens balsamina* L. 的干燥成熟种子。均系栽培。全国各地均产。夏、秋季果实即将成熟时采收，晒干，打下种子，除去果皮及杂质。以身干、纯净、颗粒饱满、无杂质者为佳。

【炮制方法】除去杂质，洗净，干燥。

【成品性状】呈椭圆形、扁圆形或卵圆形，长0.2~0.3 cm，宽0.15~0.25 cm。表面棕褐色或灰褐色，粗糙，有稀疏的白色或浅黄色小点。种脐位于狭端，稍突出。质坚实。无臭，味淡，微苦（图2-92）。

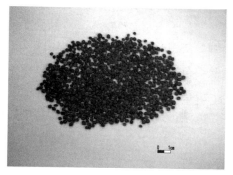

△图2-92　急性子

93. 莱菔子

【来源】本品为十字花科植物萝卜 *Raphanus sativus* L. 的干燥成熟种子。均系栽培。全国各地均产。夏、秋季种子成熟时，割取全株，晒干，搓出种子，除去杂质，再晒干。以子粒充实、色黄白、油性大、无杂质者为佳。

【炮制方法】

莱菔子 除去杂质，洗净，干燥。

清炒莱菔子 将净莱菔子置锅内，文火炒至鼓起、有香气逸出时取出，放凉。

【成品性状】

莱菔子（图 2-93A） 呈类卵圆形或椭圆形，稍扁。长 0.25~0.40 cm，宽 0.2~0.3 cm。表面黄棕色、红棕色或灰棕色。一端有深棕色圆形种脐。一侧有数条纵沟。种皮薄而脆，破开后可见黄白色折叠的子叶，有油性。无臭，味微苦、辛。

清炒莱菔子（图 2-93B） 形如莱菔子，形体鼓起，表面色泽加深，偶带焦斑，质酥脆，气微香。

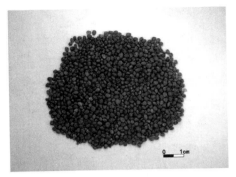

▲ 图 2-93A 莱菔子

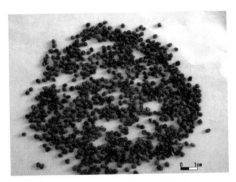

▲ 图 2-93B 清炒莱菔子

94. 莲子

【来源】本品为睡莲科植物莲 *Nelumbo nucifera* Gaertn. 的干燥成熟种子。均系栽培。主产于湖南、湖北、江苏、浙江、福建、江西等地。秋季果实成熟时采割莲房，取出果实，除去果皮，晒干。以个大饱满、无抽皱、无破碎者为佳。

【炮制方法】

莲子 除去杂质，筛去灰屑，敲裂，去心或用清水略浸，润透，切开去心，干燥。

莲子肉 除去莲子心，干燥。

清炒莲子肉 将莲子肉加热的锅中，用文火炒至表面淡黄色，略有焦斑，取出，放凉。

【成品性状】

莲子（图 2-94A） 本品呈半椭圆形，长 1.2~1.8 cm，直径 0.8~1.4 cm，中心有凹槽，或呈不规则碎块。种皮浅黄棕色或红棕色，薄而不易剥离，有细纵纹和较宽的脉纹，一端中心呈乳头状突起，深棕色。断面（子叶）黄白色，质硬。无臭，味甜、微涩。

莲子肉（图 2-94B） 形如莲子，除去莲子心，表面黄白色。

清炒莲子肉（图 2-94C） 形如莲子肉，表面黄白色，偶带焦斑。

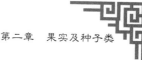

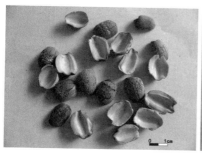

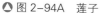

⬟ 图2-94A　莲子

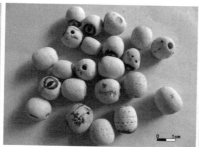

⬟ 图2-94B　莲子肉

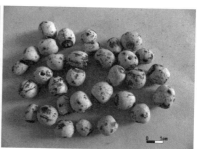

⬟ 图2-94C　清炒莲子肉

95. 莲子心

【来源】本品为睡莲科植物莲 *Nelumbo nucifera* Gaertn. 的成熟种子中的干燥幼叶及胚根。均系栽培。主产于湖南、湖北、江苏、浙江、福建、江西等地。在炮制莲子时，由莲子中取出，干燥。以身干、色碧绿、无杂质者为佳。

【炮制方法】

莲子心　除去杂质，筛去灰屑。

朱莲子心　取莲子心，用清水喷淋，待全部湿润后，少量多次撒入朱砂粉，随撒随拌，至莲子心表面均匀粘上朱砂粉，晾干。

【成品性状】

莲子心（图2-95A）　本品略呈细棒状，长1.0~1.4 cm，直径约0.2 cm。幼叶绿色，一长一短卷成箭形，前端向下反折，两幼叶间可见细小胚芽。胚根圆柱形，长约0.3 cm，黄白色。质脆。气微，味苦。

朱莲子心（图2-95B）　形如莲子心，表面红色或朱红色。

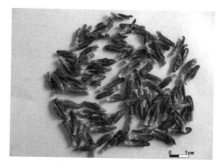

⬟ 图2-95A　莲子心

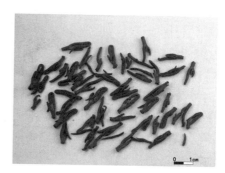

⬟ 图2-95B　朱莲子心

96. 莲房

【来源】本品为睡莲科植物莲 *Nelumbo nucifera* Gaertn. 的干燥花托。均系栽培。主产于湖南、湖北、江苏、浙江、福建、江西等地。秋季果实成熟时采收，除去果实及柄，干燥。以身干、个大、色紫红者为佳。

【炮制方法】

莲房　除去残柄，刷去灰屑，切碎。

炒莲房炭　将净莲房块置热锅内，用武火炒至表面呈焦黑色、内部呈褐色时，喷淋清水少许，

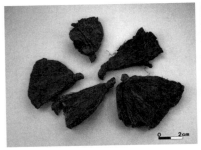

● 图 2-96A　莲房

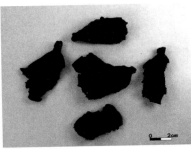

● 图 2-96B　炒莲房炭

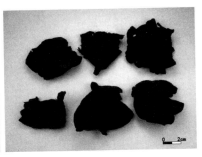

● 图 2-96C　煅莲房炭

灭尽火星，炒干，取出，及时摊晾，凉透。

煅莲房炭　将净莲房碎块置锅内，锅上盖一较小口径的锅，两锅衔接处先用湿纸堵封，再用盐泥封固，上撒一层细沙，待泥稍干后，扣锅上贴一白纸条，或锅脐上放少许大米粒，并压一重物，先用文火，继用武火加热，检视白纸显焦黄或大米显黄色时及时离火，待冷却后取出。

【成品性状】

莲房（图 2-96A）　呈不规则碎块，切断面棕色，呈海绵样，可见半圆形孔穴。外表面灰棕色至紫棕色，具细纵纹及皱纹，可见圆形孔穴，质疏松。气微。味微涩。

炒莲房炭（图 2-96B）　形如莲房块，表面呈焦黑色，内部焦褐色。

煅莲房炭（图 2-96C）　形如莲房块，内外均为焦黑色。

97. 桃仁

【来源】本品为蔷薇科植物桃 *Prunus persica*（L.）Batsch 或山桃 *Prunus davidiana*（Carr.）Franch. 的干燥成熟种子。栽培或野生。主产于四川、云南、陕西、山东、河北、山西、河南等地。夏、秋二季采收成熟果实或收集果核，除去果肉及核壳，取出种子，晒干。以身干、颗粒均匀、饱满整齐、不破碎者为佳。

【炮制方法】

桃仁　除去杂质及残留的硬壳，筛去灰屑。

燀桃仁　将少量的净桃仁，投入沸水中，沸烫至外皮微皱时捞出，搓去种皮，及时晒干。

清炒桃仁　将燀桃仁置锅内，文火炒至种仁表面显微黄色、有焦斑并透出香气时取出，放凉。

蒸桃仁　将净燀桃仁平铺于蒸笼内，厚度不超过 5 cm，再将笼屉置沸水锅上，蒸 20~30 分钟，取出，干燥。

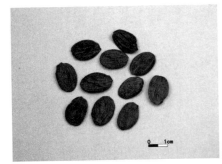

▲ 图 2-97A　桃仁

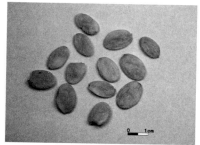
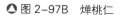
△ 图 2-97B 焯桃仁

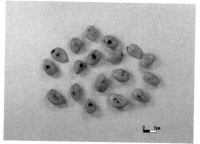
△ 图 2-97C 清炒桃仁

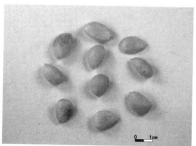
△ 图 2-97D 蒸桃仁

【成品性状】

桃仁（图 2-97A）　呈扁椭圆形或类卵圆形，长 0.9~1.8 cm，宽 0.7~1.2 cm，厚 0.2~0.5 cm。种皮黄棕色或红棕色，有颗粒状突起及纵向凹纹。顶端尖，中部膨大，基部钝圆稍偏斜。种皮薄，子叶肥大，富油质。气微，味微苦。

焯桃仁（图 2-97B）　形如桃仁，种仁表面光滑显白色，气微，味微苦。

清炒桃仁（图 2-97C）　形如桃仁，种仁表面光滑，显淡黄白色，偶带焦斑，气微，味微苦。

蒸桃仁（图 2-97D）　形如桃仁，种仁表面显淡黄白色。气微，味微苦。

98. 核桃仁

【来源】本品为胡桃科植物胡桃 *Juglans regia* L. 的干燥成熟果仁。多为栽培。主产于河北、山西、山东等地。果实秋季成熟后采摘，除去肉质果皮，干燥，再除去核壳，取出种仁。以肥大、不碎、不返油者为佳。

【炮制方法】去净残留的硬壳、内隔膜及杂质。

【成品性状】本品呈脑状类球形，大多两半裂，或破碎成不规则块状，完整者类球形，直径 2~3 cm，种皮淡棕色或深棕色，种皮菲薄，布有深色脉纹。种仁类白色或黄白色，富油性，质脆。无臭，味甘；种皮味涩，微苦（图 2-98）。

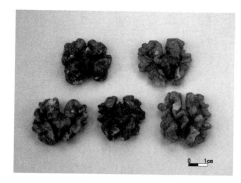
△ 图 2-98 核桃仁

99. 益智仁

【来源】本品为姜科植物益智 *Alpinia Oxyphylla* Miq. 的干燥成熟果实。栽培或野生。主产于海南、广东、广西等地。夏、秋季果实由绿变红时采收，晒干或低温干燥。以身干、粒大、饱满者为佳。

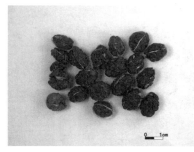
●图 2-99A　益智仁

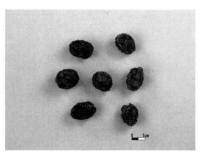
●图 2-99B　盐益智仁

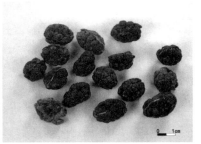
●图 2-99C　清炒益智仁

【炮制方法】

益智仁　去净杂质及外壳，筛去灰屑。

盐益智仁　将净益智仁用食盐水拌匀，稍闷，置锅内，文火炒干，偶带焦斑时，取出，放凉。每 100 kg 益智仁，用食盐 2 kg。

清炒益智仁　将净益智仁置锅内，文火炒至变色、偶带焦斑时，取出，放凉。

【成品性状】

益智仁（图 2-99A）　种子呈不规则的扁圆形，略有钝棱，直径约 0.3 cm。表面灰褐色或灰黄色，外被淡棕色膜质的假种皮，破开后种仁乳白色，质硬。有特异香气，味辛、微苦。

盐益智仁（图 2-99B）　形如益智仁，色泽加深，偶带焦斑，味微咸。

清炒益智仁（图 2-99C）　形如益智仁，色泽加深，偶带焦斑。

100. 浮小麦

【来源】本品为禾本科植物小麦 *Triticum aestivum* L. 的干瘪颖果。均系栽培。主产于我国北部地区。麦收后选取轻浮瘪瘦的麦粒，簸净杂质，干燥。以身干、均匀、轻浮、无杂质者为佳。

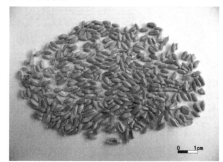
●图 2-100A　浮小麦

【炮制方法】

浮小麦　除去杂质，洗净，干燥。

炒浮小麦　将净浮小麦置锅内，文火炒至深黄色时取出，放凉。

【成品性状】

浮小麦（图 2-100A）　本品呈长圆形，两端略尖，长约 0.7 cm，直径 0.26~0.30 cm，表面黄白色稍皱缩，有时带有未

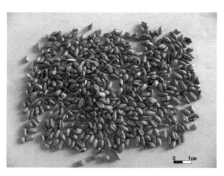
●图 2-100B　炒浮小麦

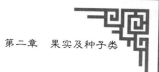

脱净的外稃与内稃。腹面中央有较深的纵沟，背面基部有不明显的胚 1 枚，顶端有黄色柔毛。质坚硬，断面白色或淡黄棕色。少数带有颖及稃。气无，味淡。

炒浮小麦（图 2-100B）　形如浮小麦，色泽加深，偶带焦斑。

101. 预知子

【**来源**】本品为木通科植物木通 *Akebia quinata*（Thunb.）Decne.、三叶木通 *Akebia trifoliata*（Thunb.）Koidz.、白木通 *Akebia trifoliata*（Thunb.）Koidz. var. *australis*（Diels）Rehd. 的干燥近成熟果实。野生或种植。主产于江苏、浙江、湖北、湖南、陕西、四川、安徽等地。夏、秋季果实近成熟将变黄时采摘，晒干，后置沸水中略烫后晒干。以肥壮、皮皱者为佳。

【**炮制方法**】除去杂质，洗净，晒干。

【**成品性状**】本品呈长椭圆形，稍弯曲，长 3~9 cm，直径 1.5~3.5 cm。表面黄棕色或黑褐色，有不规则的深皱纹，顶端钝圆，基部有果梗痕，质硬。破开后，果瓤淡黄色或黄棕色；种子多数，扁长卵形，黄棕色，有光泽，具条状纹理。气微香，味苦（图 2-101）。

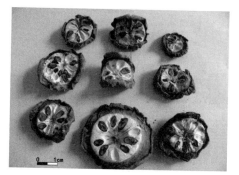

● 图 2-101　预知子

102. 桑葚

【**来源**】本品为桑科植物桑 *Morus alba* L. 的干燥果穗。均系栽培。主产于浙江、江苏、山东、辽宁、四川、河南、山西等地。4~6 月果实变红时采收，晒干，或略蒸后晒干。以身干、个大、完整、肉厚、色紫黑、糖质多、无杂质者为佳。

【**炮制方法**】除去杂质，摘去果柄，抢水洗净，干燥。

【**成品性状**】本品为聚花果，由许多小瘦果集合而成的长圆形果穗，长 1~2 cm，直径 0.5~0.8 cm。黄棕色、棕红色至暗紫色。小瘦果卵圆形，稍扁，长约 0.2 cm，宽约 0.1 cm。气微，味微酸而甜（图 2-102）。

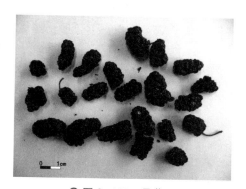

● 图 2-102　桑葚子

103. 菟丝子

【**来源**】本品为旋花科植物菟丝子 *Cuscuta chinensis* Lam. 或南方菟丝子 *Cuscuta australis* R. Br. 的干燥成熟种子。野生或种植。主产于辽宁、吉林、河北、河南、山东、山西、江苏等地。秋季果实成熟时采收植株，干燥，打下种子，除去杂质。以身干、颗粒饱满、无杂质者为佳。

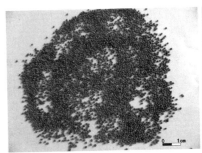
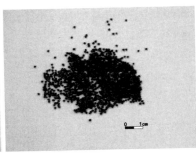
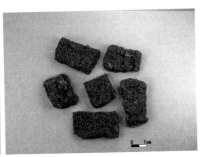

�(图 2-103A　菟丝子　　　�(图 2-103B　盐菟丝子　　　�(图 2-103C　菟丝子饼

【炮制方法】

菟丝子　除去杂质，换水淘洗干净，干燥。

盐菟丝子　取净菟丝子，加盐水拌匀，闷润，待盐水被吸尽后，置炒制容器内，用文火加热，炒至略鼓起、微有爆裂声并有香气溢出时，取出晾晒。菟丝子每 100 kg，用食盐 2 kg。

菟丝子饼　取净菟丝子，用适量水，加入定量黄酒，不断搅拌，待水液被吸尽，煮至种皮裂开，胚芽吐出，全部呈黏稠粥状时，加入白面拌匀，取出，压成饼，切成 2 cm 小方块，干燥。每 100 kg 净菟丝子，用黄酒 15 kg，白面 15 kg。

【成品性状】

菟丝子（图 2-103A）　呈类球形，细小，直径 0.10~0.15 cm。表面灰棕色或黄棕色，具细密网状皱纹，一端有凹的线形种脐。质坚实，不易用指甲压碎。气微，味淡。

盐菟丝子（图 2-103B）　表面黄褐色或棕褐色，偶带焦斑，可见裂口，略有香气，味微咸。

菟丝子饼（图 2-103C）　为煮至种皮裂开的菟丝子黏结而成的小块，呈黄棕色。气微，味淡。

104. 蛇床子

【来源】本品为伞形科植物蛇床 *Cnidium monnieri*（L.）Cuss. 的干燥成熟果实。野生或栽培。主产于河北、山东、江苏、浙江、四川等地。夏、秋季果实成熟时，将全株割下，晒干，打下果实，除去杂质。以身干、粒实、色黄绿、香气浓厚、无杂质者为佳。

【炮制方法】去净杂质，筛去灰屑。

【成品性状】本品呈椭圆形，长 0.2~0.4 cm，直径约 0.2 cm。表面灰黄色或灰褐色，悬果瓣的背面有薄而突起的

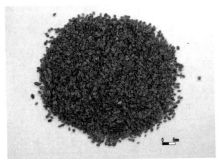

�(图 2-104　蛇床子

纵棱 5 条，结合面平坦，可见 2 条棕色略突起的纵棱线。果皮松脆，种子细小，灰棕色，显油性。气香，味辛凉，稍有麻舌感（图 2-104 ）。

105. 甜瓜子

【来源】本品为葫芦科植物甜瓜 *Cucumis melo* L. 的干燥成熟种子。均系栽培。主产于山东、河北、陕西、河南、江苏等地。夏、秋季果实成熟时采摘，食用甜瓜时，取出种子，洗净，晒干。以身干、饱满、充实、色黄白、纯净、无杂质者为佳。

【炮制方法】

甜瓜子 除去杂质，洗净，干燥。

清炒甜瓜子 将净甜瓜子置锅内，文火炒至微鼓起、有香气时取出，放凉。

【成品性状】

甜瓜子（图 2-105A） 呈扁平长卵形，长 0.5~0.9 cm，宽 0.2~0.4 cm，厚 0.1 cm，表面黄白色或浅黄棕色，平滑，微有光泽，一端稍尖，另端钝圆。种皮较硬而脆，内有膜质胚乳及子叶 2 片。无臭，味淡。

清炒甜瓜子（图 2-105B） 形如甜瓜子，形体微鼓起，显黄色，微带焦斑，有香气。

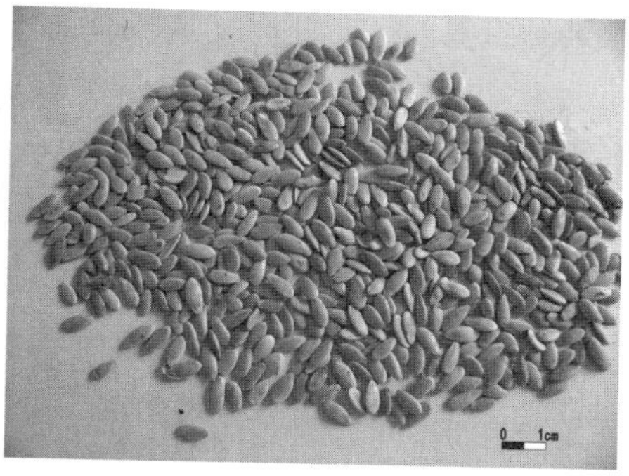

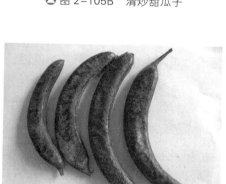

▲ 图 2-105A 甜瓜子

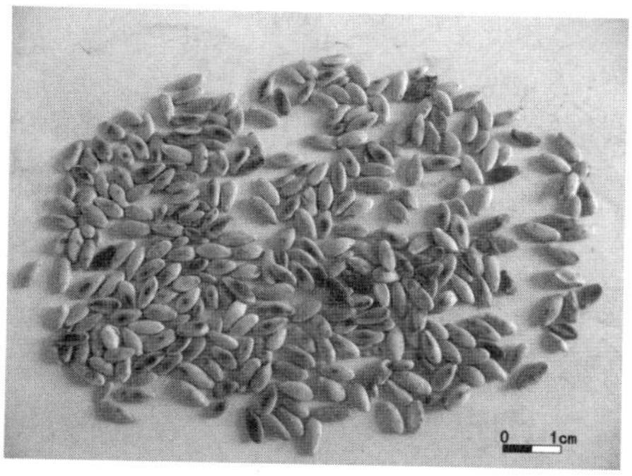

▲ 图 2-105B 清炒甜瓜子

106. 猪牙皂

【来源】本品为豆科植物皂荚 *Gleditsia sinensis* Lam. 的干燥不育果实。栽培或野生。主产于山东、四川、贵州、陕西、河南等地。秋季果实成熟时采摘，除去杂质干燥。以个小饱满、色紫黑、有光泽、无果柄、质坚硬、肉多而黏、断面淡绿色者为佳。

【炮制方法】

猪牙皂 除去杂质，洗净，晒干。

清炒猪牙皂 将净猪牙皂置锅内，文火炒至色变深、发亮时取出，放凉。

蜜猪牙皂 将炼蜜用适量开水稀释后，加入净牙皂中拌匀，闷润，置热锅内，文火炒至表面棕黄色、不黏手为度，取出，放凉。每 100 kg 牙皂，用炼蜜 5 kg。

【成品性状】

猪牙皂（图 2-106A） 呈圆柱形略扁而弯曲，长 5~11 cm，宽 0.7~1.5 cm。表面紫棕色或紫黑色，被灰白色蜡

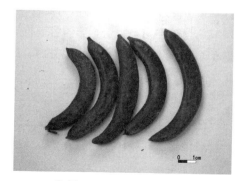

▲ 图 2-106A 猪牙皂

▲ 图 2-106B 清炒猪牙皂

质粉霜，擦去后有光泽，并有细小的疣状突起及线状或网状的纹裂，顶端有鸟喙状花柱残基，基部有果梗的残痕。断面棕黄色，外果皮革质，中果皮纤维性，内果皮粉性，中间疏松，有淡绿色或淡棕黄色的丝状物，质硬脆，气微，有刺激性，味先甜而后辣。

清炒猪牙皂（图 2-106B） 形如猪牙皂，形体微鼓起，色泽加深，偶带焦斑，有光泽，气微香，有刺激性。

蜜猪牙皂（图 2-106C） 形如猪牙皂，色泽加深，有蜜光泽。

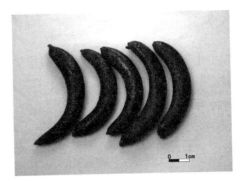

△图 2-106C 蜜猪牙皂

107. 淡豆豉

【来源】 本品为豆科植物大豆 *Glycine max*（L.）Merr. 的成熟种子的发酵加工品。以色黑、质柔软、气香、无糟粒者为佳。

【炮制方法】取桑叶、青蒿，置锅内，加水煎煮，滤过。将煎液拌入洗净的大豆中，俟吸尽后，置笼屉内，加热蒸透，取出，稍凉，再置适宜容器内，用煎过的桑叶、青蒿渣覆盖，在 25~28℃、相对湿度 80% 的条件下，闷使发酵至长满白毛时，取出，除去药渣，洗净，置容器内，保持温度 50~60℃，再闷 15~20 天，至充分发酵，有香气逸出时，取出，略蒸，干燥。每 100 kg 大豆，用桑叶、青蒿各 7 kg。

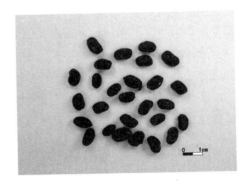

△图 2-107 淡豆豉

【成品性状】本品呈扁椭圆形，表面黑色，略皱缩，上附有灰白色膜状物，皮松泡，偶有脱落，种仁棕黄色，质坚。气香，味微甜（图 2-107）。

108. 葱子

【来源】 本品为百合科植物葱 *Allium fistulosum* L. 的干燥成熟种子。均系栽培。全国各地均产。夏、秋季收集成熟果实，干燥，搓取种子，除去杂质。以身干、饱满、色黑、无杂质者为佳。

【炮制方法】

葱子 除去杂质，筛去灰屑。

清炒葱子 将净葱子置锅内，文火微炒，取出，放凉。

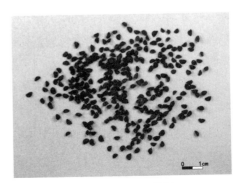

△图 2-108A 葱子

【成品性状】

葱子（图 2-108A）　呈三角状扁卵形，长 0.3~0.4 cm，宽 0.2~0.3 cm，表面黑色，光滑。体轻，质硬。种仁白色，有葱味。

清炒葱子（图 2-108B）　形如葱子，稍带火色，质脆，嗅之略有葱味。

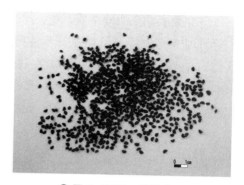

▲ 图 2-108B　清炒葱子

109. 葶苈子

【来源】本品为十字花科植物独行菜 *Lepidium apetalum* Willd. 或播娘蒿 *Descurainia sophia*（L.）Webb. ex Prantl. 的干燥成熟种子。前者习称"北葶苈子"，后者称"南葶苈子"。野生或种植。北葶苈子主产于河北、辽宁、内蒙古等地。南葶苈子主产于江苏、山东、安徽等地。夏季果实成熟时，割取全草，干燥，打下或搓落种子，除去杂质。以子粒充实、均匀、色浅棕、无泥土杂质者为佳。

【炮制方法】

葶苈子　去净杂质，筛去灰屑。

清炒葶苈子　将净葶苈子置锅内，文火炒至微鼓起、有香气逸出时取出，放凉。

【成品性状】

葶苈子（图 2-109A）　北葶苈子呈扁卵形，长 0.10~0.15 cm，宽 0.05~0.10 cm。表面棕色或红棕色，微有光泽，具纵沟两条，其中一条明显。一端钝圆，另一端尖而微凹。无臭，味微辛辣，黏性较强。

南葶苈子呈长圆形略扁，长约 0.1 cm，宽约 0.05 cm。一端钝圆，另一端微凹或较平截。味微辛。

清炒葶苈子（图 2-109B）　形如葶苈子，微鼓起，表面色泽加深，有油香气。

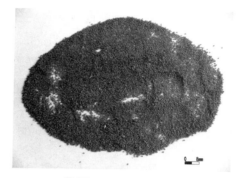

▲ 图 2-109A　葶苈子

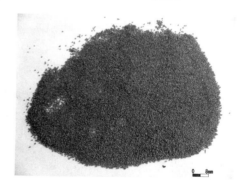

▲ 图 2-109B　清炒葶苈子

110. 楮实子

【来源】本品为桑科植物构树 *Broussonetia papyrifera*（L.）Vent. 的干燥成熟果实。野生或栽培。主产于湖南、湖北、河南等地。秋季果实成熟时采摘、洗净、干燥，除去灰白色膜状宿萼及杂质。以身干、色红、饱满、无杂质者为佳。

【炮制方法】去净杂质，筛去泥土。

【成品性状】本品略呈球形或卵圆形，稍扁，直径约 0.15 cm。表面红棕色，有网状皱纹或颗粒状突起，一侧有棱，一侧有凹沟，有的具果柄，偶有未除净的灰白色膜状宿萼。胚乳类白色，富油性。质硬而脆。无臭，味淡（图 2-110）。

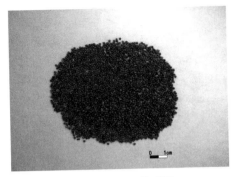

▲ 图 2-110　楮实子

111. 椒目

【来源】本品为芸香科植物花椒 *Zanthoxylum bungeanum* Maxim. 的干燥成熟种子。野生或栽培。主产于河北、四川、山西、陕西、河南及东北等地。秋季果实成熟时采收，晒干或阴干，除去果皮、果柄及杂质。

【炮制方法】去净杂质，筛去灰屑。

【成品性状】本品呈卵圆形或类球形，直径 0.3~0.5 cm。表面黑色，有光泽，有时表皮面脱落，露出黑色网状纹理。种皮质坚硬，剥离后，可见乳白色胚芽及子叶。气香，味辛辣（图 2-111）。

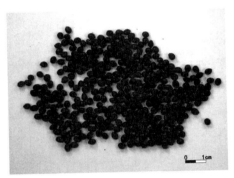

▲ 图 2-111　椒目

112. 紫苏子

【来源】本品为唇形科植物紫苏 *Perilla frutescens*（L.）Britt. 的干燥成熟果实。多系栽培。主产于湖北、河南、山东、江西、浙江、四川、河北、黑龙江等地。秋季果实成熟时，割取全株或果穗，干燥，打下种子，除去杂质。以色灰黑、粒均匀、无泥土杂质者为佳。

【炮制方法】

紫苏子　去净杂质，筛去灰屑。

清炒紫苏子　将净紫苏子置锅内，文火炒至色泽加深、有香气逸出时取出，放凉。

蜜紫苏子　将炼蜜用适量开水稀释后，加入紫苏子中搅匀，闷润，置热锅内，文火炒至深黄色、不粘手时取出，摊晾，凉透后及时收藏。每 100 kg 紫苏子，用炼蜜 10 kg。

紫苏子霜　将苏子去壳取仁，碾成泥状，用吸油纸包严，经微热后，吸去油脂，不断换纸，至纸上不再出现油痕时，碾细，过箩；或用布包严，置笼内蒸至上气，压去油脂，碾细，过箩，取粉末备用。

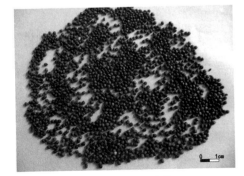

▲ 图 2-112A　紫苏子

【成品性状】

紫苏子（图 2-112A）　呈卵圆形或类圆形，直径约 0.15 cm。外皮灰棕色或灰褐色，有网状纹理。

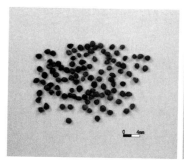

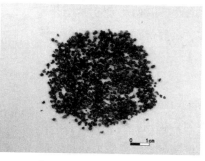

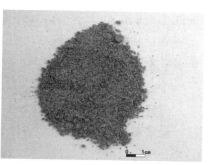

⚠ 图 2-112B　清炒紫苏子　　　　⚠ 图 2-112C　蜜紫苏子　　　　⚠ 图 2-112D　紫苏子霜

果皮薄而脆，种子黄白色，有油性。压碎有香气，味微辛。

清炒紫苏子（图 2-112B）　形如紫苏子，表面色泽加深，有香气。

蜜紫苏子（图 2-112C）　形如紫苏子，表面色泽加深，有光泽，略带黏性，味甜。

紫苏子霜（图 2-112D）　为棕黄色松散粉末。

113. 黑芝麻

【**来源**】本品为胡麻科植物脂麻 *Sesamum indicum* L. 的干燥成熟种子。均系栽培。主产于山东、四川、山西、河南、安徽、江西、河北等地。秋季果实成熟时，割取全株，晒干，打下种子，除去杂质，再干燥。以干燥、子粒充实、纯黑色、无杂质者为佳。

【**炮制方法**】

黑芝麻　除去杂质，洗净，干燥。

清炒黑芝麻　将净黑芝麻置锅内，文火炒至有爆声、鼓起、有香气逸出时取出，放凉。

【**成品性状**】

黑芝麻（图 2-113A）　呈扁卵圆形，长约 0.3 cm，宽约 0.2 cm。表面黑色，平滑或有网状皱纹。尖端有棕色点状种脐。种皮薄，种仁白色，富油性。气微，味甜。

清炒黑芝麻（图 2-113B）　形如黑芝麻，形体鼓起，偶有种皮开裂，有香气。

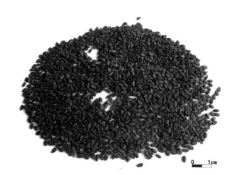

⚠ 图 2-113A　黑芝麻

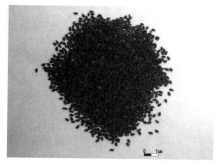

⚠ 图 2-113B　清炒黑芝麻

114. 蒺藜

【**来源**】本品为蒺藜科植物蒺藜 *Tribulus terrestris* L. 的干燥成熟果实。野生或种植。主产于河南、河北、山东、安徽、江苏、四川、山西、陕西等地。秋季果实成熟时采割植株，晒干，打下果实，除去杂质。以颗粒均匀、饱满坚实、色灰白者为佳。

【炮制方法】

蒺藜 去净杂质，串去刺尖，筛去灰屑。

盐蒺藜 将净蒺藜用食盐水拌匀，稍闷，置锅内，文火炒至微黄色时取出，放凉。每 100 kg 蒺藜，用食盐 2 kg。

【成品性状】

蒺藜（图 2-114A） 呈放射状五棱形，有的已压扁，直径 0.6~1.0 cm，表面绿白色或灰白色，背部隆起，有许多网纹，无刺，质坚硬，破面可见白色而有油性的种仁。无臭，味苦、辛。

盐蒺藜（图 2-114B） 形如蒺藜，表面呈浅黄色，偶有焦斑，味微咸。

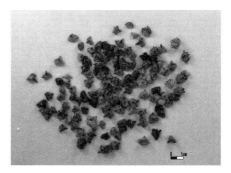

○图 2-114A 蒺藜

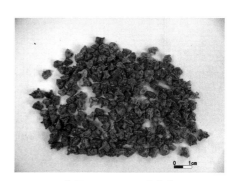

○图 2-114B 盐蒺藜

115. 槐角

【来源】本品为豆科植物槐 *Sophora japonica* L. 的干燥成熟果实。多系栽培。主产于河北、山东、江苏、辽宁等地。冬季采收，除去杂质，干燥。以身干、个大、饱满、色黄绿、质柔润者为佳。

【炮制方法】

槐角 去净杂质及柄，筛去灰屑。

清炒槐角 将净槐角置锅内，文火炒至微黄色，取出，放凉。

蜜槐角 先将槐角文火炒至微鼓起时，加入炼蜜，继续炒至鼓起、外皮光亮、不粘手为度，取出，放凉。每 100 kg 槐角，用炼蜜 5 kg。

槐角炭 将净槐角置热锅内，武火炒至表面呈焦黑色、内部黄褐色时，喷淋清水少许，灭尽火星，取出，及时摊晾，凉透。

【成品性状】

槐角（图 2-115A） 呈连珠状，长 1~6 cm，直径 0.6~1.0 cm。表面黄绿色或黄褐色，皱缩而粗糙，一侧有 1 条黄色带（背缝线）。种子肾形或扁椭圆形，表面光滑，棕黑色，种仁黄绿色。气微弱，味苦，嚼之有豆腥气。

清炒槐角（图 2-115B） 形如槐角，表面显黄色，微带焦斑。

蜜槐角（图 2-115C） 形如槐角，表面鼓起，显黄色，有光泽，略带黏性，味甜。

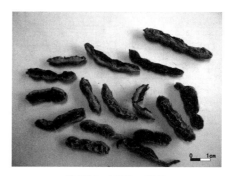

○图 2-115A 槐角

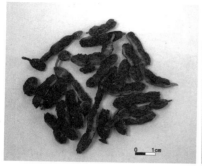

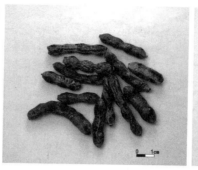

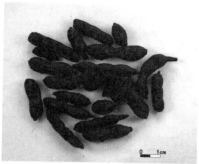

△图 2-115B　清炒槐角　　　　△图 2-115C　蜜槐角　　　　△图 2-115D　槐角炭

槐角炭（图 2-115D）　形如槐角，鼓起，表面焦黑色，内部焦褐色，味苦。

116. 路路通

【来源】本品为金缕梅科植物枫香树 *Liquidambar formosana* Hance 的干燥成熟果序。野生或栽培。主产于江苏、浙江、安徽、福建、湖北、湖南、陕西等地。冬季果实成熟后采收，或收集自落果序，除去杂质及泥沙，干燥。以身干、个大、无泥土及果柄者为佳。

【炮制方法】

路路通　除去杂质及果柄，洗净，干燥。

清炒路路通　将净路路通置锅内，文火炒至表面显黄色，取出，放凉。

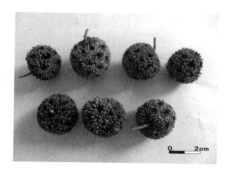

△图 2-116A　路路通

【成品性状】

路路通（图 2-116A）　本品呈圆球形，直径 2~3 cm。表面灰棕色或棕褐色，上有针刺，除去后显多数蜂窝状小孔。蒴果细小，种子 2 枚，淡褐色，有光泽。体轻，质硬。气微，味淡。

清炒路路通（图 2-116B）　形如生品，表面呈褐棕黄色，偶有焦斑。

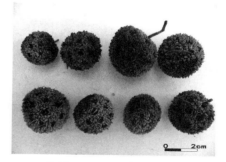

△图 2-116B　清炒路路通

117. 锦灯笼

【来源】本品为茄科植物酸浆 *Physalis alkekengi* L. var. *franchetii*（Mast.）Makino 的干燥宿萼或带果实的宿萼。野生或种植。主产于吉林、河北、新疆、山东等地。秋季果实成熟，宿萼呈红色或橙红色时采收，干燥。以身干、个大、外皮红色、无杂质者为佳。

【炮制方法】去净杂质及果柄。

【成品性状】本品呈灯笼状，多压扁，长 3.0~4.5 cm，宽 2.5~4.0 cm。表面橙红色或橙黄色，有 5 条纵棱及网状细脉纹。气微，味甘、酸（图 2-117）。

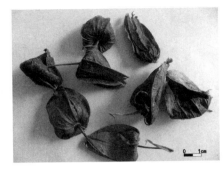

△图 2-117　锦灯笼

118. 蔓荆子

【来源】本品为马鞭草科植物单叶蔓荆 Vitex trifolia L. var. simplicifolia Cham. 或蔓荆 Vitex trifolia L. 的干燥成熟果实。野生或栽培。主产于山东、江西、浙江、福建等地。秋季果实成熟时采收，除去杂质，干燥。以粒大、饱满、充实、无杂质者为佳。

【炮制方法】

蔓荆子　除去杂质，筛去土屑。

清炒蔓荆子　将净蔓荆子置锅内，中火炒至宿萼微黄色、有香气逸出时取出，及时摊晾、放凉，搓去宿萼，筛去灰屑。

注意：蔓荆子果实表面色黑，炒制不易掌握颜色变化，多以炒制时观察灰白色宿萼的色泽变化辨别炮制程度。

焦蔓荆子　将蔓荆子置预热的炒制容器内，用中火加热，炒至宿萼焦黄色，取出，晾凉。

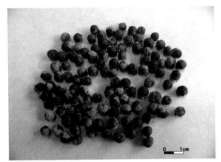

△图 2-118A　蔓荆子

蔓荆子炭　将蔓荆子置预热容器内，武火加热，炒至宿萼棕黄色或棕黑色，喷淋少许清水，灭火星，取出晾干。

【成品性状】

蔓荆子（图 2-118A）　呈球形，直径 0.4~0.6 cm。表面灰黑色或黑褐色，有灰白色粉霜状绒毛及四条纵沟。基部有小果柄，灰白色宿萼（蒂）五裂。种仁白色，富油性。气特异、味淡、微辛。

炒蔓荆子（图 2-118B）　形如蔓荆子，色泽加深，灰白色粉霜消失，宿萼浅黄色。

焦蔓荆子（图 2-118C）　色泽加深，灰白色粉霜消失，宿萼变深黄色。

蔓荆子炭（图 2-118D）　色泽加深，呈黑色，灰白色粉霜消失，宿萼变棕黄或棕黑色。

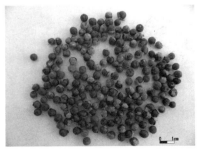

△图 2-118B　炒蔓荆子

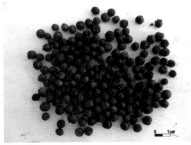

△图 2-118C　焦蔓荆子

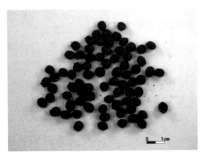

△图 2-118D　蔓荆子炭

119. 榧子

【来源】本品为红豆杉科植物榧 *Torreya grandis* Fort. 的干燥成熟种子。野生或栽培。主产于浙江、湖北、江苏等地。秋季种子成熟时采摘，除去肉质假种皮，取出种子，干燥。以身干、粒大、饱满、不破碎者为佳。

【炮制方法】

榧子仁　去净杂质，去壳取仁。

清炒榧子仁　将净榧子仁置锅内，文火炒至带焦斑、有香气逸出时取出，放凉。

【成品性状】

榧子仁（图 2-119A）　呈卵圆形。表面皱缩，外胚乳灰褐色，膜质；内胚乳黄白色，肥大，富油性。气微，味微甜而涩。

清炒榧子仁（图 2-119B）　形如榧子仁，表面色泽加深，微带焦斑。

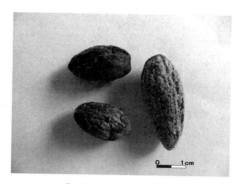

△ 图 2-119A　榧子仁

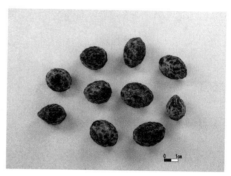

△ 图 2-119B　清炒榧子仁

120. 槟榔

【来源】本品为棕榈科植物槟榔 *Areca catechu* L. 的干燥成熟种子。多系栽培。主产于广东、云南、台湾等地。冬、春季果实成熟时采收，剥去果皮，干燥。以体重、坚实、无破裂者为佳。

【炮制方法】

槟榔　除去杂质，浸泡至六七成透，捞出，润透，切薄片，阴干。

清炒槟榔　将净槟榔片置锅内，文火炒至表面显黄色，取出，放凉。

焦槟榔　将净槟榔片置锅内，文火炒至表面呈焦黄色，取出，放凉。

槟榔炭　将净槟榔置热锅内，武火炒至表面呈焦黑色、内部黄褐色时，喷淋清水少许，灭尽火星，取出，及时摊晾，凉透。

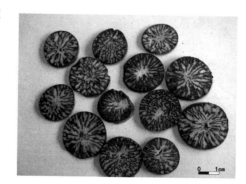

△ 图 2-120A　槟榔

【成品性状】

槟榔（图 2-120A）　为类圆形的薄片，直径 1.5~3.0 cm，表面呈棕、白色相同的大理石样花纹，周边淡黄棕色或红棕色。质坚脆易碎。气微，味涩、微苦。

清炒槟榔（图 2-120B）　形如槟榔，表面显黄棕色，偶带焦斑。

焦槟榔（图 2-120C）　形如槟榔，表面呈焦黄棕色。

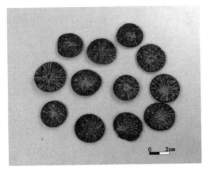

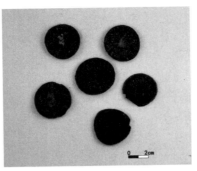

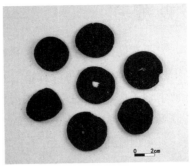

▲ 图 2-120B　清炒槟榔　　　　▲ 图 2-119C　焦槟榔　　　　▲ 图 2-120D　槟榔炭

槟榔炭（图 2-120D）　形如槟榔，表面显焦黑色、内部黄褐色。

121. 酸枣仁

【来源】本品为鼠李科植物酸枣 Ziziphus jujuba Mill. var. spinosa（Bunge）Hu ex H.F.Chou 的干燥成熟种子。主产于河北、河南、陕西、辽宁等地。秋末冬初采收成熟果实，除去果肉及核壳，收集种子，干燥。以颗粒饱满、外皮红棕色、无核壳等杂质者为佳。

【炮制方法】

酸枣仁　除去杂质，用水漂净硬壳，干燥，或去净杂质，簸净硬壳。

炒酸枣仁　将净酸枣仁置锅内，文火炒至微鼓起、有香气逸出时取出，放凉。

【成品性状】

酸枣仁（图 2-121A）　呈扁圆形或扁椭圆形，长 0.5~0.9 cm，宽 0.5~0.7 cm，厚约 0.3 cm。表面紫红色或紫褐色，平滑有光泽，一面中间有一隆起纵线纹，另一面凸起。尖端有小凹陷，种皮较脆，种仁两片，浅黄色，富油性。气微，味淡。

清炒酸枣仁（图 2-121B）　形如酸枣仁，表面微鼓起，色泽加深，质较酥脆。

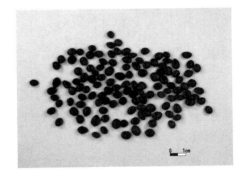

▲ 图 2-121A　酸枣仁

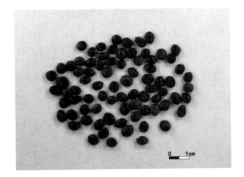

▲ 图 2-121B　清炒酸枣仁

122. 罂粟壳

【来源】本品为罂粟科植物罂粟 *Papaver somniferum* L. 成熟蒴果的干燥外壳。均系栽培，夏季采摘已除去浆汁的果实，破开，除去种子，干燥。以个大、色黄白、质坚、皮厚者为佳。

【炮制方法】

罂粟壳　除去柄、残种及杂质，筛去灰屑，洗净，润透，切丝或块，干燥。

蜜罂粟壳　先将炼蜜用适量开水稀释后，加入罂粟壳丝或块中，拌匀，稍闷，置热锅内，文火炒至表面呈黄色、不粘手为度，取出，放凉。每 100 kg 罂粟壳丝或块，用炼蜜 30 kg。

醋罂粟壳　将净罂粟壳用米醋拌匀闷润，置锅内，文火炒干，取出，放凉。每 100 kg 罂粟壳，用米醋 20 kg。

【成品性状】

罂粟壳（图 2-122A）　本品呈椭圆形或瓶状卵形，直径 1.5~5.0 cm，长 3~7 cm，多已破碎为不规则丝状片或碎块。表面黄白色或淡棕色，平滑略有光泽，里面有粒状突起小点或黄色隔膜，质轻脆。气微，味微苦。

蜜罂粟壳（图 2-122B）　形如罂粟壳，表面呈黄色，有光泽，略有黏性，味甜。

醋罂粟壳（图 2-122C）　形如罂粟壳，表面呈黄色，偶带焦斑，有醋香气。

123. 蕤仁

【来源】本品为蔷薇科植物蕤核 *Prinsepia uniflora* Batal. 或齿叶扁核木 *Prinsepia uniflora* Batal. var. *serrata* Rehd. 的干燥成熟果核。野生或种植。主产于甘肃、陕西、山西等地。夏、秋间采摘成熟果实，除去果肉，洗净，干燥。以颗粒饱满、色黄白、质坚硬而重、无杂质者为佳。

【炮制方法】

蕤仁　除去杂质，洗净，干燥。

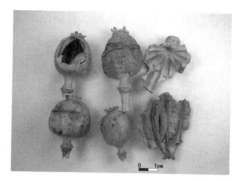

△图 2-122A　罂粟壳

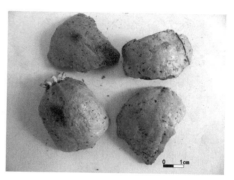

△图 2-122B　蜜罂粟壳

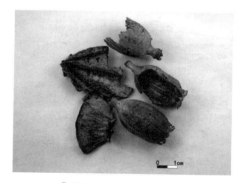

△图 2-122C　醋罂粟壳

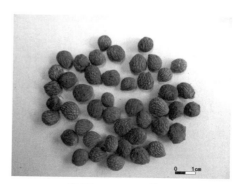

△图 2-123A　蕤仁

清炒蕤仁　将净蕤仁置锅内，文火炒至微有香气逸出时取出，放凉。

【成品性状】

蕤仁（图2-123A）　呈类卵圆形，稍扁，长0.6~1.0 cm，宽0.6~0.8 cm，厚0.3~0.5 cm。表面淡黄棕色，有网状沟纹，两侧略不对称，顶端尖。质坚硬。种子扁圆形或心形，种皮薄，浅棕色。种仁两瓣，乳白色，富油性。无臭，味微苦。

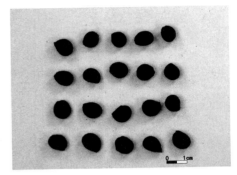

△ 图2-123B　清炒蕤仁

清炒蕤仁（图2-123B）　形如蕤仁，色泽较深，带焦斑，略有香气。

124. 稻芽

【来源】本品为禾本科植物稻 *Oryza sativa* L. 的成熟果实经发芽后的干燥品。全国各地均产。以色黄、有幼芽、颗粒均匀者为佳。

【炮制方法】

稻芽　取净稻谷，用水浸泡至六七成透，捞出，置能排水的容器内，覆盖，每日淋水1~2次，保持适宜的温、湿度。待须根长至约1 cm时取出，晒干。

清炒稻芽　将净稻芽置锅内，文火炒至表面深黄色、有香气逸出时取出，放凉。

焦稻谷　将净稻芽置锅内，中火炒制表面呈焦黄色、有焦香气逸出时取出，放凉。

【成品性状】

稻芽（图2-124A）　呈扁长椭圆形，两端略尖，长0.7~0.9 cm，直径约0.3 cm。外稃黄色，有白色细绒毛，具5脉。一端有2枚对称的白色条形浆片；一个浆片的内侧伸出1~3条淡黄色弯曲的须根，长0.5~1.2 cm。质坚，断面白色，粉性。无臭，味微甜。

清炒稻芽（图2-124B）　形如稻芽，表面深黄色，偶带焦黄斑，须根部分脱落，具香气。

焦稻芽（图2-124C）　形如稻芽，表面焦黄色，带焦斑，大部分须根脱落，有焦香气。

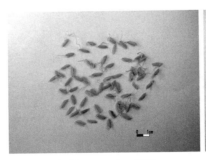

△ 图2-124A　稻芽

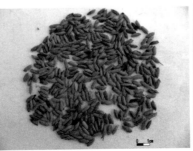

△ 图2-124B　清炒稻芽

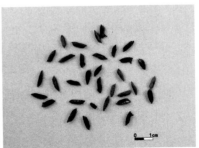

△ 图2-124C　焦稻芽

125. 薏苡仁

【来源】本品为禾本科植物薏苡 *Coix lacryma-jobi* L. var. *mayuen*（Roman.）Stapf 的干燥成熟种仁。均系栽培。主产于福建、贵州、河北、辽宁等地。秋季果实成熟时采割植株，晒干，打下果实，再晒干，除去外壳、种皮及杂质，收集种仁。以身干、粒大饱满、色白无破碎者为佳。

【炮制方法】

薏苡仁　去净残留的硬壳及杂质，筛去灰屑。

麸薏苡仁　先将锅用武火加热，均匀撒入麦麸皮，待冒烟时投入净薏苡仁，急速翻搅，熏炒至表面呈黄色时及时取出，筛去焦麸皮，放凉。每 100 kg 薏苡仁，用麸皮 10 kg。

土薏苡仁　先将锅用文火加热，放入灶心土细粉，待翻动土粉呈滑利状态时，再倒入净炒苡仁，翻炒至表面挂匀土粉、有鼓起时及时取出，筛去土，放凉。

【成品性状】

薏苡仁（图 2-125A）　呈宽卵形或长椭圆形，长 0.4~0.7 cm，宽 0.3~0.6 cm。表面乳白色，光滑，偶有残存的淡棕色种皮。一端钝圆，另一端较宽而微凹，有一淡棕色点状种脐。背面圆凸，腹面有 1 条较宽而深的纵沟，质坚实。断面白色，粉性。气微，味微甜。

麸薏苡仁（图 2-125B）　形如薏苡仁，表面呈焦黄色，有麸香气。

土薏苡仁（图 2-125C）　形如薏苡仁，表面挂匀土粉，呈黄白色，有鼓起。

126. 橘红

【来源】本品为芸香科植物橘 *Citrus reticulata* Blanco 及其栽培变种的干燥外果皮。均系栽培。主产于浙江、广东、四川、福建、广西等地。秋末冬初果实成熟后采摘，用刀削下外果皮，晒干或阴干。以皮薄、片大、色红、油润者为佳。

【炮制方法】除去杂质，洗净，润透，切丝或块，晒干。

【成品性状】本品呈不规则的丝状片或块状。外表面黄棕色或棕褐色，密布黄白色突起或凹下的油室。内表面黄白色，密布凹下透光小圆点，质脆易碎。气芳香，味微苦、麻（图 2-126）。

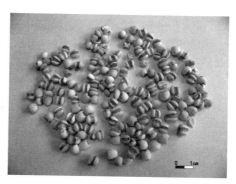

△ 图 2-125A　薏苡仁

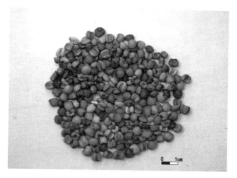

△ 图 2-125B　麸薏苡仁

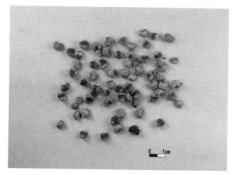

△ 图 2-125C　土薏苡仁

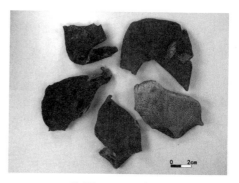

△ 图 2-126　橘红

127. 橘络

【来源】本品为芸香科植物橘 *Citrus reticulata* Blanco
及其栽培种果皮内层的干燥筋络（维管束群）。均系栽培。
主产于四川、福建、浙江等地。冬季至次年春季采制，将橘
皮剥去，撕取皮内白色分支状筋络，干燥。以身干、筋络多、
蒂及橘白少、无杂质者为佳。

【炮制方法】去净杂质、残留的蒂及橘白，用水喷润后，
撕开，去黑丝，干燥。

【成品性状】本品呈不整齐的松散网络状，稍弯曲，
表面淡黄色。质轻而软，易折断。气微香，味微苦（图2-127）。

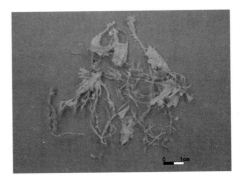

▲ 图2-127　橘络

128. 橘核

【来源】本品为芸香科植物橘 *Citrus reticulata* Blanco
及其栽培变种的干燥成熟种子。均系栽培。主产于福建、
浙江、广东、四川、江西等地。加工或食用橘子时，收集
种子，洗净，干燥。以粒均匀、饱满、色黄白者为佳。

【炮制方法】

橘核　除去杂质及干瘪核，洗净，干燥。

盐橘核　将净橘核用食盐水搅匀，闷润至盐水被吸尽，
置锅内，文火炒至表面呈微黄色、有香气逸出时取出，放凉。
每100 kg橘核，用食盐2 kg。

清炒橘核　将净橘核置锅内，文火炒至表面呈微黄色、
有香气逸出时取出，放凉。

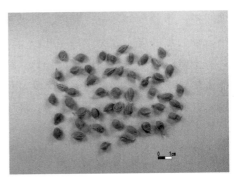

▲ 图2-128A　橘核

【成品性状】

橘核（图2-128A）　略呈卵形，长0.8~1.0 cm，直径
0.4~0.6 cm。表面淡黄色或淡灰白色，光滑，一侧有种脊棱线，
一端钝圆，另一端渐尖成小柄状。外种皮薄而韧，内种皮
菲薄，淡棕色，种仁2瓣，黄绿色，有油性。气微，味苦。

盐橘核（图2-128B）　形如橘核，表面呈黄色，形体
微鼓起，偶见焦斑，微有咸味。

清炒橘核（图2-128C）　形如橘核，表面呈黄白色，
形体微鼓起，偶见焦斑。

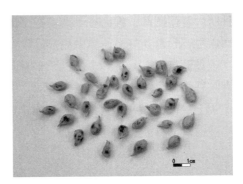

▲ 图2-128B　盐橘核

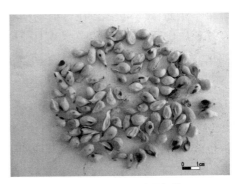

▲ 图2-128C　清炒橘核

129. 藏青果

【来源】本品为使君子科植物诃子 *Terminalia chebula* Retz. 的干燥幼果。均系栽培。主产于马来西亚、印度等地。秋季采摘幼果,经蒸煮后晒干或阴干。以身干、个均匀、质坚、断面无空心者为佳。

【炮制方法】除去杂质,洗净,干燥。

【成品性状】本品呈长卵形、略扁,一端较大,另一端较小,有的稍弯曲。长 1.5~4.0 cm,直径 0.5~1.2 cm。表面黑褐色,具明显的纵皱纹,质坚硬。断面褐色,有角质样光泽,核不明显,一般有空心,小者黑褐色,无空心。无臭,味苦、微涩(图 2-129)。

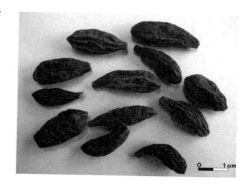

⬢ 图 2-129 藏青果

130. 覆盆子

【来源】本品为蔷薇科植物华东覆盆子 *Rubus chingii* Hu 的干燥果实。野生或种植。主产于浙江、福建、湖北、贵州等地。夏初果实由绿变绿黄时采收,除去梗、叶,置沸水中略烫或略蒸,取出,干燥。以粒完整、饱满、色黄绿、具酸味者为佳。

【炮制方法】

覆盆子 去净果柄及杂质,筛去泥土。

盐覆盆子 将净覆盆子用食盐水拌匀,稍闷,置锅内,文火炒干,取出,放凉。每 100 kg 覆盆子,用食盐 2 kg。

【成品性状】

覆盆子(图 2-130A) 呈圆锥形或扁圆形,高 0.6~1.3 cm,直径 0.5~1.2 cm。表面黄绿色或淡黄棕色,顶端钝圆,基部中央凹入。气微,味微酸、涩。

盐覆盆子(图 2-130B) 形如覆盆子,色泽加深,味微咸。

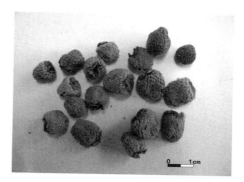

⬢ 图 2-130A 覆盆子

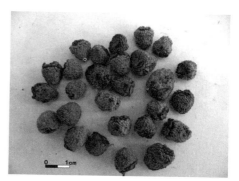

⬢ 图 2-130B 盐覆盆子

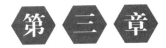

第三章

藤木类

1. 丁公藤

【来源】本品为旋花科植物丁公藤 *Erycibe obtusifolia* Benth. 或光叶丁公藤 *Erycibe schmidtii* Craib 的干燥藤茎。野生或种植。主产于广东等地。全年均可采收，切段或片，干燥。以粗壮、坚实者为佳。

【炮制方法】除去杂质，洗净，润透，切厚片，蒸约 2 小时，干燥。

【成品性状】本品为不规则的厚片，椭圆形，片面黄褐色或淡黄棕色。木部宽广，有不规则的花纹（异型维管束）及多数小孔，中心有髓，有的不明显，周边灰黄色、灰褐色或浅棕褐色，质坚硬。无臭，味淡（图 3-1）。

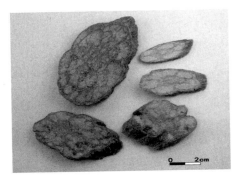

⬆ 图 3-1　丁公藤

2. 大血藤

【来源】本品为木通科植物大血藤 *Sargentodoxa cuneata* （Oliv.）Rehd. et Wils. 的干燥藤茎。野生或栽培。主产于湖北、四川、江西、河南、江苏等地。秋、冬季采收，除去侧枝，截段，干燥。以身干、条匀、色棕红、气香者为佳。

【炮制方法】除去杂质，稍浸，洗净，润透，切厚片，干燥。

【成品性状】本品为长椭圆形的厚片，略弯曲，长 30~60 cm，直径 1~3 cm，断面黄白色与棕红色相间，有多数细孔及放射状纹理，周边灰棕色或棕色，质硬。气微，味微涩（图 3-2）。

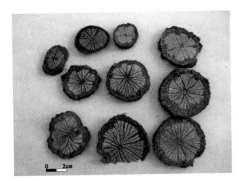

⬆ 图 3-2　大血藤

3. 川木通

【来源】本品为毛茛科植物小木通 *Clematis armandii* Franch.或绣球藤 *Clematis Montana* Buch.-Ham.的干燥藤茎。栽培或野生。主产于四川、贵州、湖南等地。春、秋季采收，除去粗皮，晒干，或趁鲜切薄片，晒干。以断面鲜黄、无颜色变黑者为佳。

【炮制方法】去净杂质，略泡，闷润，切薄片，晒干。

【成品性状】本品为圆形薄片，直径 2.0~3.5 cm，厚 0.2~0.4 cm，断面残存皮部黄棕色。木部浅黄棕色或浅黄色，有黄白色放射状纹理及裂隙，其间布满小孔，髓部较小，类白色或黄棕色，偶有空腔。周边黄棕色或黄褐色，有纵向凹沟及棱线；残存皮部易撕裂。质坚硬，不易折断。无臭，味淡（图3-3）。

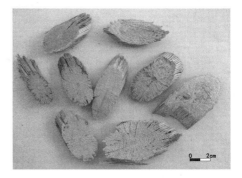

⚪ 图3-3 川木通

4. 木通

【来源】本品为木通科植物木通 *Akebia quinata*（Thunb.）Decne.、三叶木通 *Akebia trifoliata*（Thunb.）Koidz.、白木通 *Akebia trifoliata*（Thunb.）Koidz. var. *australis*（Diels）Rehd.的干燥藤茎。野生或栽培。主产于江苏、浙江、湖北、湖南、陕西、四川、安徽等地。秋季采收，截取茎部，除去细枝，阴干。以肥壮、皮皱者为佳。

【炮制方法】除去杂质，用水浸泡，泡透后捞出，切片，干燥。

【成品性状】本品呈圆形、椭圆形或不规则形片，直径 0.5~4.0 cm。外表皮灰棕色或灰褐色。切面呈放射状排列，髓小或有时中空。气微，味微苦而涩（图3-4）。

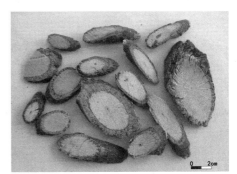

⚪ 图3-4 木通

5. 石楠藤

【来源】本品为蔷薇科植物石楠 *Photiniz serrulata* Lindl.的干燥藤茎。野生或栽培。主产于四川、湖南、云南等地。夏、秋季采收，干燥。以身干、枝条均匀、色灰褐、叶片完整者为佳。

【炮制方法】除去杂质，洗净，润透，切段，干燥。

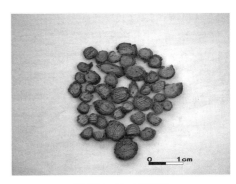

⚪ 图3-5 石楠藤

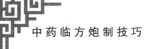
【成品性状】本品为茎、叶的混合物，呈段状。茎枝呈扁圆柱状，表面暗棕黄色，有纵皱纹，皮孔细点状；质坚脆，断面皮部薄，暗棕色，木部黄白色。叶片破碎，灰褐色，革质而脆。气微，茎微苦，叶微涩（图3-5）。

6. 西河柳

【来源】本品为柽柳科植物柽柳 *Tamarix chinensis* Lour. 的干燥细嫩枝叶。野生或栽培。全国大部分地区均产。夏季花未开时采收，阴干。以身干、枝叶细嫩、色绿者为佳。

【炮制方法】除去杂质及老枝，喷淋清水，润透，切段或趁鲜切段，干燥。

【成品性状】本品为枝、叶的混合物，呈段状，直径 0.05~0.15 cm。嫩枝呈细圆柱状，表面灰绿色，有多数小叶着生，小叶鳞片状，常脱落，质脆。切断面黄白色，中心有髓。气微弱，味淡（图3-6）。

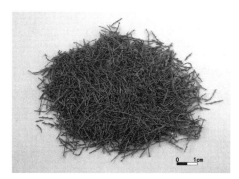

△ 图3-6 西河柳

7. 竹茹

【来源】本品为禾本科植物青秆竹 *Bambusa tuldoides* Munro、大头典竹 *Sinocalamus beecheyanus*（Munro）Mcclure var. *pubescens* P. F. Li. 或淡竹 *Phyllostachys nigra*（Lodd.）Munro var. *henonis*(Mitf.)Stapf ex Rendle 的茎的干燥中间层。均系栽培。主产于江苏、浙江、江西、湖北、四川等地。全年均可采制，以冬至采伐当年新竹为宜。取新鲜茎，刮去外皮，将稍带绿色的中间层刮成丝条，或削成薄条，捆扎成束，阴干。以身干、丝细均匀、色黄绿、质柔软、无硬片、有弹性者为佳。

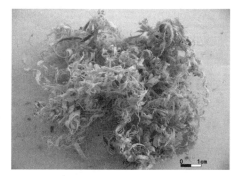

△ 图3-7A 竹茹

【炮制方法】

竹茹　去净硬竹皮及杂质，揉成团或干切成段。

姜竹茹　将净竹茹团或段用姜汁拌匀，稍闷，压平，置锅内，文火烙至两面显黄色有焦斑时取出，晾干。每100 kg 竹茹段，用生姜 10 kg 或干姜 3 kg。

【成品性状】

竹茹（图3-7A）　为不规则的丝条状小段或卷曲成团状，浅绿色、黄绿色（称为青竹茹）或黄白色（称为竹茹）。体

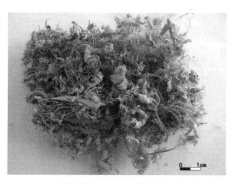

△ 图3-7B 姜竹茹

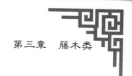

轻松，质柔韧，有弹性。气微、味淡。

姜竹茹（图3-7B）　形如竹茹，颜色加深，偶带黄色焦斑。微具姜的气味。

8. 苏木

【来源】本品为豆科植物苏木 *Caesalpinia sappan* L. 的干燥心材。野生或栽培。主产于广西、云南、台湾、广东、四川等地。多于秋季采伐，除去外皮及白色边材，取心材，干燥。以粗大、坚实、色红黄者为佳。

【炮制方法】除去杂质，刷去灰屑，锯成约3 cm长的段后，再镑片；劈成小碎块或碾成粗粉；亦可刨成刨花。

【成品性状】本品呈不规则的极薄片状、小碎块状或粗粉，红黄色或黄棕色。极薄片或小碎块中央可见一条黄白色的髓，少数带有黄白色边材，质致密坚硬。无臭，味微涩（图3-8）。

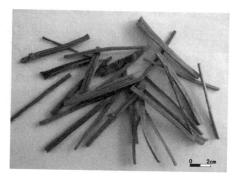

△图3-8　苏木

9. 皂角刺

【来源】本品为豆科植物皂荚 *Gleditsia sinensis* Lam. 的干燥棘刺。野生或栽培。主产于江苏、湖北、河北、山西、河南、山东等地。全年均可采收，干燥，或趁鲜切片，干燥。以身干、整齐、片薄、无杂质、皮色紫棕者为佳。

【炮制方法】去净杂质，筛去灰屑。未切片者，除去杂质，略泡，润透，切厚片，干燥。

【成品性状】本品为不规则的厚片，常有尖细的刺端，呈长披针形，片面木部黄白色，髓部呈海绵状淡红棕色。周边棕紫色或棕褐色。质脆，易折断。无臭，味淡（图3-9）。

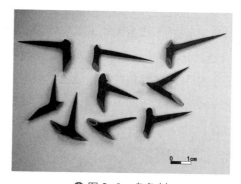

△图3-9　皂角刺

10. 沉香

【来源】本品为瑞香科植物白木香 *Aquilaria sinensis*（Lour.）Gilg 及沉香 *Aquilaria agallocha* Roxb. 的含有树脂的木材。野生或栽培。主产于广东、广西等地。全年均可采收，割取含树脂的木材，除去不含树脂的部分，阴干。以质坚体重、色棕黑油润、燃之有油渗出、香气浓烈、味苦者为佳。

【炮制方法】除去枯废白木，刷净，镑片，或劈成小块，

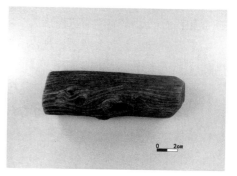

△图3-10A　沉香

或研粉。

【成品性状】

沉香（图 3-10A）　呈块状、棒状或盔帽状，外形不规则。表面平滑，可见黑色树脂与黄色木部相互交错的纹理。质较坚实，沉重，断面难折断，能沉于水或半沉于水。有特殊香气，味苦，燃烧时有油渗出，香气浓烈。

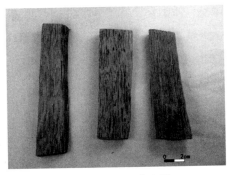

△图 3-10B　白木香

白木香（图 3-10B）　呈不规则的块状、片状，表面凹凸不平，有加工刀痕，偶有孔洞，可见黑褐色树脂与黄色木部相间的斑纹，孔洞及凹窝表面多呈朽木状。质较坚实，断面刺状。多不能沉于水，略有特殊香气，味苦，燃烧时有油渗出，具浓烟，有香气。

11. 忍冬藤

【来源】本品为忍冬科植物忍冬 *Lonicera japonica* Thunb. 的干燥茎枝。野生或栽培。主产于山东、河南、浙江、江苏等地。秋、冬季采割，晒干。以身干、外皮色棕红、条粗匀、质嫩者为佳。

【炮制方法】除去杂质，洗净，稍浸，润透，切段或切厚片，干燥。

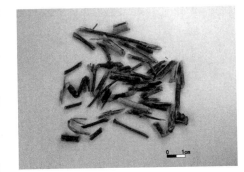

△图 3-11　忍冬藤

【成品性状】本品为不规则的圆柱状小段或圆形厚片，直径 0.15~0.60 cm。小段表面棕红色或暗棕色，切断面黄白色，中空。偶有残叶，暗绿色，略有绒毛。厚片，片面黄白色，木质性，中间有空心，周边棕红色或暗棕色。无臭，老枝味微苦，嫩枝味淡（图 3-11）。

12. 鸡血藤

【来源】本品为豆科植物密花豆 *Spatholobus suberectus* Dunn 的干燥藤茎。野生或种植。主产于广西等地。秋、冬季采收，除去枝叶，切片，干燥。以条匀、切面有赤褐色层圈、树脂状渗出物多者为佳。

【炮制方法】除去杂质，洗净，浸润至透或置笼内，加热蒸软，切厚片或碎片，干燥。

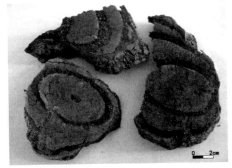

【成品性状】本品为椭圆形、扁圆形厚片或不规则的碎片，直径 3~10 cm。片面木质部红棕色至棕色，导管孔多数，红棕色或黑棕色的树脂状分泌物与木部相间排列呈 3~8 个偏心性半圆形环，髓部偏向一侧。周边灰棕色，粗糙。质坚硬。气微，味涩（图 3-12）。

△图 3-12　鸡血藤

13. 青风藤

【来源】本品为防己科植物青藤 Sinomenium acutum （Thunb.）Rehd. et Wils. 及毛青藤 Sinomenium acutum（Thunb.） Rehd. et Wils. var. cinereum Rehd. et Wils. 的干燥藤茎。野生或种植。主产于湖北、江苏、陕西、河南、四川等地。秋末冬初采割，扎把或切成长段，晒干。以身干、条匀、外皮色绿褐者为佳。

【炮制方法】除去杂质，用水洗净，再浸泡至七八成透，润透，切厚片，干燥。

【成品性状】本品为长圆形或不规则的厚片，直径0.5~

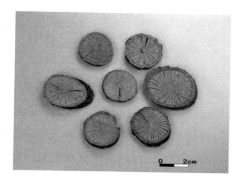

△图3-13　青风藤

2.0 cm。片面灰黄色或淡灰棕色，木部有放射状纹理，习称"车轮纹"，其间具有多数小孔，髓部淡黄白色，周边绿褐色至棕褐色。体轻，质硬而脆。气微，味苦（图3-13）。

14. 油松节

【来源】本品为松科植物油松 Pinus tabulieformis Carr. 或马尾松 Pinus massoniana Lamb. 的干燥瘤状节或分支节。野生或栽培。全国大部分地区均产。全年均可采收，锯取后，干燥。以色红棕、油性足者为佳。

【炮制方法】除去杂质，锯段，劈成小碎块，除去无油木。

【成品性状】本品为不规则的小碎块，片面红棕色，中心淡棕色，周边深棕色而油润。质坚硬，显油性。有松节油香气，味微苦（图3-14）。

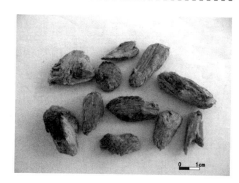

△图3-14　松节

15. 首乌藤

【来源】本品为蓼科植物何首乌 Polygonum multiflorum Thunb. 的干燥藤茎。野生或栽培。主产于河南、湖北、湖南、江苏、浙江、四川等地。秋、冬季采割，除去残叶，捆成把或趁鲜切段，干燥。以身干、粗壮、条匀、外皮紫红色者为佳。

【炮制方法】除去杂质，用水洗净，稍泡，捞出，润透，切段，干燥。

【成品性状】本品为不规则的圆柱状小段，直径0.4~0.7 cm。表面紫红色至紫褐色，粗糙，具纵纹，有的具膨大的节，

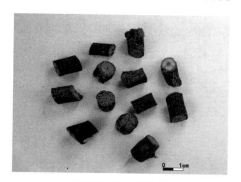

△图3-15　首乌藤

或有侧枝痕，切断面皮部紫红色，木部黄白色或淡棕色，导管孔明显，髓部疏松类白色。质脆，无臭，味微苦、涩（图3-15）。

16. 降香

【来源】本品为豆科植物降香 *Dalbergia odorifera* T. Chen 树干和根的干燥心材。野生或种植。主产于广东、广西、云南等地，全年均可采收，除去粗皮及边材，阴干。以色紫红、质坚实、富油性、无树皮及边材、香气浓者为佳。

【炮制方法】去净杂质及边材，镑片或劈成小碎块，或碾成细粉。

【成品性状】本品为不规则的厚片、小碎块或细粉，紫红色或红褐色，有致密的纹理。质硬，有油性。粉末紫红色或紫褐色。气香，味微苦（图3-16）。

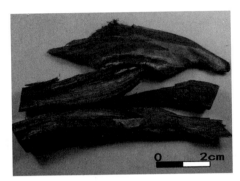

▲ 图 3-16　降香

17. 钩藤

【来源】本品为茜草科植物钩藤 *Uncaria rhynchophylla*（Miq.）Miq. ex Havil.、大叶钩藤 *Uncaria macrophylla* Wall.、毛钩藤 *Uncaria hirsuta* Havil.、华钩藤 *Uncaria sinensis*（Oliv.）Havil. 或无柄果钩藤 *Uncaria sessilifructus* Roxb. 的干燥带钩茎枝。野生或栽培。主产于广西、广东、湖南、四川、江西、浙江等地。秋、冬季采收，去叶，切段，晒干。以茎细、带钩、梗少、色红棕者为佳。

【炮制方法】去净杂质，筛去灰屑，淋洗，润软，切段，干燥。

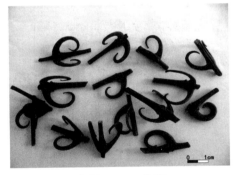

▲ 图 3-17　钩藤

【成品性状】本品为不规则的圆柱状或类方柱状小段，直径 0.2~0.5 cm。表面红棕色至紫红色，具细纵皱纹，微有光泽；有的段具两个或一个弯曲的钩，钩略扁或稍圆，前端细尖，基部较阔，质轻而韧。切断面黄棕色，髓部黄白色或中空。无臭，味淡（图3-17）。

18. 鬼箭羽

【来源】本品为卫矛科植物卫矛 *Euonymus alatus*（Thunb.）Sieb. 的干燥具翅状物的枝条或翅状附属物。野生或种植。全国大部分地区均产。全年均可采割，割取带翅枝条，除去嫩枝及叶，干燥。以身干、条匀、箭羽齐全者为佳。

【炮制方法】除去杂质，洗净，润透，切段或厚片，干燥。

【成品性状】本品为不规则的圆柱状小段或厚片。外表面灰绿色，有纵皱纹，四面生有灰褐色片状羽翼，质硬韧，切断面黄白色。质松脆，易折断或剥落，断面呈淡棕色。气微，味微苦、涩（图3–18）。

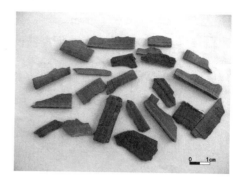

△图3–18　鬼箭羽

19. 络石藤

【来源】本品为夹竹桃科植物络石 *Trachelospermum jasminoides*（Lindl.）Lem. 的干燥带叶藤茎。野生或栽培。主产于山东、安徽、江苏、湖北等地。秋季落叶前，采收茎叶，除去杂质，干燥。以身干、条匀、叶多、色绿、无杂质者为佳。

【炮制方法】除去杂质，略浸，洗净，捞出，润透，切段，干燥。

【成品性状】本品为不规则的圆柱状小段，直径0.1~0.5 cm，稍弯曲。表面棕褐色，有纵细纹，有的段有膨大的茎节，质硬；切断面淡黄白色，常中空。叶片多脱落，或被切成块片状，完整的叶片呈椭圆形，或卵状披针形，前端钝圆，通常卷曲，上表面暗绿色或棕绿色，下表面色较淡，革质。气微，味微苦（图3–19）。

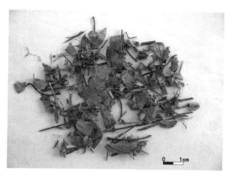

△图3–19　络石藤

20. 桂枝

【来源】本品为樟科植物肉桂 *Cinnamomum cassia* Presl 的干燥嫩枝。野生或栽培。主产于广西、广东、云南等地。春、夏季将肉桂的嫩枝条砍下，除去叶片，晒干，或切片，晒干。以身干、枝条嫩、色棕红、香气浓者为佳。

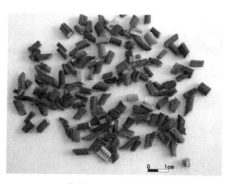

△图3–20A　桂枝

【炮制方法】

桂枝　除去杂质，干剁成段，或粗细条分开，用清水洗净，稍泡，淋透，切厚片或段，晾干或低温干燥。

蜜桂枝　将炼蜜用适量开水稀释后，加入桂枝段中拌匀，闷润，置热锅内，文火炒至深黄色、不粘手时取出，摊晾，凉透后及时收藏。每100 kg桂枝段，用炼蜜5 kg。

【成品性状】

桂枝（图3–20A）　本品为不规则的圆柱状或方柱状小

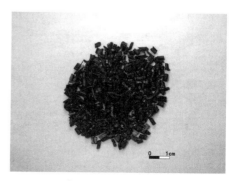

△图3–20B　蜜桂枝

段或薄片，直径 0.3~1.0 cm。表面棕色至红棕色，有纵棱线。有特异香气，味甜、微辛，皮部味较浓。

蜜桂枝（图 3-20B）　形如桂枝，表面呈棕色至红棕色，微显光泽，具香及蜜香气，味微甜。

21. 海风藤

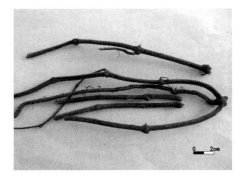

△图 3-21　海风藤

【**来源**】本品为胡椒科植物风藤 *Piper kadsura*（Choisy）Ohwi 的干燥藤茎。野生或种植。主产于福建、浙江、台湾等地。夏、秋季采割，除去根、叶，晒干（目前多以带叶茎藤应用）。以身干、条粗壮、均匀、不脱皮、香气浓者为佳。

【**炮制方法**】除去杂质，浸泡至六七成透，洗净，捞出，润透，切厚片或段，干燥。

【**成品性状**】本品呈扁圆柱形，微弯曲，长 15~60 cm，直径 0.3~2.0 cm。表面灰褐色或褐色，粗糙，有纵向棱状纹理及明显的节，节间长 3~12 cm，节部膨大，上生不定根。体轻，质脆，易折断，断面不整齐，皮部窄，木部宽广，灰黄色，导管孔多数，射线灰白色，放射状排列，皮部与木部交界处常有裂隙，中心有灰褐色髓。气香，味微苦、辛（图 3-21）。

22. 通草

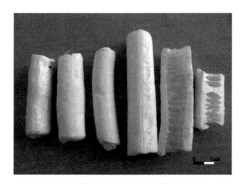

△图 3-22　通草

【**来源**】本品为五加科植物通脱木 *Tetrapanax papyrifer*（Hook.）K. Koch 的干燥茎髓。野生或种植。主产于贵州、云南、台湾、广西等地。秋季割取茎，截成段，趁鲜取出髓部，理直，干燥。以条粗、质轻柔软、色白者为佳。

【**炮制方法**】去净杂质，筛去灰屑，干切成小段。

【**成品性状**】本品呈圆柱形，直径 1.0~2.5 cm。表面白色或淡黄色，有浅纵沟纹。体轻，质松软，稍有弹性，易折断，断面平坦，显银白色光泽，中部有直径 0.3~1.5 cm 的空心或半透明的薄膜，纵剖面呈梯状排列，实心者少见。气微，味淡（图 3-22）。

23. 小通草

【**来源**】本品为旌节花科植物喜马山旌节花 *Stachyurus himalaicus* Hook. f. et Thoms.、中国旌节花 *Stachyurus chinensis* Franch. 或山茱萸科植物青荚叶 *Helwingia japonica*（Thunb.）Dietr. 的茎髓。主产于四川、贵州、云南、广西等地。秋季割取茎，截成段，趁鲜取出髓部，理直，晒干。以条匀、色白者为佳。

【炮制方法】去净杂质，筛去灰屑，干切成小段。

【成品性状】本品茎髓呈圆条状，直径 0.8~1.2 cm。外表平坦无纹理，白色，中无空心。质轻松绵软，水浸之有黏滑感（图 3-23）。

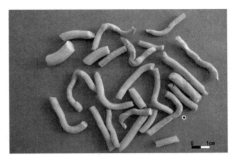

▲ 图 3-23　小通草

24. 桑枝

【来源】本品为桑科植物桑 *Morus alba* L. 的干燥嫩枝。栽培或野生。主产于江苏、浙江等地。春、夏季割取嫩枝，去叶，干燥，或趁鲜切片，干燥。以身干、枝细、质嫩、断面色黄白、嚼之发黏者为佳。

【炮制方法】

桑枝　除去杂质，粗细条分开，稍浸，洗净，润透，切厚片，干燥。

酒桑枝　将净桑枝片用黄酒拌匀，闷润至黄酒被吸尽，置锅内，文火炒至呈黄色、偶带焦斑时取出，放凉。每 100 kg 桑枝片，用黄酒 10 kg。

【成品性状】

桑枝（图 3-24A）　本品为大小不一的长椭圆形厚片，厚 0.2~0.5 cm，直径 0.5~1.5 cm。片面木部黄白色，呈放射状纹理，髓部白色或黄白色；周边灰黄色或黄褐色，质坚韧。气微，味淡。

酒桑枝（图 3-24B）　形如桑枝，呈黄色，偶带焦斑，微有酒气。

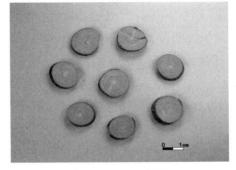

▲ 图 3-24A　桑枝

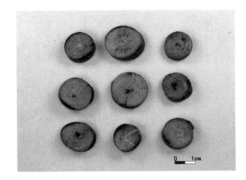

▲ 图 3-24B　酒桑枝

25. 桑寄生

【来源】本品为桑寄生科植物桑寄生 *Taxillus chinensis*（DC.）Danser 的干燥带叶茎枝。野生或栽培。主产于广东、广西等地。冬季至次春采割，除去粗茎，干燥或蒸后干燥。以外皮棕褐色、条匀、细嫩、叶多者为佳。

【炮制方法】去净杂质，洗净，略浸，润透，切厚片，干燥。

【成品性状】本品为大小不一的圆形厚片，直径 0.2~1.0 cm。断面木部浅红棕色，皮部红棕色；周边红褐色

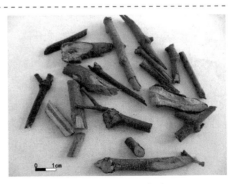

▲ 图 3-25　桑寄生

或灰褐色，具细纵纹，嫩枝有的可见棕褐色毛茸，质坚硬。叶片呈丝状或碎片，黄褐色，革质。气微，味涩（图3-25）。

26. 槲寄生

【来源】本品为桑寄生科植物槲寄生 *Viscum coloratum*（Komar.）Nakai 的干燥带叶茎枝。野生或栽培。主产于黑龙江、吉林、辽宁、安徽、内蒙古、河南等地。冬季至次春采割，除去粗茎，切段，干燥或蒸后干燥。以条匀、枝嫩、色黄绿、带叶、整齐不碎者为佳。

【炮制方法】除去杂质，洗净，略浸，润透，切厚片，干燥。

【成品性状】本品为不规则的圆形厚片，直径0.3~1.0 cm。表面黄绿色、金黄色或黄棕色，有纵皱纹。片面髓部常偏向一边，木部浅黄色，皮部黄色，有放射状纹理。体轻，质脆。叶片呈丝状或切碎，黄绿色，革质。气微，味微苦，嚼之有黏性（图3-26）。

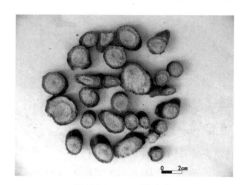

△ 图3-26　槲寄生

27. 檀香

【来源】本品为檀香科植物檀香 *Santalum album* L. 的干燥心材。栽培或野生。主产于印度、印度尼西亚等地，我国广东、云南、台湾等地亦产。全年均可采收，割取心材，干燥。以色黄、质坚致密、显油纹、油性大、香气浓厚者为佳。

【炮制方法】去净杂质，刷去灰屑，先锯成段，再刨成薄片或纵向劈成小碎块。

【成品性状】本品为不规则的刨花样薄片或小碎块，片面或块面淡黄棕色，光滑细致，纹理纵直整齐，质致密而韧。具特异香气，燃烧时更为浓烈，味微苦、辛（图3-27）。

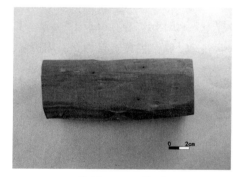

△ 图3-27　檀香

28. 灯心草

【来源】本品为灯心草科植物灯心草 *Juncus effusus* L. 的干燥茎髓。野生或栽培。主产于江苏、四川等地。夏、秋季采收地上茎，剥去茎的外皮，将白髓整理顺直，捆成小把，干燥。以色白、条长、粗壮均匀、有弹性者为佳。

【炮制方法】

灯心草　除去霉坏部分及杂质，扎成小把，剪成4~6 cm段。

灯心草炭　将净灯心草扎成小把，置锅内，锅上盖一较小口径的锅，两锅衔接处，先用湿纸堵封，再用盐泥封固，上撒一层细沙，待泥稍干后，扣锅上贴白纸条，或放少许大米粒，并压一重物。先文火后武火加热，检视白纸显焦黄色或大米粒显黄色时，及时离火，待冷却后，取出。

朱灯心草　先将净灯心草段用清水湿润，再撒入飞朱砂，拌和均匀，晾干。每100 kg净灯心草段，用飞朱砂1.8 kg。

青黛灯心草　取净灯心草段，置盆内，喷淋清水少许，微润，加青黛粉，撒布均匀，并随时翻动，至表面挂匀青黛为度，取出晾干。灯心草每100 kg，用青黛1.5 kg。

【成品性状】

灯心草（图3-28A）　呈细圆柱形段状，长4~6 cm，直径0.1~0.3 cm。表面白色或淡黄白色，有细纵纹，体轻质软，略有弹性。切断面白色。气微，味淡。

灯心草炭（图3-28B）　形如灯心草段，呈炭黑色，质轻松，易碎，无臭，无味。

朱灯心草（图3-28C）　形如灯心草段，表面呈朱红色。

青黛灯心草（图3-28D）　形如灯心草段，表面被青黛细粉。

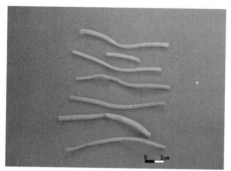

△ 图3-28A　灯心草

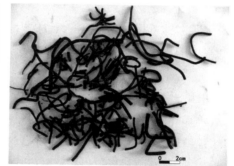

△ 图3-28B　灯心草炭

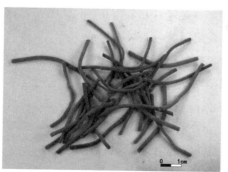

△ 图3-28C　朱灯心草

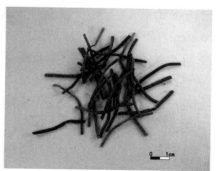

△ 图3-28D　青黛灯心草

第四章

皮 类

1. 黄柏

【来源】本品为芸香科植物黄皮树 *Phellodendron chinense* Schneid. 的干燥树皮。习称"川黄柏"。野生或种植。主产于四川、云南、贵州等地。4~7 月间剥取树皮，刮去外层粗皮，晒干。以片厚块大、断面黄色、无栓皮者为佳。

【炮制方法】

黄柏 除去杂质，抢水洗净，润透，切丝，干燥。

盐黄柏 将净黄柏丝用食盐水喷洒拌匀，闷润，置锅内，文火炒至深黄色、略见焦斑时取出，摊晾。每 100 kg 黄柏丝，用食盐 2 kg。

酒黄柏 将净黄柏丝用黄酒喷洒拌匀，稍润，置锅内，文火炒干，取出，放凉。每 100 kg 黄柏丝，用黄酒 10 kg。

黄柏炭 将净黄柏丝置热锅内，武火炒至表面焦黑色、内部焦褐色时，喷淋清水少许，灭尽火星，取出，及时摊晾，凉透。

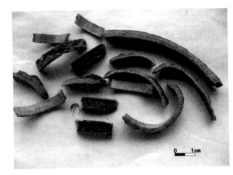

⬥ 图 4-1A　黄柏

【成品性状】

黄柏（图 4-1A）　呈板片状长短不一的丝片状，宽 0.3~0.5 cm。外表面黄褐色或黄棕色，外表面深黄色，较平坦或具纵沟纹，有的可见皮孔痕及残存的灰褐色粗皮。内表面暗黄色或淡棕色，具细密的纵棱纹。质坚硬而轻，易折断，断面纤维性，呈裂片状分层裂，深鲜黄色。气微，味苦，嚼之有黏性。可使唾液染成黄色。

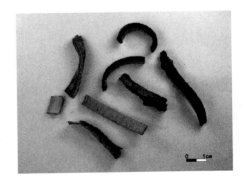

⬥ 图 4-1B　盐黄柏

盐黄柏（图 4-1B）　形如黄柏，表面深黄色，略见焦斑，略具咸味。

酒黄柏（图 4-1C）　形如黄柏，表面深黄色，偶见焦斑，微有酒气。

黄柏炭（图 4-1D）　形如黄柏，表面焦黑色，内部焦褐色，质轻而脆，味微苦、涩。

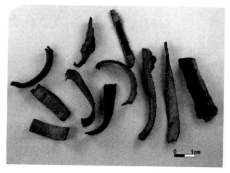

⬟ 图 4-1C 酒黄柏

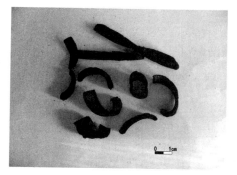

⬟ 图 4-1D 黄柏炭

2. 五加皮

【来源】本品为五加科植物细柱五加 *Acanthopanax gracilistylus* W. W. Smith 的干燥根皮。野生或栽培。主产于陕西、河北、安徽、江苏、四川、浙江、山东等地。夏、秋季采挖根部，洗净，晒至根部发软时，剥取根皮，晒干。以粗长、皮厚、气香、无木心者为佳。

【炮制方法】除去杂质，洗净，润透，切段，晒干。

【成品性状】本品为不规则的小段，厚约 0.2 cm。外表面灰褐色，有横向皮孔及纵皱纹，内表面淡黄色或灰黄色，有细纵纹，切断面灰白色。体轻，质脆。气微香，味微辣而苦（图 4-2）。

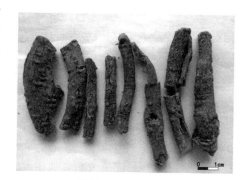

⬟ 图 4-2 五加皮

3. 白鲜皮

【来源】本品为芸香科植物白鲜 *Dictamnus dasycarpus* Turcz. 的干燥根皮。均系野生。主产于辽宁、河北、四川、江苏、浙江、安徽、山东等地。春、秋季采挖根部，除去泥沙及粗皮，纵向割开，剥取根皮，干燥。以卷筒状、无木心、皮厚、块大者为佳。

【炮制方法】除去杂质，洗净，润透，切厚片，干燥。

【成品性状】本品呈卷筒状的厚片，厚 0.2~0.5 cm。外表面灰白色或淡灰黄色，具细纵纹；内表面类白色，有细纵纹。切断面乳白色，略呈层片状，质脆。有羊膻气，味微苦（图 4-3）。

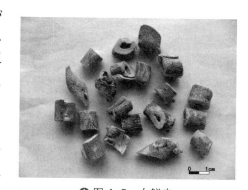

⬟ 图 4-3 白鲜皮

4. 地枫皮

【来源】本品为木兰科植物地枫皮 *Illicium difengpi* K. I. B. et K. I. M. 的干燥树皮。野生或栽培。主产于广西。春、秋季剥取树皮，晒干或低温干燥。以质松脆、气香者为佳。

【炮制方法】除去杂质及残留木心，洗净，干燥，捣碎。

【成品性状】本品呈不规则的碎块状，厚 0.2~0.3 cm。外表面灰棕色至深棕色，有的可见灰白色地衣斑，粗皮易剥离或脱落，脱落处棕红色。内表面棕色或棕红色，具明显的纵沟纹。质松脆，断面颗粒性。气微香，味微涩（图 4-4）。

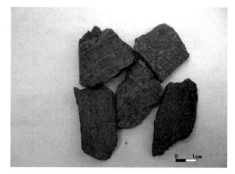

● 图 4-4　地枫皮

5. 地骨皮

【来源】本品为茄科植物枸杞 *Lycium chinense* Mill. 或宁夏枸杞 *Lycium barbarum* L. 的干燥根皮。野生或栽培。全国大部分地区均产。春初或秋后采挖根部，洗净，剥取根皮，晒干。以块大、肉厚、无木心与杂质者为佳。

【炮制方法】

地骨皮　除去杂质及残留的木心，洗净，晒干。

盐地骨皮　将净地骨皮用食盐水喷洒拌匀，闷润，置锅内，文火炒至深棕色、略见焦斑时取出，摊晾。每 100 kg 地骨皮，用食盐 2 kg。

【成品性状】

地骨皮（图 4-5A）　本品呈筒状或槽状，长短不一，长 3~10 cm，宽 0.5~1.5 cm，厚 0.1~0.3 cm。外表面灰黄色至棕黄色，粗糙，有不规则纵裂纹，易成鳞片状剥落。内表面黄白色至灰黄色，较平坦，有细纵纹。体轻，质脆，易折断。气微，味微甜而后苦。

盐地骨皮（图 4-5B）　形如地骨皮，表面深棕色，略见焦斑，略具咸味。

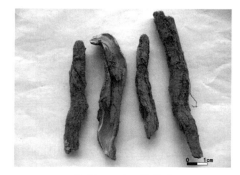

● 图 4-5A　地骨皮

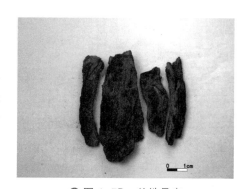

● 图 4-5B　盐地骨皮

6. 肉桂

【来源】本品为樟科植物肉桂 *Cinnamomum cassia* Presl 的干燥树皮。野生或栽培。主产于广西、广东、云南等地。多于秋季剥取树皮，阴干。以皮细肉厚、断面紫红色、油性大、香气浓、味甜微辛、嚼之无渣者为佳。

【炮制方法】去净杂质，刮去粗皮，捣成小碎块。

【成品性状】本品呈不规则的碎块，厚 0.2~0.8 cm，红棕色或紫红色，有的还显油润，质硬而脆。气香浓烈，味甜辣（图 4-6）。

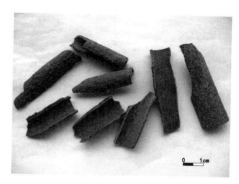

图 4-6　肉桂

7. 合欢皮

【来源】本品为豆科植物合欢 *Albizia julibrissin* Durazz. 的干燥树皮。栽培或野生。全国大部分地区均产。夏、秋季剥取树皮，晒干。以皮薄均匀、嫩而光润者为佳。

【炮制方法】除去杂质，洗净，润透，切丝，干燥。

【成品性状】本品呈丝状，宽约 1 cm，厚 0.1~0.3 cm，外表面灰棕色至灰褐色，稍有纵皱纹，有的成浅裂纹，密生棕色或棕红色的椭圆形横向皮孔，偶有圆形枝痕。内表面淡黄棕色或黄白色，平滑，有细密纵纹。切断面淡黄棕色或黄白色，呈纤维性，质硬而脆。气微香，味淡、微涩，稍刺舌，喉头有不适感（图 4-7）。

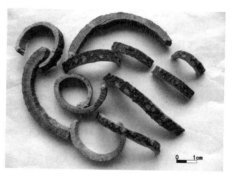

图 4-7　合欢皮

8. 关黄柏

【来源】本品为芸香科植物黄檗 *Phellodendron amurense* Rupr. 的干燥树皮。习称"关黄柏"。野生或种植。主产于辽宁、吉林、河北、黑龙江等地。剥取树皮，除去粗皮，晒干。以片张厚大、鲜黄色、无栓皮者为佳。

【炮制方法】

关黄柏　除去杂质，抢水洗净，润透，切丝，干燥。

盐关黄柏　将净关黄柏丝用食盐水喷洒拌匀，闷润，置锅内，文火炒至深黄色、略见焦斑时取出，摊晾。每 100 kg 关黄柏丝，用食盐 2 kg。

酒关黄柏　将净关黄柏丝用黄酒拌匀，稍润，置锅内，文火炒干，取出，放凉。每 100 kg 关黄柏丝，用黄酒 10 kg。

关黄柏炭　将净关黄柏丝置热锅内，武火炒至表面焦黑色、内部焦褐色时，喷淋清水少许，灭尽火星，取出，及时摊晾，凉透。

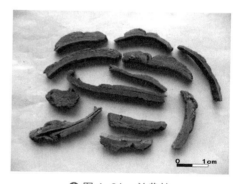

图 4-8A　关黄柏

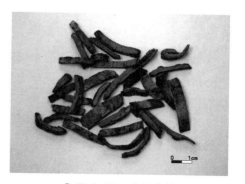

图 4-8B　盐关黄柏

【成品性状】

关黄柏（图 4-8A） 为长短不一的丝片状，厚 0.2~0.4 cm。外表面黄绿色或淡棕黄色，有不规则的纵裂纹，皮孔痕小而少见，偶有灰白色的粗皮残留；内表面黄色或黄棕色。体轻，质较硬，断面鲜黄色或黄绿色。气微，味苦。

盐关黄柏（图 4-8B） 形如关黄柏，表面深黄色，略见焦斑，略具咸味。

酒关黄柏（图 4-8C） 形如关黄柏，表面深黄色，微有酒气。

关黄柏炭（图 4-8D） 形如关黄柏，表面焦黑色，内部焦褐色，质轻而脆，味微苦、涩。

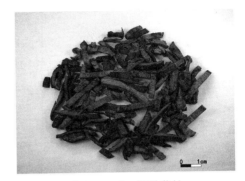

⚫ 图 4-8C 酒关黄柏

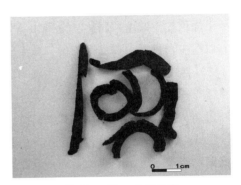

⚫ 图 4-8D 关黄柏炭

9. 杜仲

【来源】本品为杜仲科植物杜仲 *Eucommia ulmoides* Oliv. 的干燥树皮。栽培或野生。主产于四川、云南、贵州、湖北、陕西等地。4~6 月剥取树皮，刮去粗皮，堆置"发汗"至内皮呈紫褐色，晒干。以皮厚而大、糙皮刮净、外面黄棕色、内面黑褐色而光、折断面白丝多者为佳。

【炮制方法】

杜仲 除去杂质，刮去残留的粗皮，刷净泥土，干切成块或丝，或洗净，切成块或丝，干燥。

盐杜仲 ①将净杜仲块或丝用食盐水拌匀，闷润，置锅内，中火炒至胶丝断裂、表面焦黑色时取出，及时摊晾，凉透。②先将净杜仲块或丝用食盐水拌匀，闷润；再将净沙子置锅内，武火加热至翻动时较滑利、有轻松感后，投入润好的盐杜仲块或丝，翻炒至胶丝断裂、表面呈焦褐色时迅速取出，筛去沙子，放凉。每 100 kg 杜仲块或丝，用食盐 2 kg。

杜仲炭 将净杜仲置热锅内，用中火炒至表面黑褐色、内部褐色时，喷淋清水少许，灭尽火星，取出，及时摊晾，凉透。

【成品性状】

杜仲（图 4-9A） 呈板片状或呈丝状，大小不一，厚 0.3~0.7 cm 的小方块。外表面灰棕色或灰褐色，有明显的皱

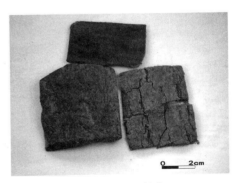

⚫ 图 4-9A 杜仲

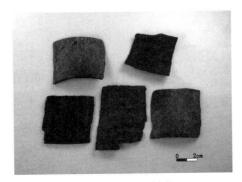

⚫ 图 4-9B 盐杜仲

纹或纵裂槽纹；内表面暗紫色，光滑。切断面有细密、银白色、富弹性的橡胶丝，质脆。气微，味稍苦。

盐杜仲（图 4-9B）　形如杜仲，炒制品呈焦黑色，具焦烟气；沙烫品呈焦褐色，具焦气，略有咸味。

杜仲炭（图 4-9C）　形如杜仲，表面黑褐色，内部褐色，味苦、涩。

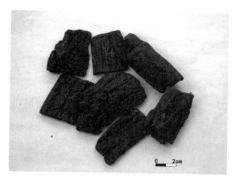

● 图 4-9C　杜仲炭

10. 牡丹皮

【来源】本品为毛茛科植物牡丹 *Paeonia suffruticosa* Andr. 的干燥根皮。多系栽培。主产于安徽、山东、四川、甘肃、湖北、湖南、贵州等地。秋季采挖根部，除去细根和泥沙，剥取根皮，晒干。以条粗长、皮厚、粉性足、香气浓、结晶状物多者为佳。

【炮制方法】

牡丹皮　除去杂质，抢水洗净，润透，切薄片，干燥。

清炒牡丹皮　将净牡丹皮置锅内，文火炒至表面有黄色时取出，放凉。

牡丹皮炭　将净牡丹皮片置热锅内，用中火炒至表面黑褐色、内部褐色时，喷淋清水少许，灭尽火星，取出，及时摊晾，凉透。

【成品性状】

牡丹皮（图 4-10A）　呈圆形或半圆形的薄片，直径0.5~2.0 cm，厚 0.1~0.4 cm，外表面灰褐色或黄褐色，栓皮脱落处呈粉色；内表面淡灰黄色或淡棕色，常见发亮的结晶。切断面呈淡粉红色。质硬而脆，粉性。气芳香，味微苦而涩。

清炒牡丹皮（图 4-10B）　形如牡丹皮，外表面焦黄色，内部淡棕色，味苦、涩。

牡丹皮炭（图 4-10C）　形如牡丹皮，表面焦黑色，内部焦褐色，味苦、涩。

11. 苦楝皮

【来源】本品为楝科植物川楝 *Melia toosendan* Sieb. et Zucc. 或楝 *Melia azedarach* L. 的干燥树皮及根皮。栽培或野

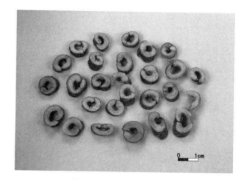

● 图 4-10A　牡丹皮

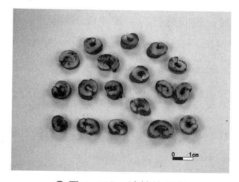

● 图 4-10B　清炒牡丹皮

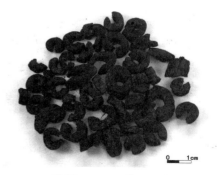

● 图 4-10C　牡丹皮炭

生。主产于四川、湖北、安徽、江苏、河南、山东等地。春、秋季剥取树皮或根皮，晒干，或除去粗皮，晒干。根皮以干燥、皮厚、条大、无槽污、去栓皮者为佳；树皮以外表皮光滑、不易剥落、可见多皮孔的幼嫩树皮为佳。

【炮制方法】除去杂质，刮去粗皮，洗净，润透，切丝，干燥。

【成品性状】本品呈不规则槽状或半卷筒状的丝片，厚 0.2~0.6 cm，外表面淡黄色，内表面类白色或淡黄色。切断面纤维性，呈层片状，易剥离，质韧。无臭，味苦（图 4-11）。

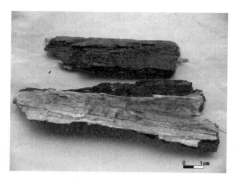

▲ 图 4-11　苦楝皮

12. 厚朴

【来源】本品为木兰科植物厚朴 *Magnolia officinalis* Rehd. et Wils. 或凹叶厚朴 *Magnolia officinalis* Rehd. et Wils. var. *biloba* Rehd. et Wils. 的干燥干皮、根皮及枝皮。栽培或野生。主产于四川、湖北、湖南、贵州、浙江、福建等地。4~6 月剥取根皮及枝皮，阴干；干皮置沸水中微煮后，堆置阴湿处"发汗"至内表面变紫褐色或棕褐色时，再蒸软，取出，卷成筒状，干燥。以皮厚肉细，内色深紫，油性大，香味浓，味苦、辛、微甜，咀嚼无残渣者为佳。

【炮制方法】

厚朴　除去杂质，刮去粗皮，洗净，润透，切丝，干燥。

姜厚朴　将净厚朴丝用姜汁拌匀，闷润至姜汁被吸尽，置锅内，文火炒干，取出，放凉。每 100 kg 厚朴丝，用生姜 10 kg。

【成品性状】

厚朴（图 4-12A）　呈丝条状，宽 0.3~0.5 cm。外表面黄棕色，内表面紫棕色或深紫褐色，较平滑。切断面颗粒性，有油性，有的可见多数小亮星，质坚硬。气香，味辛辣、微苦。

姜厚朴（图 4-12B）　形如厚朴，色泽加深，微带焦斑，稍具姜辣气味。

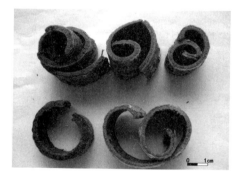

▲ 图 4-12A　厚朴

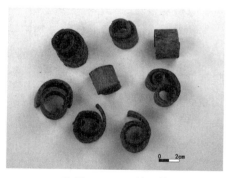

▲ 图 4-12B　姜厚朴

13. 香加皮

【来源】本品为萝藦科植物杠柳 *Periploca sepium* Bge. 的干燥根皮。均系野生。主产于河北、山东、河南、山西、辽宁等地。春、秋季采挖根部，去净泥土，趁鲜剥取粗皮，晒干。以皮厚、香气浓者为佳。

【炮制方法】除去杂质及残留的木心，洗净，润透，切段，晒干。

【成品性状】本品为不规则的段，厚 0.2~0.4 cm，外表面灰棕色或黄棕色，栓皮松软常呈鳞片状剥离。内表面淡黄色或淡黄棕色，较平滑，有细纵纹。切断面黄白色，体轻，质脆。有特异香气，味苦（图 4-13）。

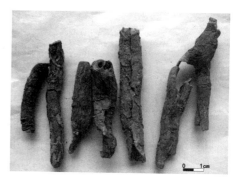

▲图 4-13　香加皮

14. 秦皮

【来源】本品为木犀科植物苦枥白蜡树 *Fraxinus rhynchophylla* Hance、白蜡树 *Fraxinus chinensis* Roxb.、尖叶白蜡树 *Fraxinus szaboana* Lingelsh. 或宿柱白蜡树 *Fraxinus stylosa* Lingelsh. 的干燥枝皮或干皮。野生或栽培。主产于陕西、河北、河南、山西、辽宁、吉林等地。春、秋季剥取枝皮或干皮，晒干。以整齐、条长呈筒状者为佳。

【炮制方法】除去杂质，洗净，润透，切丝，晒干。

【成品性状】本品呈不规则的丝条状，宽 0.3~0.5 cm，厚 0.15~0.60 cm。外表面灰白色、灰棕色或黑棕色，或相间呈斑状，稍粗糙，有灰白色圆点状皮孔；内表面黄白色或棕色，平滑。切断面黄白色，纤维性。质硬而脆。无臭，味苦（图 4-14）。

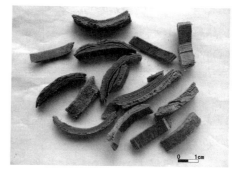

▲图 4-14　秦皮

15. 海桐皮

【来源】本品为豆科植物刺桐 *Erythrina variegata* L. var. *orientalis*（L.）Merr. 或乔木刺桐 *Erythrina arborescens* Roxb. 的干燥树皮。野生或栽培。主产于福建、广西、广东、云南、浙江等地。初夏剥取有钉刺的树皮，晒干。以皮张大、钉刺多者为佳。

【炮制方法】除去杂质，放入清水中，浸泡至六七成透，洗净，闷润至透，切丝，干燥。

【成品性状】本品呈丝片状，宽 0.3~0.5 cm。外表面淡棕色，有纵凹纹，有的带大型钉刺，内表面黄棕色，较平坦，有细密网纹。切断面裂片状。质硬而韧。气微香，味微苦（图 4-15）。

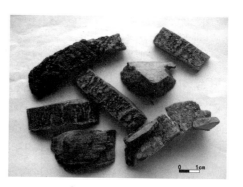

▲图 4-15　海桐皮

16. 桑白皮

【来源】本品为桑科植物桑 *Morus alba* L. 的干燥根皮。栽培或野生。主产于安徽、江苏、浙江、湖南等地。秋末叶落时，至次春发芽前采挖根部，除去泥土及须根，刮去黄棕色粗皮，纵向剖开皮部，剥取根皮，晒干。以色白、皮厚、粉性足者为佳。

【炮制方法】

桑白皮 除去杂质，抢水洗净，润透，切丝，干燥。

蜜桑白皮 将炼蜜用适量开水稀释后，加入净桑白皮丝中，拌匀，闷润透，捞出，置热锅内，文火炒至表面深黄色、不粘手为度，取出，摊晾，凉透后及时收藏。每 100 kg 桑白皮丝，用炼蜜 25 kg。

【成品性状】

桑白皮（图 4-16A） 呈长短不一的丝条状，宽 0.3~0.5 cm，厚 0.1~ 0.4 cm。外表面白色或淡黄白色，较平坦；内表面黄白色或灰黄色，有细纵纹。切断面纤维性，体轻，质韧。气微，味微甜。

蜜桑白皮（图 4-16B） 形如桑白皮，表面深黄色，略有光泽，味甜。

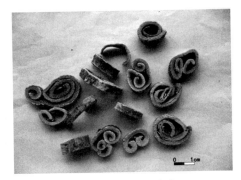

▲图 4-16A 桑白皮

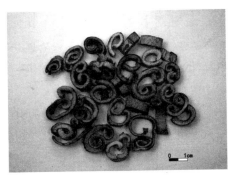

▲图 4-16B 蜜桑白皮

17. 椿皮

【来源】本品为苦木科植物臭椿 *Ailanthus altissima*（Mill.）Swingle 的干燥根皮或干皮。野生或栽培。全国大部分地区均产。全年均可采收，剥取根皮或干皮，刮去粗皮，晒干。以肉厚、黄白色、无粗皮者为佳。

【炮制方法】

椿皮 除去杂质，刮去残留的粗皮，稍泡，洗净，捞出，润透，切丝，干燥。

麸椿皮 先将锅用武火加热，均匀撒入麦麸皮，待冒烟时投入净椿皮丝，急速翻搅，熏炒至表面呈深黄色时及时取出，筛去焦麸皮，放凉。每 100 kg 椿皮丝，用麸皮 10 kg。

椿皮炭 将净椿皮丝置热锅内，武火炒至表面黑色、内部褐色，喷淋清水少许，灭尽火星，取出，及时摊晾，凉透。

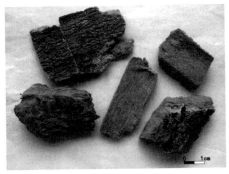

▲图 4-17A 椿皮

【成品性状】

椿皮（图4-17A） 为长短不一的片状，宽3~5 cm，厚0.3~0.8 cm。外表面黄白色，内表面淡黄色，密布梭形小孔或小点。切断面棕黄色，外层颗粒性，内层纤维性，质硬而脆。气微，味苦。

麸椿皮（图4-17B） 形如椿皮，表面深黄色，有焦麸香气。

椿皮炭（图4-17C） 形如椿皮，表面焦黑或焦褐色，内部褐色。

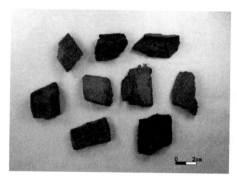

▲ 图4-17B 麸椿皮

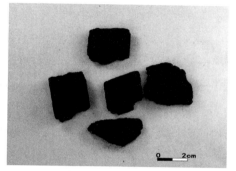

▲ 图4-17C 椿皮炭

第五章

叶 类

1. 大青叶

【来源】本品为十字花科植物菘蓝 *Isatis indigotica* Fort. 的干燥叶。多系栽培。主产于江苏、安徽、河北、河南、浙江、山东等地。夏、秋二季分 2~3 次采收，除去杂质，晒干。以叶大、不破碎、无柄、色黑绿者为佳。

【炮制方法】除去枝梗、枯叶及杂质，抢水洗净，稍晾，及时切丝，干燥。

【成品性状】多皱缩卷曲，有的破碎，完整叶片呈长椭圆形至长圆形倒披针形，长 5~20 cm，宽 2~6 cm；叶片暗灰绿色，叶上表面有的可见色较深稍突起的小点（分泌细胞）；

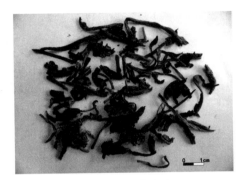

△ 图 5-1 大青叶

先端钝，全缘或微波状，基部狭窄下延至叶柄呈翼状。叶柄长 4~10 cm，淡棕黄色，质脆。气微，味微酸、苦、涩（图 5-1）。

2. 艾叶

【来源】本品为菊科植物艾 *Artemisia argyi* Levl. et Vant. 的干燥叶。栽培或野生。全国大部分地区多有生产。主产于安徽、山东等地。夏季花未开时采摘。除去杂质，晒干。以身干、背面灰白色、绒毛多、香气浓郁、无杂质者为佳。

【炮制方法】

艾叶　去净杂质及梗，筛去灰屑。

醋艾叶　取净艾叶，加醋拌匀，闷透，取出，晾干。或用文火炒制。每 100 kg 艾叶，用米醋 15 kg。

艾叶炭　将净艾叶搓散，置热锅内，用中火炒至全部呈黑褐色时，喷淋清水少许，灭尽火星，炒干，取出，及时摊晾，凉透。

艾绒　将干燥的净艾叶，置石臼或铁研船内，捣或串成

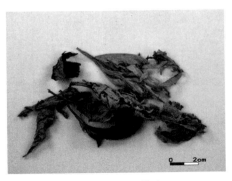

△ 图 5-2A 艾叶

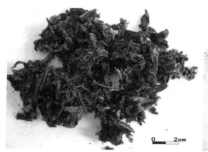
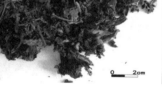

▲ 图 5-2B　醋艾叶

▲ 图 5-2C　艾叶炭

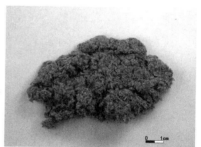

▲ 图 5-2D　艾绒

绒状，或揉搓成绒，拣去叶脉及粗梗，筛去细末，取净绒。

【成品性状】

艾叶（图 5-2A）　多皱缩、破碎，有短柄。完整叶片展平后呈卵状椭圆形，羽状深裂，裂片椭圆状披针形，边缘有不规则的粗锯齿；上表面灰绿色或深黄绿色，有稀疏的柔毛及腺点；下表面密生灰白色绒毛。质柔软气清香，味苦。

醋艾叶（图 5-2B）　形同生艾叶，色泽加深；炒制品表面微带焦斑。有醋气。

艾叶炭（图 5-2C）　形状略似艾叶，黑褐色，有焦煳气，易碎。

艾绒（图 5-2D）　为细绒状，柔软，灰绿色，具艾叶香气。

3. 石韦

【来源】本品为水龙骨科石韦 *Pyrrosia lingua*（Thunb.）Farwell、庐山石韦 *Pyrrosia sheareri*（Bak.）Ching 或有柄石韦 *Pyrrosia petiolosa*（Christ）Ching 的干燥叶。前两种习称"大叶石韦"；后者习称"小叶石韦"。野生或种植。主产于河北、四川、江苏、山东等地。

四季均可采收，除去根茎及须根，洗净泥土，晒干。以叶厚、完整者为佳。

【炮制方法】除去杂质，刷去毛，洗净，稍润，切丝或段，干燥。

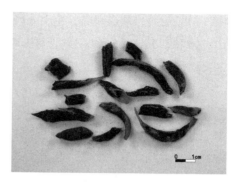

▲ 图 5-3　石韦

【成品性状】本品呈段片状，宽 1~5 cm。上表面黄绿色或灰绿色，散布有黑色圆形小凹点；下表面侧脉明显，可见孢子囊群。叶柄呈段状，具四棱，有纵槽。气微，味微涩、苦（图 5-3）。

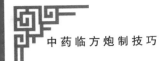

4. 芙蓉叶

【来源】本品为锦葵科植物木芙蓉 *Hibiscus mutabilis* L. 的干燥叶。栽培或野生。主产于江苏、浙江、安徽、江西等地。夏、秋季采摘，晒干。以身干、色绿、叶柔软有细绒毛者为佳。

【炮制方法】去净杂质，喷淋清水，稍润，切丝，干燥。

【成品性状】本品呈大小不一的丝状，上表面深灰绿色，下表面灰绿色，密被短柔毛及星状毛，叶脉较明显。气微，味微辛（图 5-4）。

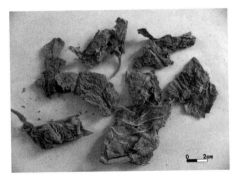
△ 图 5-4 芙蓉叶

5. 枇杷叶

【来源】本品为蔷薇科植物枇杷 *Eriobotrya japonica* (Thunb.) Lindl. 的干燥叶。均系栽培。主产于广东、江苏、浙江、福建、湖北等地。全年均可采摘，晒至七八成干时，扎成小把，再晒干。以身干、叶大、色绿或红棕色、不破碎、无黄叶者为佳。

【炮制方法】

枇杷叶　去净杂质及梗枝，刷净绒毛，喷淋清水，润软，切丝，干燥。

蜜枇杷叶　先将炼蜜用适量开水稀释后，加入枇杷叶丝中拌匀，闷润，置热锅内，用文火炒至老黄色、不粘手时取出，摊晾，凉透后及时收藏。每 100 kg 枇杷叶丝，用炼蜜 20 kg。

【成品性状】

枇杷叶（图 5-5A）　呈长短不一的丝状，宽 0.5~1.0 cm，上表面红棕色、黄棕色或灰绿色，较光滑；下表面无绒毛，主脉显著突起。革质而脆。气微，味微苦。

蜜枇杷叶（图 5-5B）　形如枇杷叶丝，表面显暗棕黄色，微显光泽，略带黏性，味微甜。

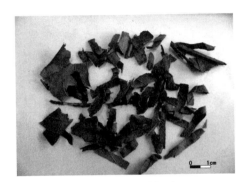
△ 图 5-5A 枇杷叶

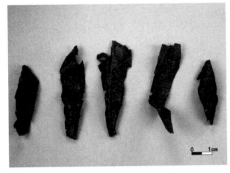
△ 图 5-5B 蜜枇杷叶

6. 侧柏叶

【来源】本品为柏科植物侧柏 *Platycladus orientalis*（L.）Franco 的干燥嫩枝梢与叶。栽培或野生。全国大部分地区均产。夏、秋季采收，阴干。以叶嫩、青绿色、无碎末者为佳。

【炮制方法】

侧柏叶 去净杂质及果实，搓下叶，再拣去粗梗，筛去灰屑，取净叶及碎嫩枝用。

侧柏叶炭 将净侧柏叶置热锅内，中火炒至表面呈焦褐色时，喷淋清水少许，灭尽火星，取出，及时摊晾，凉透。

【成品性状】

侧柏叶（图 5-6A） 为细小的鳞片状叶及扁平嫩枝碎块的混合，呈碎屑状。叶呈深绿色或黄绿色。嫩枝质脆，易折断，断面黄白色。气清香，味苦、涩、微辛。

侧柏叶炭（图 5-6B） 形如侧柏叶。表面呈焦黑褐色，内部呈褐色，微有光泽，微具焦气。

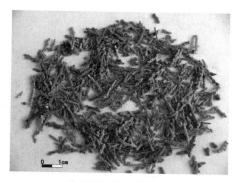

▲图 5-6A 侧柏叶

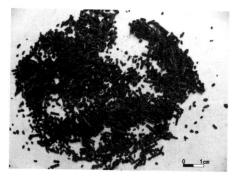

▲图 5-6B 侧柏叶炭

7. 枸骨叶

【来源】本品为冬青科植物枸骨 *Ilex cornuta* Lindl. ex Paxt. 的干燥叶。野生或栽培。主产于江苏、河南等地。秋季采收，剪取枝叶，去净枝梗及杂质，干燥。以叶大、质厚、不破者为佳。

【炮制方法】除去枝梗及杂质，洗净，稍闷，切丝，干燥。

【成品性状】呈类长方形或矩圆状长方形，基部平截或宽楔形，顶端宽，有 3 枚硬而尖的刺，顶端 1 枚常反曲，两侧有同样尖刺 1~3 枚，边缘稍反卷。羽状网脉，主脉向下凸出，叶柄较短，上表面黄绿色或绿褐色，有光泽，下表面灰黄色或灰绿色。革质而厚。气微，味微苦（图 5-7）。

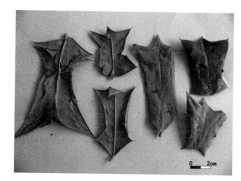

▲图 5-7 枸骨叶

8. 荷叶

【来源】本品为睡莲科植物莲 *Nelumbo nucifera* Gaertn. 的干燥叶。均系栽培。主产于湖南、湖北、江苏、浙江、福建、江西等地。夏、秋季采摘，晒至七八成干时，除去叶柄，折成半圆形或扇形，干燥。以叶大、色绿、无斑点、不破碎者为佳。

【炮制方法】

荷叶　除去杂质及叶柄，抢水洗净，稍润，切丝，干燥。

荷叶炭　①取净荷叶置煅药锅内，加盖，盐泥密封，在高温缺氧条件下，焖煅至透，待锅凉透后，开锅取出。②将净荷叶丝置热锅内，中火炒至表面呈焦褐色时，喷淋清水少许，灭尽火星，取出，及时摊晾，凉透。

【成品性状】

荷叶（图5-8A）　为长短不一的丝状，上表面深绿色或黄绿色，较粗糙；下表面淡灰棕色，较光滑，叶脉明显凸起。质脆易碎。微有清香气，味微苦。

荷叶炭（图5-8B）　形如荷叶，炒炭表面黑褐色，断面为焦黑色。

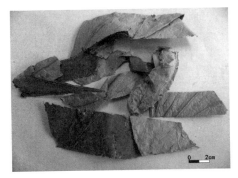

▲ 图5-8A　荷叶

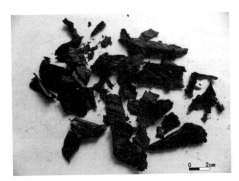

▲ 图5-8B　荷叶炭

9. 桑叶

【来源】本品为桑科植物桑 *Morus alba* L. 的干燥叶。栽培或野生。全国大部分地区均产。秋季霜降后采收，除去杂质，干燥。以叶片完整、大而厚、色黄绿者为佳。

【炮制方法】

桑叶　除去杂质，搓碎，拣去粗筋状叶脉及叶柄，筛去灰屑。

蜜桑叶　先将炼蜜用适量开水稀释后，加入净桑叶碎片中拌匀，闷润，置热锅内，文火炒至表面深黄色，微有光泽、不粘手为度，取出，放凉。每100 kg桑叶碎片，用炼蜜25 kg。

【成品性状】

桑叶（图5-9A）　呈不规则的片状，黄绿色或浅黄棕色，上表面有小疣状突起，下表面叶脉凸起，小脉交织成网状，脉上被疏毛，质脆。气微，味淡、微苦、涩。

蜜桑叶（图5-9B）　形如桑叶，表面呈深黄色，微有光泽，略带黏性，味甜。

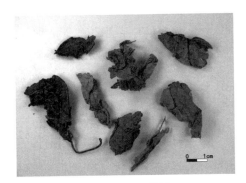

▲ 图5-9A　桑叶

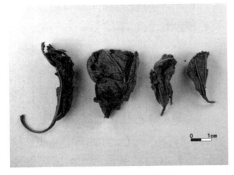

▲ 图5-9B　蜜桑叶

10. 银杏叶

【来源】本品为银杏科植物银杏 *Ginkgo biloba* L. 的干燥叶。均系栽培。主产于山东、河南、江苏等地。夏、秋季枝叶茂盛时采收，及时晾干，除去杂质。以叶色黄绿、整齐不破者为佳。

【炮制方法】去净杂质，筛去泥土。

【成品性状】本品叶片大多折叠或已破碎，完整者呈扇形，黄绿色。上缘有不规则波状缺刻，有时中间凹入，基部楔形，叶脉为射出数回二分叉平行脉，细而密，光滑无毛，易纵向撕裂。气清香，味微涩（图5-10）。

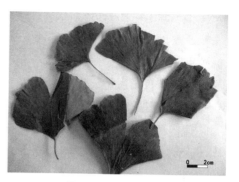

△ 图 5-10　银杏叶

11. 淫羊藿

【来源】本品为小檗科植物淫羊藿 *Epimedium brevicornu* Maxim.、箭叶淫羊藿 *Epimedium sagittatum*（Sieb. et Zucc.）Maxim.、柔毛淫羊藿 *Epimedium pubescens* Maxim. 或朝鲜淫羊藿 *Epimedium koreanum* Nakai. 的干燥地上部分。多系野生。主产于甘肃、陕西、辽宁、山西、湖北、四川等地。夏、秋季茎叶茂盛时采收，除去粗梗及杂质，干燥。以叶多、色黄绿、不破碎者为佳。

【炮制方法】

淫羊藿　去净杂质及枝梗，将叶干切成丝，筛去灰屑。

炙淫羊藿　先将羊脂油置锅内，文火加热溶化后，再倒入净淫羊藿，拌炒至表面显均匀的油亮光泽，呈微黄色时，取出，放凉。每100 kg 淫羊藿丝，用羊脂油（炼油）20 kg。

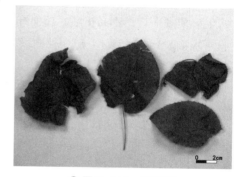

△ 图 5-11A　淫羊藿

【成品性状】

淫羊藿（图5-11A）　为卵圆形小叶片或长短不一的丝状片，上表面黄绿色，光滑，可见网纹状叶脉；下表面灰绿色，中脉及细脉凸出，边缘有细刺状锯齿，丝片近革质。气微，味微苦。

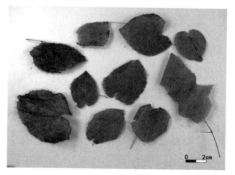

△ 图 5-11B　炙淫羊藿

炙淫羊藿（图5-11B）　形如淫羊藿，表面呈微黄色，显油亮光泽，微有羊油气。

12. 棕榈

【来源】本品为棕榈科植物棕榈 *Trachycarpus fortunei*（Hook. f.）H. Wendl. 的干燥叶柄。均系栽培。主产于湖南、四川、广东、广西、福建等地。秋季采收，割取旧叶柄下延部分及鞘片，除去纤维状的棕毛，晒干。以片大、质厚、棕红色者为佳。

【炮制方法】

棕榈　除去杂质，洗净，浸润至透，切成 1.5 cm 段，干燥。

棕榈炭　①将净棕榈段置热锅内，武火炒至呈表面黑褐色，内部呈焦褐色时，喷淋清水少许，灭尽火星，取出，及时摊晾，凉透。②取净棕榈，置煅锅内，密封，焖煅至透，放凉，取出。③将净沙置锅内，武火加热至显灵活状态时，投入净棕榈段，翻炒至表面呈灰褐色，内部呈棕褐色时迅速取出，筛去沙子，及时摊晾，凉透。沙子用量：每 1 kg 棕榈段，用沙子约 12 kg；沙子粒度为 12~18 目筛的净均匀沙粒。

【成品性状】

棕榈　呈不规则的段片状，表面红棕色，粗糙，有纵直皱纹，一面有明显的凸出纤维，纤维两侧着生多数棕色绒毛。质硬而韧，不易折断，断面纤维性。气微、味淡。

棕榈炭（图 5-12）　形如棕榈段，中间较厚，两侧较薄，炒炭表面呈灰褐色或黑褐色，微显光亮，内部呈棕褐色或焦褐色；煅炭内外均呈焦黑色，有光泽。质轻脆，易折断。气特异，味微苦、涩。

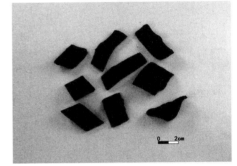

△图 5-12　棕榈炭

13. 紫苏叶

【来源】本品为唇形科植物紫苏 *Perilla frutescens*（L.）Britt. 的干燥叶（或带嫩枝）。均为栽培。主产于江苏、湖北、广东、山东等地。夏季枝叶茂盛时采收，除去杂质，晒干。以叶大、色紫、不碎、香气浓、无枝梗者为佳。

【炮制方法】去净杂质及梗，筛去沙土。

【成品性状】本品叶片多皱缩卷曲、破碎，完整者展平后呈卵圆形，长 4~11 cm，宽 2.5~9.0 cm。前端长尖或急尖，基部圆形或宽楔形，边缘具圆锯齿。上表面绿色，下表面紫色，疏生灰白色毛，有多数凹点状腺鳞。叶柄长 2~7 cm，紫色或紫绿色。质脆。气清香，味微辛（图 5-13）。

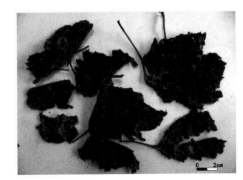

△图 5-13　紫苏叶

14. 番泻叶

【来源】本品为豆科植物狭叶番泻 *Cassia angustifolia* Vahl 或尖叶番泻 *Cassia acutifolia* Delile 的干燥叶。均为栽培。主产于印度，我国广东、云南等地亦有栽培。开花前或果实成熟时，摘取叶片。以叶形狭尖、片大、完整、色绿、梗少、无泥沙者为佳。

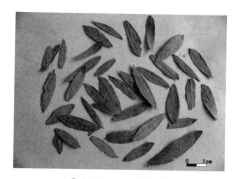

△图5-14 番泻叶

【炮制方法】除去枝梗及杂质，筛去灰屑。

【成品性状】狭叶番泻呈长卵形或卵状披针形，长 1.5~5.0 cm，宽 0.4~1.0 cm，全缘，叶端急尖，叶基稍不对称。上表面黄绿色，下表面浅黄绿色，无毛或近无毛，叶脉稍隆起，革质。气微弱而特异，味微苦，稍有黏性。尖叶番泻呈披针形或长卵形，略卷曲，叶端短尖或微凸，叶基不对称，两面均有细短毛茸（图5-14）。

15. 橘叶

【来源】本品为芸香科植物福橘 *Citrus tangerine* Hort. et Tanaka 或朱橘 *C. erythrosa* Tanaka 等多种橘类的干燥叶。均系栽培。主产于福建、浙江、广东、四川、江西等地。全年可采，以 12 月至翌年 2 月间采者为佳，采后阴干或晒干。以色绿、不碎、无泥沙杂质者为佳。

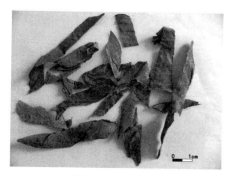

△图5-15 橘叶

【炮制方法】去净杂质及残枝，切丝，筛去灰屑。

【成品性状】本品为长短不一的丝状片，表面灰绿色或黄绿色，光滑，对光可照见众多的透明小腺点。质厚，硬而脆。气香，味苦（图5-15）。

16. 淡竹叶

【来源】本品为禾本科植物淡竹叶 *Lophatherum gracile* Brongn. 的干燥茎叶。野生或种植。主产于浙江、江苏、湖南等地。夏季未抽穗前割取地上部分，干燥。以身干、色绿、完整、无枝梗者为佳。

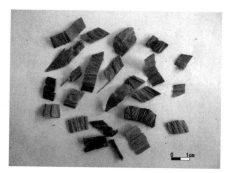

△图5-16 淡竹叶

【炮制方法】去净杂质及残根，切段，筛去灰屑。

【成品性状】本品为茎、叶的混合物，呈段片状。茎呈圆柱状，表面淡黄绿色，切断面中空。叶呈片状，宽 1.0~3.5 cm，多皱缩卷曲，浅绿色或黄绿色，叶脉平行，具横行小脉，形成长方形网格状，下表面尤为明显。体轻，质柔韧。气微，味淡（图5-16）。

第六章

花 类

1. 丁香

【来源】本品为桃金娘科植物丁香 *Eugenia caryophyllata* Thunb. 的干燥花蕾。多系栽培。主产于东南亚、印度尼西亚、东非等地。花蕾由绿色转红时采摘，晒干。以个大、鲜紫棕色、香气浓郁、油多者为佳。

【炮制方法】除去杂质，筛去灰屑。

【成品性状】本品略呈研棒状，全长 1~2 cm。上端呈圆球形，直径 0.3~0.5 cm。下部圆柱状，略扁，长 0.7~1.4 cm，直径 0.3~0.6 cm。表面红棕色或紫棕色，有细皱纹。质坚实，富油性。气芳香浓烈，味辛辣，有麻舌感（图 6-1）。

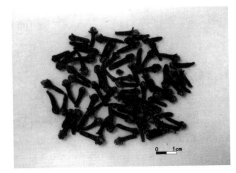

🔺 图 6-1　丁香

2. 木槿花

【来源】本品为锦葵科植物木槿 *Hibiscus syriacus* L. 的干燥花。栽培或野生。主产于江苏、湖北、四川、河南、河北、山东等地。夏季花半开时采摘，干燥。以朵大、个完整、色白者为佳。

【炮制方法】除去杂质，筛去灰屑。

【成品性状】本品呈皱缩团状，全体被毛，长 1.5~3.0 cm。花萼钟状，前端 5 裂。花瓣紧密，白色，多数层叠，皱缩卷折。花蕊多数，黄色。质轻。气微香，味甜（图 6-2）。

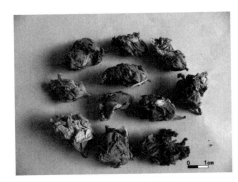

🔺 图 6-2　木槿花

3. 月季花

【来源】本品为蔷薇科植物月季 *Rosa chinensis* Jacq. 的干燥花。栽培或野生。全国各地均产。全年均可采收，采摘微开放的花朵，阴干或低温干燥。以紫红色、微开放的花蕾、不散瓣、气味清香者为佳。

【炮制方法】除去杂质及梗、叶，筛去灰屑。

【成品性状】本品呈类球形，直径 1.5~2.5 cm，夹有散碎的花瓣，紫红色或淡紫红色，花萼暗绿色。雄蕊多数，黄色。体轻，质脆。气清香，味淡，微苦、涩（图6-3）。

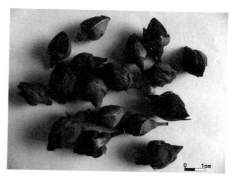

⬥ 图6-3　月季花

4. 白扁豆花

【来源】本品为豆科植物扁豆 *Dolichos lablab* L. 的干燥花。均系栽培。主产于安徽、陕西、湖南、河南、浙江、山西等地。夏、秋季采摘未全开放的白花，除去杂质，晒干。以朵大、色白、干燥者为佳。

【炮制方法】去净杂质，筛去灰屑。

【成品性状】本品多皱缩，展开后呈不规则的扁三角形。花萼钟状，深黄色至深棕色，5齿裂，外被白色短毛，尤以萼的边缘为多。花瓣黄白色至深黄色，5片，其中两瓣合抱，弯曲成虾状。雄蕊10个，其中9个基部联合；雌蕊1个，黄绿色，弯曲，前端有白色绒毛，体轻。气微，味微甜（图6-4）。

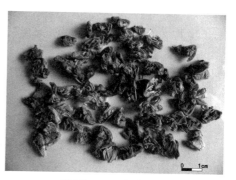

⬥ 图6-4　白扁豆花

5. 西红花

【来源】本品为鸢尾科植物番红花 *Crocus sativus* L. 的干燥柱头。主产于西班牙、希腊及俄罗斯等地，我国有少量栽培。9~10月选晴天早晨采收花朵，摘下柱头，低温烘干，即为"干红花"。若再加工，使油润光亮，则为"湿红花"。以滋润而有光泽、色红、黄丝少者为佳。

【炮制方法】去净杂质。

【成品性状】本品由多数柱头集合成松散线状，柱头三分支，长约3 cm，暗红色，上部较宽而略扁平，顶端边缘显不整齐的齿状，内侧有一短裂隙，下端有时残留一小段黄色花柱。体轻，质松软，滋润而有光泽或无光泽及油润感。气香特异，微有刺激性，味微苦（图6-5）。

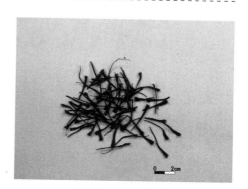

⬥ 图6-5　西红花

6. 合欢花

【来源】本品为豆科植物合欢 *Albizia julibrissin* Durazz. 的干燥花序。栽培或野生。主产于湖北、江苏、浙江、安徽、山东等地。夏季花初开或近开时，择晴天采收，及时晒干。以色淡黄棕色、梗短者为佳。

【炮制方法】去净杂质及残留的叶片、枝梗，筛去灰屑。

【成品性状】本品为皱缩成团状的头状花序。花细长而弯曲，长 0.7~1.0 cm，淡黄棕色至淡黄褐色，具短梗。花萼筒状；花冠筒长约为萼筒的 2 倍；雄蕊多数，花丝细长，黄棕色至黄褐色，下部合生，上部分离，伸出花冠筒外。气微香，味淡（图 6-6）。

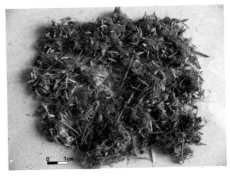

⬥ 图 6-6　合欢花

7. 红花

【来源】本品为菊科植物红花 *Carthamus tinctorius* L. 的干燥花。多系栽培。主产于河南、浙江、四川、江苏、山东等地。夏季花盛开，花冠由黄变红时采摘，阴干。以花序长、色鲜红、质柔软者为佳。

【炮制方法】去净杂质、花萼及花柄，筛去灰屑。

【成品性状】本品为不带子房的管状花，长 1~2 cm，红色或红黄色。花冠筒细长，前端 5 裂，裂片呈狭条形，长 0.5~0.8 cm。雄蕊 5 枚，花药聚合成筒状，黄白色；柱头长圆柱形，顶端微分叉。质柔软。气微香，味微苦（图 6-7）。

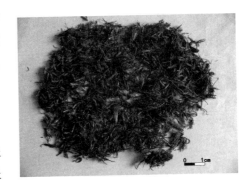

⬥ 图 6-7　红花

8. 芫花

【来源】本品为瑞香科植物芫花 *Daphne genkwa* Sieb. et Zucc. 的干燥花蕾。野生或栽培。主产于安徽、江苏、河南、山东、河北、四川、浙江等地。春季花未开放时采收，除去杂质，干燥。以花蕾多而整齐、淡紫色者为佳。

【炮制方法】

芫花　去净杂质，梗及叶，筛去灰屑（本品有毒）。

醋芫花　将净芫花用米醋拌匀，闷润，置锅内，文火炒至表面微黄色，取出，放凉。每 100 kg 芫花，用米醋 30 kg。

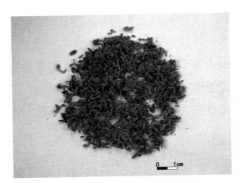

⬥ 图 6-8A　芫花

【成品性状】

芫花（图6-8A）　呈弯曲或稍压扁的棒槌状，长1.0~
1.5 cm，直径约0.15 cm。表面淡紫色或灰绿色，密被短绒毛，
质软。气微，味辛辣。

醋芫花（图6-8B）　形如生芫花，表面显微黄色，有醋气，
味微辛辣。

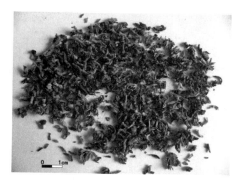

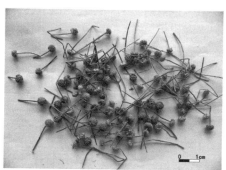
⊙图6-8B　醋芫花

9. 谷精草

【来源】本品为谷精草科植物谷精草 *Eriocaulon buergerianum* Koern. 的干燥带花茎的头状花序。
多系野生。主产于江苏、浙江等地。秋季采收，将花序连同
花茎拔出，晒干。以珠大而密，灰白色，花茎短，黄绿色，
无根、叶及杂质者为佳。

【炮制方法】除去杂质及叶鞘，晒干后，切成段，筛去
灰屑。

【成品性状】本品呈段状，长约1 cm。头状花序呈半
球形，直径0.4~0.5 cm，底部有苞片，淡黄绿色；顶部灰白色。
花茎纤细，柱状，直径不到0.1 cm，淡黄绿色，有光泽，质
柔软。气微，味淡（图6-9）。

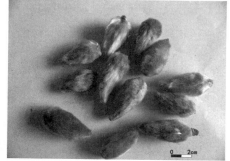
⊙图6-9　谷精草

10. 辛夷

【来源】本品为木兰科植物望春花 *Magnolia biondii* Pamp.、玉兰 *Magnolia denudata* Desr. 或武当
玉兰 *Magnolia sprengeri* Pamp. 的干燥花蕾。多系栽培。主
产于河南、四川、湖南、安徽、湖北、山东等地。冬末春初
花未开放时采摘，除去枝梗，阴干。以花蕾未开、身干、色
绿、无枝梗者为佳。

【炮制方法】去净杂质及残留的枝梗，筛去灰屑。

【成品性状】本品为长卵形，似毛笔头，基部常具短梗。
花蕾长1.5~4.0 cm，直径1~2 cm。苞片2~3层，外表密被灰
白色、灰绿色或淡黄绿色毛茸。体轻，质脆。气芳香，味辛
而稍苦（图6-10）。

⊙图6-10　辛夷

11. 鸡冠花

【来源】本品为苋科植物鸡冠花 *Celosia cristata* L. 的干燥花序。栽培或野生。全国大部分地区均产。秋季花盛开时采收。剪下整个花序，晒干。

【炮制方法】

鸡冠花 去净杂质及残留的茎、叶，干切成块，筛去灰屑。

鸡冠花炭 将净鸡冠花块置热锅内，武火炒至表面焦黑色、内部焦黄色时，喷淋清水少许，灭净火星，取出，迅速摊晾，凉透。

【成品性状】

鸡冠花（图 6-11A） 呈不规则的块状，表面红色、紫红色或黄白色。体轻，质柔韧。气微，味淡。

鸡冠花炭（图 6-11B） 形如鸡冠花，表面焦黑色，内部焦黄色，易碎，味苦、涩。

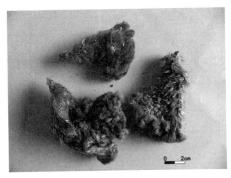

● 图 6-11A 鸡冠花

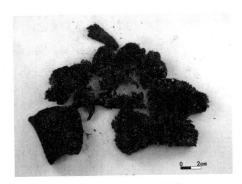

● 图 6-11B 鸡冠花炭

12. 玫瑰花

【来源】本品为蔷薇科植物玫瑰 *Rosa rugosa* Thunb. 的干燥花蕾。均系栽培。主产于江苏、浙江、山东、安徽等地。春末夏初花含苞待放时，分批采摘，及时低温干燥。以紫红鲜艳、朵大、瓣厚、蒂青绿、香气浓郁、干燥者为佳。

【炮制方法】去净杂质及梗、叶，筛去灰屑。

【成品性状】本品略呈半球形或不规则团块，直径 1.0~2.5 cm，紫红色，下端膨大呈球形花托。体轻，质脆。气芳香浓郁，味微苦、涩（图 6-12）。

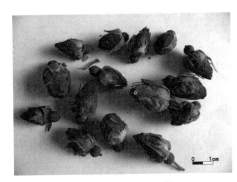

● 图 6-12 玫瑰花

13. 金银花

【来源】本品为忍冬科植物忍冬 *Lonicera japonica* Thunb. 的干燥花蕾或带初开的花。栽培或野生。全国大部分地区多有生产，主产于山东、河南等地。夏初选晴天早晨露水刚干时，采摘含苞待放的花蕾，干燥。以花未开放、色黄白、肥大者为佳。

【炮制方法】

金银花 去净杂质、梗及叶，筛去灰屑。

炒金银花 将净金银花置热锅内，文火炒至表面颜色加深，取出，迅速摊晾，凉透。

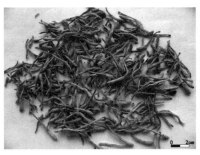

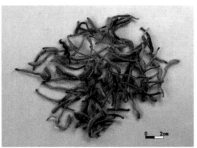

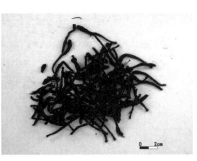

⬥ 图6-13A　金银花　　　　　　⬥ 图6-13B　炒金银花　　　　　　⬥ 图6-13C　金银花炭

金银花炭　将净金银花置热锅内，中火炒至表面焦褐色，喷淋清水少许，灭尽火星，取出，迅速摊晾，凉透。

【**成品性状**】

金银花（图6-13A）　呈棒状而弯曲，长2~4 cm，上粗下细，直径0.15~0.30 cm。表面黄白色、黄色或黄绿色，被有短柔毛及腺毛，基部有绿色细小的花萼。气清香，味淡、微苦。

炒金银花（图6-13B）　形如金银花，表面深黄，手捻易碎。

金银花炭（图6-13C）　形如金银花，表面焦褐色，手捻易碎。

14. 玳玳花

【**来源**】本品为芸香科植物玳玳 *Citrus aurantium* L. var. *amara* Engl. 的干燥花蕾。均系栽培。主产于江苏、浙江等地。春末夏初分批采摘未开放的花，及时干燥。以色黄白、香气浓郁、无破碎者为佳。

【**炮制方法**】除去杂质，筛去灰屑。

【**成品性状**】本品呈长卵圆形，长1.5~2.0 cm，直径0.6~0.8 cm。上部较膨大，基部具花柄，花萼绿色，皱缩不平，基部连合，裂片5；花瓣5片，淡黄白色或灰黄色，顶端覆盖成覆瓦状，表面有纵纹；内有雄蕊数束，黄色，中心有雌蕊，呈棒状。子房倒卵形，暗绿色。质脆易碎。气香，味微苦（图6-14）。

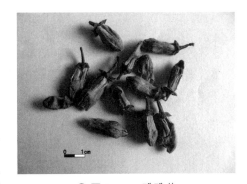

⬥ 图6-14　玳玳花

15. 厚朴花

【**来源**】本品为木兰科植物厚朴 *Magnolia officinalis* Rehd.et Wils. 或凹叶厚朴 *Magnolia officinalis* Rehd. et Wils. var. *biloba* Rehd. et Wils. 的干燥花蕾。栽培或野生。主产于四川、湖北、浙江、福建、

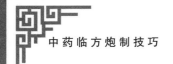

湖南等地。春季花未开放时采摘，置笼内蒸约10分钟，干燥或低温干燥；亦可不蒸而直接将花蕾焙干或烘干。以含苞未放、身干、完整、柄短、色棕红、香气浓者为佳。

【炮制方法】去净杂质及梗，筛去灰屑。

【成品性状】本品呈长圆锥形，长4~7 cm，基部直径1.5~2.5 cm，表面红棕色或棕褐色。花被多为12片，肉质，外层呈长方倒卵形，内层呈匙形。雄蕊多数，花药条形，淡黄棕色，花丝宽而短。质脆，易破碎。气香，味淡（图6-15）。

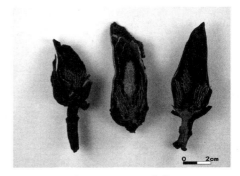
△ 图6-15　厚朴花

16. 洋金花

【来源】本品为茄科植物白花曼陀罗 *Datura metel* L. 干燥花。多系栽培。主产于江苏、福建、广东、山东、河北等地。4~11月花初开时采摘，晾晒至七八成干时，捆成把，再晒干。以去萼、朵大、质厚、整齐、黄棕色、有香气者为佳。

【炮制方法】去净杂质及梗，筛去灰屑。

【成品性状】本品呈喇叭状，多皱缩成条状，完整者长9~15 cm。花萼成筒状，灰绿色或灰黄色，表面微有毛茸；花冠呈喇叭状，淡黄色或黄棕色，质脆。气微，味微苦（本品有毒）（图6-16）。

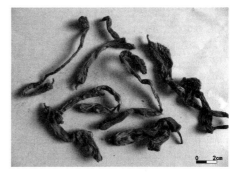
△ 图6-16　洋金花

17. 莲须

【来源】本品为睡莲科植物莲 *Nelumbo nucifera* Gaertn. 的干燥雄蕊。均系栽培。主产于湖北、湖南、江苏、浙江、福建、江西、山东等地。夏季花盛开时，选晴天采摘雄蕊，盖纸晒干或阴干。以干燥、完整、色淡黄、质软者为佳。

【炮制方法】去净杂质及花瓣，筛去灰屑。

【成品性状】本品呈线状，花药长1.2~1.5 cm，直径约0.1 cm，多数扭转成螺旋状，淡黄色或棕黄色，质轻。气微香，味涩（图6-17）。

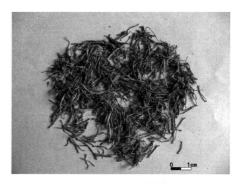
△ 图6-17　莲须

18. 荷花

【来源】本品为睡莲科植物莲 *Nelumbo nucifera* Gaertn. 的干燥花蕾。均系栽培。主产于湖北、湖南、江苏、浙江、福建、江西、山东等地。夏季采摘含苞未放的花蕾或花瓣，阴干。以未开放、瓣整齐、洁净、气清香者为佳。

【炮制方法】去净杂质及花梗，筛去灰屑。

【成品性状】本品呈圆锥形，长 2.5~4.0 cm，直径约 2 cm。表面灰棕或灰绿色，花瓣多层，呈螺旋状排列。花瓣呈卵圆形或椭圆形，略皱缩或折叠，表面有多数细筋脉，基部略厚。质光滑柔软。微有香气，味苦、涩（图 6-18）。

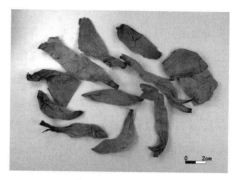

● 图 6-18　荷花

19. 夏枯草

【来源】本品为唇形科植物夏枯草 *Prunella vulgaris* L. 的干燥果穗。野生或种植。主产于安徽、江苏、浙江、山东等地。夏季果穗呈棕红色时采收，除去杂质，晒干。以色紫褐、穗大者为佳。

【炮制方法】除去杂质及残留的柄或叶，筛去灰屑，穗长者干切成段。

【成品性状】本品呈棒状，略扁，长 3~8 cm，直径 0.8~1.5 cm，淡棕色至棕红色。全穗由数轮至 10 数轮宿萼与苞片组成，覆瓦状排列。花冠及雄蕊多已脱落。果实卵圆形，尖端有白色突起，棕色，有光泽。体轻质脆。气微，味淡（图 6-19）。

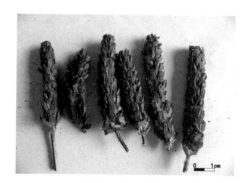

● 图 6-19　夏枯草

20. 凌霄花

【来源】本品为紫葳科植物凌霄 *Campsis grandiflora*（Thunb.）K. Schum. 或美洲凌霄 *Campsis radicans*（L.）Seem. 的干燥花。栽培或野生。主产于江苏、浙江、山东等地。夏、秋季花盛开时采摘，晒干或低温干燥。以朵大、完整、色棕黄、无花梗者为佳。

【炮制方法】去净杂质及枝梗，筛去灰屑。

【成品性状】本品多皱缩卷曲或折叠，完整的花头长 6~7 cm。花萼暗棕色，基部联合成管，前端 5 裂；花冠黄棕色，表面具棕红色细脉纹，并散有棕色斑点。气清香，味微苦而略酸（图 6-20）。

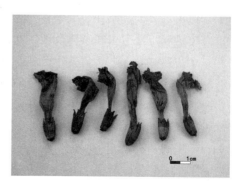

● 图 6-20　凌霄花

21. 菊花

【来源】本品为菊科植物菊 *Chrysanthemum morifolium* Ramat. 的干燥头状花序。均系栽培。主产于安徽、浙江、河南、山东、河北、四川等地。9~11 月花盛开时，分批采收，阴干或焙干，或蒸后晒干。以花朵完整、颜色鲜艳、气清香、无杂质者为佳。

【炮制方法】

菊花　去净杂质及残留的梗、叶，筛去灰屑。

菊花炭　将净菊花置热锅内，中火炒至表面焦褐色，喷淋清水少许，灭尽火星，取出，及时摊晾，凉透。

【成品性状】

菊花（图 6-21A）　呈扁球形或不规则的球形，直径 1.5~4.0 cm。总苞由 3~4 层苞片组成，苞片卵形或长椭圆形，中部棕黄色或黄绿色，被毛，边缘膜质。舌状花数轮，类白色或深黄色，花瓣紧密或松散，有的散离；管状花多数，淡黄色、黄色或深黄色。体轻，质柔润，有的松软。气清香，味甜、微苦。

菊花炭（图 6-21B）　如菊花，有的花朵散离，显焦黑或焦褐色。

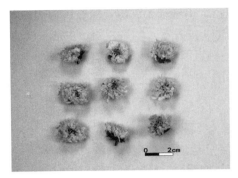

▲图 6-21A　菊花

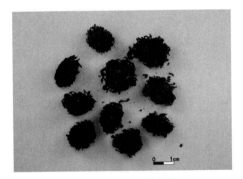

▲图 6-21B　菊花炭

22. 野菊花

【来源】本品为菊科植物野菊 *Chrysanthemum indicum* L. 的干燥头状花序。野生或种植。主产于江苏、四川、广西等地。秋、冬季花初开时采摘，晒干，或蒸后晒干。以身干、色黄、无梗、不碎、气香者为佳。

【炮制方法】去净杂质及梗、叶，筛去灰屑。

【成品性状】本品呈类球形，直径 0.3~0.8 cm，浅黄色。总苞由 4~5 层苞片组成，外层苞片卵形或条形，外表面中部灰绿色或淡棕色，通常被有白毛，边缘膜质，内层苞片长椭圆形，膜质，外表面无毛。舌状花 1 轮，黄色，皱缩卷曲；管状花多数，深黄色，体轻。气芳香，味苦（图 6-22）。

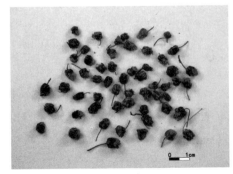

▲图 6-22　野菊花

23. 旋覆花

【来源】本品为菊科植物旋覆花 *Inula japonica* Thunb. 或欧亚旋覆花 *Inula britannica* L. 的干燥头状花序。野生或种植。主产于河南、江苏、浙江、河北、安徽、山东等地。夏、秋季花开放时采收，除去茎叶及杂质，阴干或晒干。以朵大、金黄色、有白绒毛、无枝梗者为佳。

【炮制方法】

旋覆花　去净杂质及残留的梗、叶，筛去灰屑。

蜜旋覆花　将炼蜜用适量开水稀释，淋入净旋覆花中拌匀，稍闷，置热锅内，文火炒至表面深黄色、不粘手时取出，摊晾，凉透后及时收藏。每 100 kg 旋覆花，用炼蜜 25 kg。

【成品性状】

旋覆花（图 6-23A）　呈扁球形或类球形，黄色或黄棕色，花蒂浅绿色，少有破碎。体松泡，易破碎。气微，味微苦。

蜜旋覆花（图 6-23B）　形如旋覆花，深黄色，多破碎。具蜜香气，味甜。

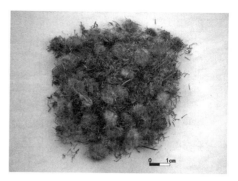

● 图 6-23A　旋覆花

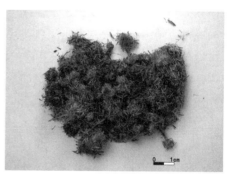

● 图 6-23B　蜜旋覆花

24. 密蒙花

【来源】本品为马钱科植物密蒙花 *Buddleja officinalis* Maxim. 的干燥花蕾及其花序。野生或种植。主产于湖北、四川、河南、陕西、云南等地。春季花未开放时，采摘簇生花蕾，除去枝叶及杂质，干燥。以花蕾密集、色灰黄、有毛茸、质柔软者为佳。

【炮制方法】去净杂质及梗，筛去灰屑。

【成品性状】本品多为花蕾密集的花序小分支，呈不规则的圆锥状，长 1.5~3.0 cm。表面灰黄色或棕黄色，密被毛茸。花蕾呈短棒状，上端略大；花萼钟状，花冠筒状，与萼等长或稍长，前端 4 裂，裂片卵形。质柔软而易碎。气微香，味微苦、辛（图 6-24）。

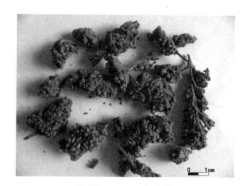

● 图 6-24　密蒙花

25. 款冬花

【来源】本品为菊科植物款冬 *Tussilago farfara* L. 的干燥花蕾。栽培或野生。主产于河南、甘肃、山西、陕西、青海、内蒙古等地。冬季地冻前当花尚未出土时采挖，除去花梗及泥沙，阴干。以朵大、色紫红、无花梗者为佳。

【炮制方法】

款冬花 去净杂质，残梗及沙土，筛去灰屑。

蜜款冬花 将炼蜜用适量开水稀释后，加入净款冬花中，拌匀，闷润，置热锅内，文火炒至表面棕黄色、不粘手为度，取出，摊晾，凉后及时收藏。每 100 kg 款冬花，用炼蜜 25 kg。

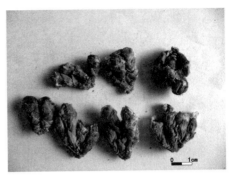

△图 6-25A　款冬花

【成品性状】

款冬花（图 6-25A）　呈长圆棒状，长 1.0~2.5 cm，直径 0.5~1.0 cm。单生或 2~3 个基部连生，上端较粗，下端渐细或带有短梗，外被多数鱼鳞状苞片，苞片外表面紫红色或淡红色；内表面密被白色絮状毛茸，体轻。气香，味微苦、辛。

蜜款冬花（图 6-25B）　形如款冬花，表面棕黄色，具光泽，味微甜。

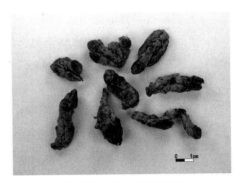

△图 6-25B　蜜款冬花

26. 葛花

【来源】本品为豆科植物野葛 *Pueraria lobata*（Willd.）Ohwi 或甘葛藤 *Pueraria thomsonii* Benth. 的干燥花蕾。野生或种植。主产于湖南、河南、广东、广西、浙江、四川等地。秋季当花未全开放时采摘，干燥。以朵大、淡紫色、未开放者为佳。

【炮制方法】去净杂质及花柄，筛去灰屑。

【成品性状】本品为不规则的扁长圆形或略成扁肾形，长 0.5~1.5 cm，宽 0.2~0.6 cm，厚 0.2~0.3 cm。萼片基部连合，灰绿色，表面密被黄白色毛茸。花瓣 5 片等长，突出于萼外或被花萼包被，蓝紫色，外部颜色较浅，呈淡蓝紫色或淡棕色。雄蕊 10 枚，其中 9 枚连合；雌蕊细长，微弯曲，外面被毛。无臭，味淡（图 6-26）。

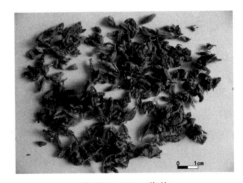

△图 6-26　葛花

27. 蒲黄

【来源】本品为香蒲科植物水烛香蒲 *Typha angustifolia* L.、东方香蒲 *Typha orientalis* Presl 或同属植物的干燥花粉。野生或种植。全国大部分地区均产。夏季花将开放时，采收蒲棒上部的黄色雄花序，晒干后碾压，筛取花粉。以色鲜黄、光滑、纯净者为佳。

【炮制方法】

蒲黄 揉碎结块，过筛，去净杂质及花丝。

清炒蒲黄　将净蒲黄置热锅内，文火炒至棕褐色，取出，将成团块者揉碎，及时摊晾，凉透。

蒲黄炭　将净蒲黄置热锅内，中火炒至黑褐色，喷淋清水少许，灭尽火星，取出，将成团块者揉碎，及时摊晾，凉透。

【成品性状】

蒲黄（图6-27A）　为黄色粉末，体轻，手捻有滑腻感，易附着于手指上。气微，味淡。

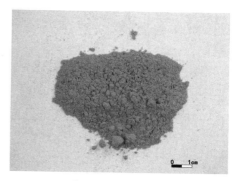

▲ 图6-27A　蒲黄

清炒蒲黄（图6-27B）　形如蒲黄，棕褐色，味涩。

蒲黄炭（图6-27C）　形如蒲黄，黑褐色或棕褐色，味涩。

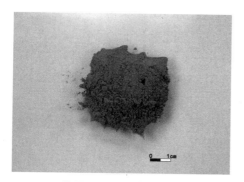

▲ 图6-27B　清炒蒲黄

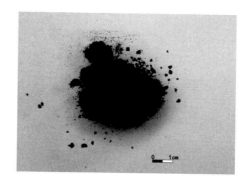

▲ 图6-27C　蒲黄炭

28. 槐米

【来源】本品为豆科植物槐 *Sophora japonica* L. 的干燥花蕾。栽培或野生。全国大部分地区均产。夏季花蕾形成而未开放时采摘，及时干燥，除去枝、梗及杂质。以色黄白、整齐、无枝梗杂质者为佳。

【炮制方法】

槐米　去净杂质及梗、叶，筛去灰屑。

清炒槐米　将净槐米置锅内，文火炒至表面深黄色取出，放凉。

焦槐米　将净槐米置锅内，文火炒至表面焦黄色取出，放凉。

槐米炭　将净槐米置热锅内，中火炒至表面深褐色，喷淋清水少许，火尽火星，取出，及时摊晾，凉透。

【成品性状】

槐米（图6-28A）　呈卵圆形或椭圆形皱缩的小花蕾，长 0.2~0.6 cm，直径 0.2 cm。花萼钟状，黄绿色。萼上方为未开放的花瓣，黄白色。体轻，手捻易碎。气微，味微苦、涩。

清炒槐米（图6-28B）　形如槐花，表面深黄色，有香气。

焦槐米（图6-28C）　形如槐花，表面焦黄色，有香气。

槐米炭（图6-28D）　形如槐米，表面黑褐或焦褐色，味涩。

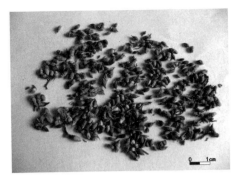

△ 图 6-28A　槐米

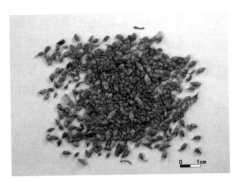

△ 图 6-28B　清炒槐米

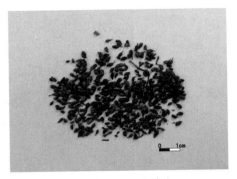

△ 图 6-28C　焦槐米

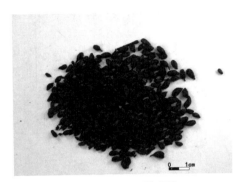

△ 图 6-28D　槐米炭

29. 槐花

【来源】本品为豆科植物槐 *Sophora japonica* L. 的干燥花。栽培或野生。全国大部分地区均产。夏季花开放时采收，及时干燥，除去枝、梗及杂质。

【炮制方法】

槐花　去净杂质。

清炒槐花　照炒槐米法，炒至深黄色。

槐花炭　将净槐花块置热锅内，中火炒至焦黄色时，喷淋清水少许，灭净火星，取出，迅速摊晾，凉透。

【成品性状】

槐花（图 6-29A）　皱缩而卷曲，花瓣多散落。完整者花萼钟状，黄绿色，花瓣黄色或黄白色，体轻。气微，味微苦。

清炒槐花（图 6-29B）　形如槐花，色泽加深。

槐花炭（图 6-29C）　形如槐花，表面焦褐色。

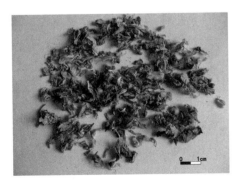

△ 图 6-29A　槐花

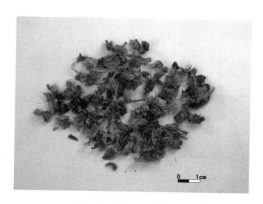

▲ 图 6-29B　清炒槐花

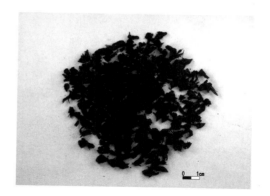

▲ 图 6-29C　槐花炭

第七章

全草类

1. 大蓟

【来源】本品为菊科植物蓟 *Cirsium japonicum* Fisch. ex DC. 的干燥地上部分。全国大部分地区均产。夏、秋季花盛开时采割地上部分，除去杂质，干燥。以色灰绿、叶多、无杂质者为佳。

【炮制方法】

大蓟 除去杂质，抢水洗净，闷润，切段，干燥。

大蓟炭 将大蓟段置热锅内，武火炒至表面呈焦黑色、内部呈褐色时，喷淋清水少许，灭尽火星，取出，及时摊晾，凉透。

【成品性状】

大蓟（图 7-1A） 为茎、叶、花混合，呈段状。茎呈圆柱状，基部直径可达 1.2 cm，表面绿褐色或棕褐色，有数条纵棱，被丝状毛；切面灰白色，髓部疏松或中空。叶皱缩，多破碎，边缘有针刺，两面均具灰白色丝状毛。头状花序，球形或椭圆形，总苞黄褐色，羽状冠毛灰白色。气微，味淡。

大蓟炭（图 7-1B） 形如大蓟，表面呈焦黑色。内部呈褐色。

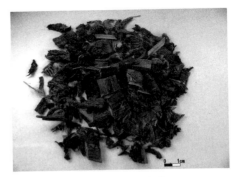

● 图 7-1A 大蓟

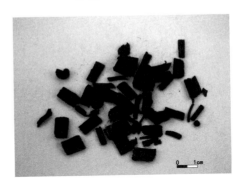

● 图 7-1B 大蓟炭

2. 小蓟

【来源】本品为菊科植物刺儿菜 *Cirsium setosum*（Willd.）MB. 的干燥地上部分。全国大部分地区均产。夏、秋季花开时采割，除去杂质，干燥。以叶多、色绿者为佳。

【炮制方法】

小蓟 除去杂质，抢水洗净，稍润，切段，干燥。

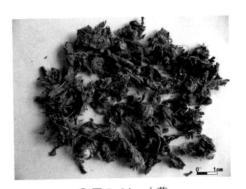

● 图 7-2A 小蓟

　　小蓟炭　将小蓟段置热锅内，中火炒至焦褐色，喷淋清水少许，灭尽火星，取出，及时摊晾，凉透。

　　【成品性状】

　　小蓟（图7-2A）　为茎、叶、花混合物，呈段状。茎呈圆柱状，直径0.2~0.5 cm，表面灰绿色或带紫色，具纵棱及白色柔毛，质脆，断面中空。叶多皱缩或破碎，具针刺，叶两面均具白色柔毛。花紫红色。总苞钟状，黄绿色。气微，味微苦。

　　小蓟炭（图7-2B）　形如小蓟，表面黑褐色，内部黄褐色。

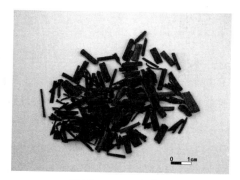

△图7-2B　小蓟炭

3. 广金钱草

　　【来源】本品为豆科植物广金钱草 *Desmodium styracifolium*（Osb.）Merr. 的干燥地上部分。野生或种植。主产于广东、广西等地。夏、秋季采割，除去杂质，晒干。以叶多、色绿者为佳。

　　【炮制方法】除去杂质，洗净，沥去水，润软，切段，干燥。

　　【成品性状】本品为茎、叶的混合物，呈段状。茎呈圆柱状，密被黄色伸展的短柔毛，质稍脆，断面中部有髓。叶圆形或矩圆形，前端微凹，基部心形，全缘；上表面黄绿色或灰绿色，无毛，下表面具灰白色紧贴的绒毛，侧脉羽状。气微香，味微甜（图7-3）。

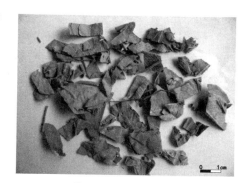

△图7-3　广金钱草

4. 广藿香

　　【来源】本品为唇形科植物广藿香 *Pogostemon cablin*（Blanco）Benth. 的干燥地上部分。均系栽培。主产于广东等地。夏、秋季枝叶茂盛时，割取地上部分，日晒夜闷，反复至干。以叶多，茎、枝色绿，香气浓者为佳。

　　【炮制方法】除去残根及杂质，抖下叶另放，将茎洗净，稍润，切段，低温干燥或及时晒干，再与叶混匀。

　　【成品性状】为茎、叶的混合物，呈段状。茎略呈方柱状，直径0.2~0.7 cm，外表灰褐色、灰黄色或带红棕色，被柔毛，切面有白色髓，质脆。叶皱缩而破碎，灰绿色、灰褐色或淡棕褐色，两面均被灰白色绒毛。气香特异，味微苦（图7-4）。

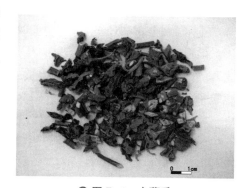

△图7-4　广藿香

5. 马齿苋

【来源】本品为马齿苋科植物马齿苋 *Portulaca oleracea* L. 的干燥地上部分。野生或种植。全国各地均产。夏、秋季茎叶茂盛时采收，除去残根及杂质，洗净，略蒸或烫后干燥。以棵小、质嫩、叶多、青绿者为佳。

【炮制方法】除去杂质，抢水洗净，稍润，切段，干燥。

【成品性状】本品为茎、叶、花的混合物，呈段状。茎圆柱状，直径 0.1~0.3 cm，表面黄褐色，有明显纵沟纹。完整叶片倒卵形，长 1.0~2.5 cm，宽 0.5~1.5 cm，绿褐色，多卷缩。花黄色，蒴果圆锥形。气微，味微酸（图 7-5）。

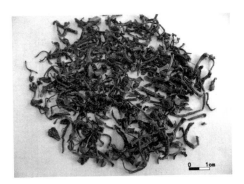
▲图 7-5　马齿苋

6. 马鞭草

【来源】本品为马鞭草科植物马鞭草 *Verbena officinalis* L. 的干燥地上部分。野生或种植。全国大部分地区均产。6~8 月花正开时采割，除去杂质，干燥。以色青绿、带花穗、无根及杂质者为佳。

【炮制方法】除去杂质及残根，洗净，稍润，切段，干燥。

【成品性状】本品为茎、叶、花的混合物，呈段状。茎方柱状，四面有纵沟，表面绿褐色，粗糙；质硬而脆。切断面中间有髓或中空。叶灰绿色或绿褐色，多皱缩破碎，具毛。穗状花序，花小而数多。气微，味苦（图 7-6）。

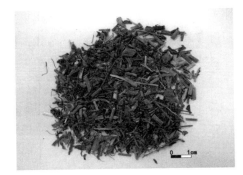
▲图 7-6　马鞭草

7. 木贼

【来源】本品为木贼科植物木贼 *Equisetum hiemale* L. 的干燥地上部分。野生或种植。主产于辽宁、吉林、黑龙江、陕西、湖北等地。夏、秋季采割，除去杂质，晒干或阴干。以粗长、色绿、不脱节者为佳。

【炮制方法】除去杂质及残根，洗净，稍润，切段，干燥。

【成品性状】本品呈管状带节的小段，直径 0.2~0.7 cm。表面灰绿色或黄绿色，有多数纵棱，其上有多数小光亮的疣状突起，节处有筒状深棕色的鳞片，质脆。切面中空，周边有多数圆形小腔，排列成环状。气微，味甜淡、微涩，嚼之有沙粒感（图 7-7）。

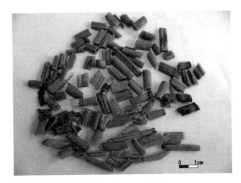
▲图 7-7　木贼

8. 车前草

【来源】本品为车前草科植物车前 *Plantago asiatica* L. 或平车前 *Plantago depressa* Willd. 的干燥全草。野生或种植。全国各地均产。夏季采收，去净泥土，干燥。以色灰绿、叶完整者为佳。

【炮制方法】除去杂质，洗净，稍润，切段，干燥。

【成品性状】本品为根、茎、叶、花的混合物，呈段片状。根呈圆柱状或弯曲的细柱状。叶片呈片状或皱缩，或破碎，表面灰绿色或污绿色，叶脉明显。穗状花序。气微，味苦而有黏性（图7-8）。

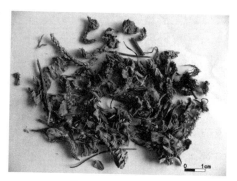

▲ 图7-8　车前草

9. 瓦松

【来源】本品为景天科植物瓦松 *Orostachys fimbriata*（Turcz.）Berg. 的干燥地上部分。全国大部分地区均产。夏、秋季开花时采收，除去根及杂质，干燥。以花穗完整、带红色者为佳。

【炮制方法】除去杂质，洗净，切段，干燥。

【成品性状】本品为茎、叶、花的混合物，呈段状。茎表面灰棕色或淡紫棕色，有多数叶脱落后的痕迹，交互连接成菱形花纹，直径 0.2~0.6 cm。叶灰绿色或黄褐色，间有红褐色小花，质轻脆。气微，味酸（图7-9）。

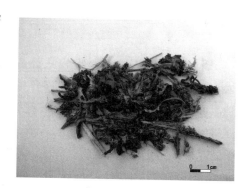

▲ 图7-9　瓦松

10. 凤尾草

【来源】本品为凤尾蕨科植物凤尾草 *Pteris multifida* Poir. 的干燥全草。野生或种植。主产于四川、广东、广西、湖北、江西、福建等地。夏、秋季采挖，洗净，干燥。以色绿、叶多者为佳。

【炮制方法】除去杂质，洗净或淋润后，切段，干燥。

【成品性状】本品为根、茎、叶及孢子囊的混合物，呈段状。根茎棕褐色，须根呈细而弯曲的柱状。叶柄三棱形，棕黄色；叶草质，灰绿色，有的叶着生孢子囊。气微，味淡或稍涩（图7-10）。

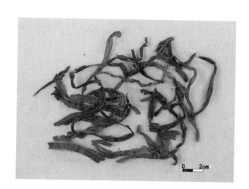

▲ 图7-10　凤尾草

11. 石斛

【来源】本品为兰科植物金钗石斛 *Dendrobium nobile* Lindl.、鼓槌石斛 *Dendrobium chrysotoxum* Lindl.、流苏石斛 *Dendrobium fimbriatum* Hook. 的栽培品及其同属植物近似种的新鲜或干燥茎。主产于广西、贵州、广东、云南等地。全年均可采收，鲜用者除去根及泥沙；干用者采收后，除去杂质，用开水略烫或烘软，再边搓边烘晒，至叶鞘搓净，干燥。干石斛以色金黄、有光泽、质柔韧者为佳。

【炮制方法】除去须根，杂质，洗净，闷润，切段，干燥。

【成品性状】呈圆柱形或扁圆柱形段状，直径 0.4~

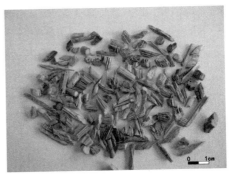

▲图 7-11　石斛

1.2 cm。表面金黄色、黄绿色或淡黄褐色，多数有节，具纵皱纹或纵沟，断面黄白色。气微，味微苦，嚼之有黏性（图 7-11）。

12. 龙葵

【来源】本品为茄科植物龙葵 *Solanum nigrum* L. 的干燥地上部分。野生或种植。全国各地均产。夏、秋季割取地上部分，除去杂草及残留须根，晒干。以身干、色黄绿、质嫩、无泥土杂质者为佳。

【炮制方法】除去杂质及泥土，洗净，稍润，切段，干燥。

【成品性状】本品为茎、叶、果的混合物，呈段状。茎呈圆柱状，表面黄绿色至绿褐色，具纵皱纹，光滑无毛或被极疏柔毛。质硬而脆，断面黄白色，中央或有白毛的髓部。叶呈暗绿色，两面光滑或疏被短柔毛。果实球形，表面紫

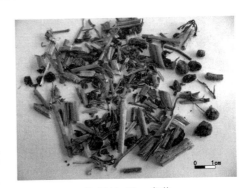

▲图 7-12　龙葵

黑色或棕褐色，皱缩。种子多数，棕色。气微，味苦（本品有小毒）（图 7-12）。

13. 地耳草

【来源】本品为藤黄科植物地耳草 *Hypericum japonicum* Thunb. 的干燥全草。野生或种植。主产于江西、福建、湖南、广东、广西、四川等地。春、夏间花开时采收，除去杂质，晒干。以身干、色黄绿、带花叶、无泥土杂质者为佳。

【炮制方法】除去杂质，洗净，润软，切段，干燥。

【成品性状】本品为根、茎、叶、花的混合物，呈段状。

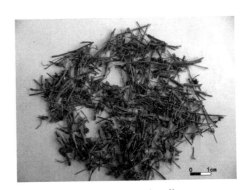

▲图 7-13　地耳草

须根黄褐色。茎有四棱,光滑,表面黄绿或黄棕色,质脆,断面中空。完整叶片呈卵形或卵圆形,全缘,具腺点,基出脉3~5条。花小,橙黄色。气微,味微苦(图7-13)。

14. 仙鹤草

【来源】本品为蔷薇科植物龙芽草 *Agrimonia pilosa* Ledeb. 的干燥地上部分。野生或种植。主产于江苏、浙江、福建等地。夏、秋季茎叶茂盛时割取地上部分,除去杂质,干燥。以茎红棕色、质嫩、叶多者为佳。

【炮制方法】除去杂质及残根,洗净,闷润,切段,干燥。

【成品性状】本品为茎、叶的混合物,呈段状。茎呈圆柱状或方柱状,直径0.4~0.6 cm,表面绿褐色或红棕色,有的有节。体轻,质硬,易折断,切断面中空。叶多皱缩卷曲,暗绿色。气微,味微苦(图7-14)。

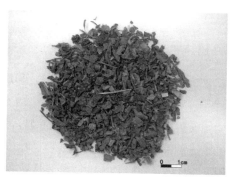

⬣ 图7-14 仙鹤草

15. 白花蛇舌草

【来源】本品为茜草科植物白花蛇舌草 *Oldenlandia diffusa* (Willd) Roxb. 的干燥全草。野生或种植。主产于广东、广西、福建等地。夏、秋季采收,拔起全草,除去泥土,晒干。以身干、色黄、带果实、无杂质者为佳。

【炮制方法】除去杂质及泥土,喷淋清水,稍润,切段,干燥。

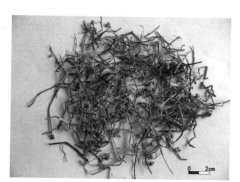

⬣ 图7-15 白花蛇舌草

【成品性状】全草扭缠成团状,灰绿色或灰棕色。主根1条,须根纤细。茎纤细,质脆,易折断。单叶对生,叶片多破碎皱缩,完整叶片线形,无柄,全缘,托叶细小,顶端有细齿。花通常单生于叶腋,无梗或具短梗。蒴果扁球形,顶端具4枚宿存的萼齿。气微,味淡(图7-15)。

16. 半边莲

【来源】本品为桔梗科植物半边莲 *Lobelia chinensis* Lour. 的干燥全草。野生或种植。主产于安徽、江苏、浙江等地。夏季采收,除去泥沙,洗净,晒干。以身干、叶绿、根黄、无泥沙杂质者为佳。

【炮制方法】除去杂质,抢水洗净,沥去水,切段,干燥。

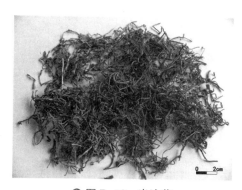

⬣ 图7-16 半边莲

【成品性状】本品为根、茎、叶的混合物，呈段状。根细小，直径 0.1~0.2 cm，黄色。根茎圆柱状，淡棕黄色。茎细，灰绿色，有节。叶多皱缩或脱落，绿褐色。花冠基部筒状，上部五裂，淡紫红色，花冠筒内有白色绒毛。气微特异，味微甜而辛（图 7-16）。

17. 半枝莲

【来源】本品为唇形科植物半枝莲 *Scutellaria barbata* D. Don 的干燥全草。野生或种植。主产于江苏、浙江、安徽等地。夏、秋季茎叶茂盛时采挖，洗净，干燥。以身干、色紫绿、带叶、无杂质者为佳。

【炮制方法】除去杂质，抢水洗净，沥去水，切段，干燥。

【成品性状】本品为根、茎、叶、花的混合物，呈段状。根纤细。茎方柱状，表面暗紫色或棕绿色，光滑。叶多皱缩，上表面暗绿色，下表面灰绿色。花序总状偏向一侧，花萼下唇裂片钝或较圆，花冠唇形，棕黄色或浅蓝紫色，被毛。果实扁球形，浅棕色。气微，味微苦（图 7-17）。

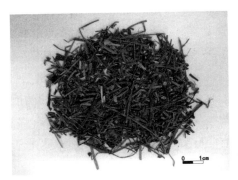

⚠ 图 7-17　半枝莲

18. 老鹳草

【来源】本品为牻牛儿苗科植物牻牛儿苗 *Erodium stephanianum* Willd.、老鹳草 *Geranium wilfordii* Maxim. 或野老鹳草 *Geranium carolinianum* L. 的干燥地上部分。前者习称"长嘴老鹳草"，后两者习称"短嘴老鹳草"。野生或种植。主产于山东、山西、河北、湖北、四川、云南等地。夏、秋季果实近成熟时采割，除去杂质，干燥。以色灰绿、果实多、无根及泥沙杂质者为佳。

【炮制方法】除去杂质及残根，抢水洗净，稍润，切段，干燥。

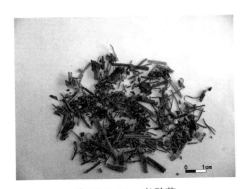

⚠ 图 7-18　老鹳草

【成品性状】本品为茎、叶、花、果的混合物，呈段状。茎呈圆柱状，直径 0.3~0.7 cm，具纵沟，表面灰褐色或灰绿色，质脆，切断面黄白色，有的中空。叶卷曲皱缩，灰褐色，质脆易碎。果实长圆形，宿存花柱，形似鹳嘴。气微，味淡（图 7-18）。

19. 地锦草

【来源】本品为大戟科植物地锦 *Euphorbia humifusa* Willd. 或斑地锦 *Euphorbia maculata* L. 的干

燥全草。野生或种植。主产于山东、河北、浙江等地。夏、秋季拔起全草，除去杂质及泥土，洗净，晒干。以身干、叶绿、梗紫红、无杂质者为佳。

【炮制方法】除去杂质及泥土，喷淋清水，稍润，切段，干燥。

【成品性状】本品为根、茎、叶、花、果的混合物，呈段状。根呈细柱状，表面浅棕色或黄白色，切段面淡黄白色。茎呈细柱状，表面绿色或带紫红色，质脆，切断面黄白色。叶多皱缩，片面绿色或带紫红色。小型杯状聚伞花序。蒴果三棱状球形，种子细小，黑褐色或黑灰色。气微，味微辛、微涩（图7-19）。

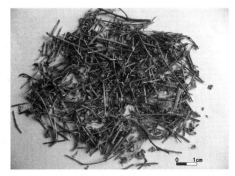

▲ 图7-19　地锦草

20. 肉苁蓉

【来源】本品为列当科植物肉苁蓉 *Cistanche deserticola* Y. C. Ma 或管花肉苁蓉 *Cistanche tubulosa*（Schrenk）Wight 的干燥带鳞叶的肉质茎。野生或种植。主产于内蒙古、甘肃、新疆等地。春、秋季采收。春季采收后，置沙土地上晒干者，称"甜大芸"；秋季采收肥大者，投入盐湖内，经1~3年后，取出，干燥，称"盐大芸"。以肉质、条粗长、肥大、色棕褐、柔嫩滋润者为佳。

【炮制方法】

肉苁蓉　除去杂质，大小分档，用清水洗净，再稍浸泡，捞出，闷润，切厚片，干燥，或将盐苁蓉除去杂质，大小分档，置多量清水中，一般每天换水2~3次，至尝之无咸味时取出，晒至半天，再闷润至软硬适宜，切厚片，干燥。

酒苁蓉　将净肉苁蓉片与黄酒拌和均匀，装入密闭容器内，密封，隔水加热，炖透至呈黑色时，凉后取出，晒至外皮微干，再将余汁拌入，吸尽，干燥；或置蒸制容器内，蒸透，至呈黑色时，取出，干燥。每100 kg 肉苁蓉片，用黄酒 30 kg。

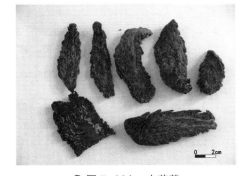

▲ 图7-20A　肉苁蓉

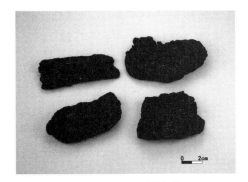

▲ 图7-20B　酒苁蓉

【成品性状】

肉苁蓉（图7-20A）　多为扁圆形厚片，直径2~8 cm，片面棕褐色或灰棕色，中间有淡棕色点状维管束，排列成波状环纹。周边呈灰黑色，鳞片状。质硬，微有柔性。气微，味甜、微苦。

酒苁蓉（图7-20B）　形如肉苁蓉片，片面呈黑色，有酒气。

21. 北刘寄奴

【来源】本品为玄参科植物阴行草 *Siphonostegia chinensis* Benth. 的干燥全草。野生或种植。全国大部分地区均产。秋季花后结果实时采割，除去杂质，干燥。以带果实者为佳。

【炮制方法】除去杂质及残根，洗净，稍润，切段，干燥。

【成品性状】本品为茎略呈方形，表面棕紫色，断面黄白色，中央有髓；叶小多破碎，皱缩卷曲，呈棕黑色；花瓣黄褐色，果实表面有多数纵脉纹，内含多数细小的种子。气微，味淡（图7-21）。

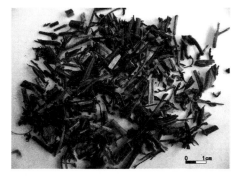

⬥ 图7-21　北刘寄奴

22. 农吉利

【来源】本品为豆科猪屎豆属植物野百合 *Crotalaria sessiliflora* L. 的干燥全草。秋季果实成熟时采割，除去杂质，晒干。分布于我国长江以南各省区。亚洲东南部和日本也有。以色绿、果多者为佳。

【炮制方法】除去杂质，洗净，稍润，切段，干燥。

【成品性状】本品为茎、叶、果实的混合物。茎呈圆柱形。灰绿色，密被灰白色丝毛。叶片多皱卷，展平后呈线状披针形或线形，暗绿色，全缘，下面有丝状长毛。荚果长圆形，包于宿萼内，灰褐色。种子肾状圆形。深棕色，有光泽。气微，味淡（图7-22）。

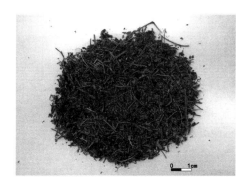

⬥ 图7-22　农吉利

23. 寻骨风

【来源】本品为马兜铃科植物绵毛马兜铃 *Aristolochia mollissima* Hance 的干燥全草。野生或种植。主产于江苏、湖南、江西等地。夏、秋或5月开花前采收，除去泥沙，干燥。以叶绿色、根茎多、香气浓者为佳。

【炮制方法】除去杂质，洗净或淋润，切段，干燥。

【成品性状】本品为茎、叶的混合物，呈段状。根茎呈细圆柱状，表面淡棕色，有细纵纹，质韧。切段面黄白色，有放射状纹理。茎淡绿色，密被白绒毛，叶灰绿色或黄绿色，皱缩，两面密被白绒毛。气微香，味苦而辛（图7-23）。

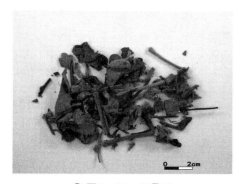

⬥ 图7-23　寻骨风

24. 伸筋草

【来源】本品为石松科植物石松 *Lycopodium japonicum* Thunb. 的干燥全草。野生或种植。主产于湖北、浙江、江苏、贵州等地。夏、秋季茎叶生长茂盛时,连根拔起,晒干,除去泥土及杂质。以茎长、黄绿色者为佳。

【炮制方法】除去杂质,洗净,稍润,切段,干燥。

【成品性状】本品为茎、叶的混合物,呈段状。茎呈圆柱状,略弯曲,直径 0.1~0.3 cm,表面黄绿色,质韧。切断面浅黄色,中央有白色木心。鳞叶皱缩而弯曲,密生,黄绿色或淡黄绿色。气微,味淡（图 7-24）。

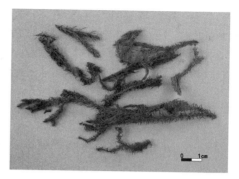

◎ 图 7-24 伸筋草

25. 青蒿

【来源】本品为菊科植物黄花蒿 *Artemisia annua* L. 的干燥地上部分。野生或栽培。全国各地均产。秋季开花前枝叶茂盛时采割,除去老茎,阴干。以身干、色绿、粗茎少、不脱叶、香气浓者为佳。

【炮制方法】去净杂质,喷淋清水,稍润,切段,阴干。

【成品性状】本品为茎、叶、花蕾的混合物,呈段状。茎呈圆柱形,直径 0.2~0.6 cm,表面黄绿色或棕黄色,具纵棱线,质硬,切面中部有白色的髓。叶多皱缩,破碎,叶缘深裂,两面被短毛。气香特异,味微苦（图 7-25）。

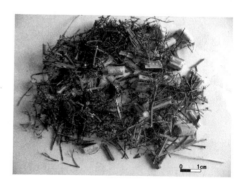

◎ 图 7-25 青蒿

26. 苦地丁

【来源】本品为罂粟科植物紫堇 *Corydalis bungeana* Turcz. 的干燥全草。野生或栽培。主产于辽宁、河北、山东等地。初夏果实近成熟时,拔起全草,除去泥沙,晒干。以棵小、顶花带角、质柔软、色绿、味苦者为佳。

【炮制方法】去净杂质,喷淋清水,稍润,切段,干燥。

【成品性状】本品为根、茎、叶、花、果的混合物,呈段状。根细,黄白色。茎细,具数条棱线。叶片深裂。叶腋有淡紫色小花或长椭圆形扁平的蒴果,表面灰绿色,内含数粒扁圆形、黑色的种子。气微,味苦（图 7-26）。

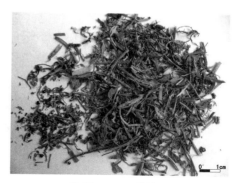

◎ 图 7-26 苦地丁

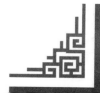

27. 败酱草

【来源】本品为败酱科植物黄花败酱 *Patrinia scabiosaefolia* Fisch. 或白花败酱 *Patrinia villosa* Juss. 的干燥全草。野生或种植。主产于长江流域各省。夏季花开前采收，除去泥沙，干燥。以身干、叶多、色绿、气浓、无杂质者为佳。

【炮制方法】除去杂质，洗净，稍润，切段，干燥。

【成品性状】本品为根、茎、叶的混合物，呈段状。根茎有节，上生须状细根。茎圆柱状，外表黄棕色或黄绿色，有纵向纹理，有毛或无毛。质脆，切断面中空，白色。叶多皱缩，破碎。气臭特异，味微苦（图 7-27）。

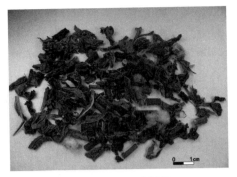

⬤ 图 7-27　败酱草

28. 佩兰

【来源】本品为菊科植物佩兰 *Eupatorium fortunei* Turcz. 的干燥地上部分。栽培或野生。主产于江苏、浙江、河北、山东等地。夏、秋季分两次采割，除去杂质，干燥。以身干、叶多不碎、色绿、茎少、质嫩、香气浓、无杂质者为佳。

【炮制方法】除去杂质，抢水洗净，稍润，切段，晒干。

【成品性状】本品为茎、叶的混合物，呈段状。茎呈圆柱状，直径 0.2~0.5 cm，表面黄棕色或黄绿色，具纵棱线，有的有节。质轻脆，切断面中央有白色的髓或中空。叶多皱缩，破碎，绿褐色，叶缘有锯齿。气微香，味微苦（图 7-28）。

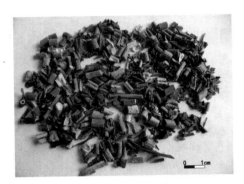

⬤ 图 7-28　佩兰

29. 金牛草

【来源】本品为蕨科植物银粉背蕨 *Aleuritopteris argentea*（Gmel）Fee 或小花远志 *Polygala telephioides* Willd. 的干燥全草。产于广东、广西、湖南、江西等地。夏季采收，扎成小捆，干燥。以茎苗矮小、叶色黄绿、整齐者为佳。

【炮制方法】去净杂质，洗净，稍润，切段，干燥。

【成品性状】银粉背蕨为茎、叶的混合物，呈段状。茎具深褐色鳞片，无毛。叶柄褐栗色，有光泽；叶背面有黄粉，叶脉纤细，下面不凸起。成熟的孢子囊汇合成条形；囊群厚

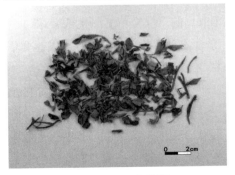

⬤ 图 7-29　金牛草

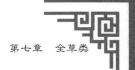

膜质，全缘。小花远志为根、茎、叶、花的混合物，呈段状。根细小，淡黄色或淡棕色。茎细，棕黄色，被柔毛，切断面中空。叶皱缩，两面均呈黄绿色，疏被短柔毛，纸质。叶腋常见数朵小花或蒴果。气微，味淡（图7-29）。

30. 金沸草

【来源】本品为菊科植物条叶旋覆花 *Inula linariifolia* Turcz. 或旋覆花 *Inula japonica* Thunb. 的干燥地上部分。野生或种植。主产于河南、江苏、河北、浙江、安徽等地。夏、秋二季采割，晒干。以色绿褐、叶多、带花者为佳。

【炮制方法】除去杂质，洗净，切段，干燥。

【成品性状】本品为茎、叶、花的混合物，呈段状。茎呈圆柱状，直径0.2~0.4 cm，表面绿褐色或深褐色，质脆。切断面黄白色，中央有白色的髓或中空。叶全缘，边缘反卷，黑绿色，质脆。头状花序，黄色。气微，味微苦（图7-30）。

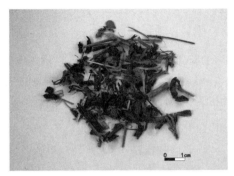

● 图7-30　金沸草

31. 金钱草

【来源】本品为报春花科植物过路黄 *Lysimachia christinae* Hance 的干燥全草。野生或种植。主产于四川、江苏、广西、浙江、湖南等地。夏、秋季采收，除去杂质，干燥。以叶大、须根少者为佳。

【炮制方法】除去杂质，抢水洗净，沥去水，稍润，切段，干燥。

【成品性状】过路黄为根、茎、叶、花的混合物，呈段状。根细，切断面外圈深棕色，中心淡黄色。叶多皱缩，上表面灰绿色或棕褐色，下表面色较浅，主脉明显突起。花黄色。气微，味淡（图7-31）。

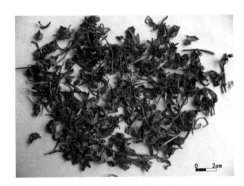

● 图7-31　金钱草

32. 鱼腥草

【来源】本品为三白草科植物蕺菜 *Houttuynia cordata* Thunb. 的干燥地上部分。野生或种植。主产于江苏、浙江、湖北等地。夏、秋季茎叶茂盛时采收，割取地上部分，除去杂质，干燥。以身干、叶多、无根、有花穗、色淡红褐、鱼腥气浓者为佳。

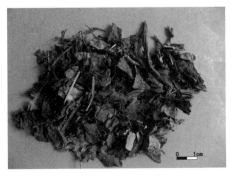

● 图7-32　鱼腥草

【炮制方法】除去杂质，抢水洗净，切段，晒干。

【成品性状】本品为茎、叶、花的混合物，呈段状。茎呈扁圆柱状，扭曲，直径 0.2~0.4 cm，表面棕黄色或灰绿色，具纵棱，质脆。叶多皱缩破碎，叶片上表面暗黄绿色至暗棕色，下表面灰绿色或灰棕色。花序穗状，黄棕色。有鱼腥气，味微涩（图 7-32）。

33. 卷柏

【来源】本品为卷柏科植物卷柏 *Selaginella tamariscina*（Beauv.）Spring. 或垫状卷柏 *Selaginella pulvinata*（Hook. et Grev.）Maxim. 的干燥全草。野生或种植。主产于山东、辽宁、河北等地。全年均可采收，除去须根及泥沙，晒干。以身干、叶多、色绿、完整不碎者为佳。

【炮制方法】

卷柏 除去杂质及残留的须根，洗净，干燥。

卷柏炭 将净卷柏段置热锅内，武火炒至表面呈焦黑色、内部呈褐色时，喷淋清水少许，灭尽火星取出，及时摊晾，凉透。

【成品性状】

卷柏（图 7-33A） 为茎、枝、叶的混合物，呈扁段状。绿色或黄绿色。茎短。枝扁，有密生的鳞片状小叶，叶缘有细尖的锯齿。质脆，易折断。气微，味淡。

卷柏炭（图 7-33B） 形如卷柏段，表面呈焦黑色，内部呈褐色，质脆易碎，具焦气。

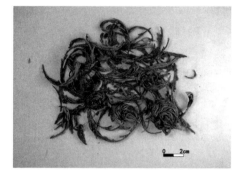

▲ 图 7-33A 卷柏

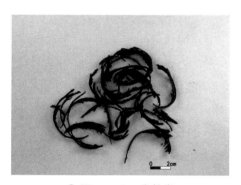

▲ 图 7-33B 卷柏炭

34. 泽兰

【来源】本品为唇形科植物毛叶地瓜儿苗 *Lycopus lucidus* Turcz.var. *hirtus* Regel 的干燥地上部分。栽培或野生。全国大部分地区均产。夏、秋季茎叶茂盛时采割，晒干。以身干、质嫩、叶多、色绿、不破碎者为佳。

【炮制方法】去净杂质及根，喷淋清水，稍润，切小段，干燥。

【成品性状】本品为茎、叶、花的混合物，呈段状。茎呈方柱状，四面均有浅纵沟，直径 0.2~0.6 cm，表面黄绿色或带紫，节处有白色毛茸，质脆，切断面黄白色，髓部中空。

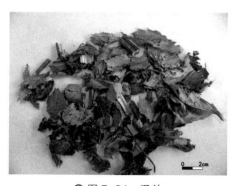

▲ 图 7-34 泽兰

叶皱缩，破碎，上表面黑绿色，下表面灰绿色，两面均有短毛，边缘有锯齿。花黄褐色。气微，味淡（图7-34）。

35. 荆芥

【来源】本品为唇形科植物荆芥 *Schizonepeta tenuifolia* Briq. 的干燥地上部分。栽培或野生。主产于江苏、浙江、江西、河北、湖北、湖南等地。夏、秋季花开到顶，穗绿色时采割，除去杂质，晒干。以身干、色黄绿、茎细、穗多、香气浓、无泥沙杂质者为佳。

【炮制方法】

荆芥 除去残根及杂质，抢水洗净，稍润，切段，干燥。

炒荆芥 将荆芥段置热锅内，文火炒至表面颜色加深，略有焦斑，取出，放凉。

荆芥炭 将净荆芥段置热锅内，中火炒至表面呈黑褐色、内部呈褐色时，喷淋清水少许，灭尽火星，取出，及时摊晾，凉透。

【成品性状】

荆芥（图7-35A） 为茎、叶、花穗的混合物，呈段状。茎呈方柱状，直径 0.2~0.4 cm，表面淡黄绿色或淡紫红色，被短柔毛，质脆，切断面黄白色。叶片皱缩卷曲，多已脱落。花穗淡棕色或黄绿色，被短柔毛。气芳香，味微涩而辛凉。

炒荆芥（图7-35B） 形如荆芥段，表面深黄色，偶见焦斑，味苦而辛香。

荆芥炭（图7-35C） 形如荆芥段，表面呈焦黑色，内部呈褐色，味苦而稍辛香。

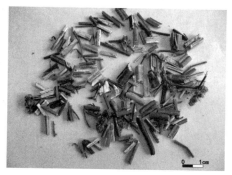

⊙ 图 7-35A 荆芥

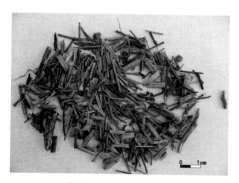

⊙ 图 7-35B 炒荆芥

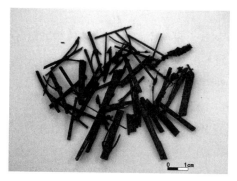

⊙ 图 7-35C 荆芥炭

36. 荆芥穗

【来源】本品为唇形科植物荆芥 *Schizonepeta tenuisfolia* Briq. 的干燥花穗。栽培或野生。主产于江苏、浙江、江西、河北、湖北、湖南等地。夏、秋季花开到顶，穗绿色时采割，除去杂质，干燥。以身干、色黄绿、穗多、香气浓、无泥沙杂质者为佳。

【炮制方法】

荆芥穗 摘取荆芥花穗，筛去灰屑。

炒荆芥穗 将净荆芥穗段置热锅内，文火炒至表面颜色加深，略有焦斑，取出，放凉。

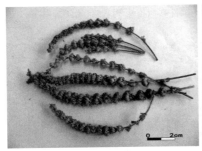

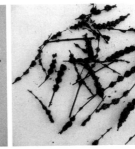

△ 图 7-36A　荆芥穗　　　△ 图 7-36B　炒荆芥穗　　　△ 图 7-36C　荆芥穗炭

荆芥穗炭　将净荆芥穗段置热锅内，中火炒至表面呈焦黑或焦褐色、内部呈褐色时，喷淋清水少许，灭尽火星，取出，及时摊晾，凉透。

【成品性状】

荆芥穗（图 7-36A）　为不规则的段状，直径 0.5~0.7 cm。花冠多脱落，宿萼钟状，前端 5 齿裂，淡棕色或黄绿色，被短柔毛，气芳香，味微涩而辛凉。

炒荆芥穗（图 7-36B）　形如荆芥穗，表面深黄色，偶见焦斑，味苦而辛香。

荆芥穗炭（图 7-36C）　形如荆芥穗，表面黑褐或焦褐色，内部焦黄色，味苦而辛香。

37. 茵陈

【来源】本品为菊科植物滨蒿 *Artemisia scoparia* Waldst. et Kit. 或茵陈蒿 *Artemisia capillaris* Thunb. 的干燥幼苗。野生或种植。主产于陕西、山西、安徽等地。春季幼苗高 6~10 cm 时采收，除去老茎及杂质，干燥。以质嫩、绵软、色灰白、无泥沙杂质、香气浓者为佳。

【炮制方法】除去残根、老茎及杂质，搓碎，筛去灰屑。

【成品性状】本品呈松散的团状，灰白色或灰绿色，全体密被白色绒毛，绵软如绒。气清香，味微苦（图 7-37）。

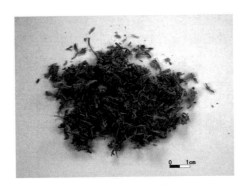

△ 图 7-37　茵陈

38. 香薷

【来源】本品为唇形科植物石香薷 *Mosla chinensis* Maxim. 或江香薷 *Mosla chinensis* 'jiangxiangru' 的干燥地上部分。野生或栽培。主产于江西、河南、陕西、江苏、浙江、云南、四川等地。前者习称"青香薷"，后者习称"江香薷"。夏季叶茂盛、花初开时采割，除去杂质，阴干。以枝嫩、穗多、茎色淡紫、叶色绿、无泥沙杂质、香气浓烈者为佳。

【炮制方法】除去残根及杂质，抢水洗净，切段，阴干。

【成品性状】本品为茎、叶、花的混合物，呈段状。茎呈方柱状或近圆柱状，直径 0.1~0.2 cm，表面紫棕色至黄绿色，有节。叶多皱缩或脱落，黄绿色或暗绿色。穗状花序，花萼钟状，淡紫红色或灰绿色。气清香而浓，味辛而微凉（图 7-38）。

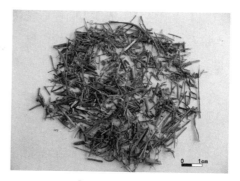

◎ 图 7-38　香薷

39. 穿心莲

【来源】本品为爵床科植物穿心莲 *Andrographis paniculata*（Burm. f.）Nees 的干燥地上部分。栽培或野生。主产于广东、福建等地。秋初茎叶茂盛时采割，晒干。

【炮制方法】除去杂质，洗净，稍润，切段，干燥。

【成品性状】本品为茎、叶的混合物，呈段片状。茎呈方柱状，节稍膨大，质脆。叶片皱缩，全缘或波状，上表面绿色，下表面灰绿色，两面光滑。气微，味极苦（图 7-39）。

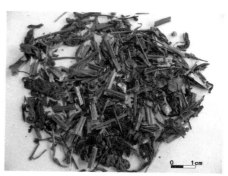

◎ 图 7-39　穿心莲

40. 绞股蓝

【来源】本品为葫芦科植物绞股蓝 *Gynostemma pentaphyllum*（Thunb.）Makino 和多种同属植物的干燥地上部分。主产于陕西、甘肃等地。秋季开花期采集，晒干。

【炮制方法】除去杂质，洗净，稍润，切段，干燥。

【成品性状】本品呈皱缩状。茎细长，类圆柱形，表面灰棕色至暗棕色，有的绿褐色，具纵沟纹。卷须先端 2 裂或不分裂。叶互生，具长柄，多破碎，完整者通常由 5 小叶组成鸟趾状复叶，有时为 3 片或 7 片，小叶片卵状长圆形或长圆形披针形，中央一枚较大，具小叶柄，背面叶脉有短毛花黄绿色，花冠裂片披针形。味甜，微苦（图 7-40）。

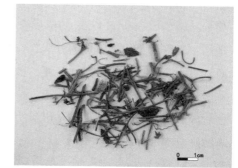

◎ 图 7-40　绞股蓝

41. 荷梗

【来源】本品为睡莲科植物莲 *Nelumbo nucifera* Gaertn. 的干燥叶柄或花柄。均系栽培。主产于湖南、福建、江苏等地。秋季采收，晒干。以身干、条长、茎粗、棕黄色、无泥土杂质者为佳。

【炮制方法】除去杂质，洗净，稍润，切段，干燥。

【成品性状】本品为圆柱形段状，表面淡棕黄色，有抽沟纹及刺状突起，切断面淡粉白色，可见数个大小不等的孔道。质脆，易折断。气微，味淡（图7-41）。

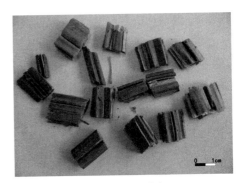

△ 图 7-41 荷梗

42. 鸭跖草

【来源】本品为鸭跖草科植物鸭跖草 *Commelina communis* L. 的干燥地上部分。野生或种植。全国大部分地区均产。夏、秋季采收，洗净，晒干或鲜用。以身干、色绿、无根、无杂质者为佳。

【炮制方法】除去杂质及泥土，抢水洗净，稍润，切段，干燥。

【成品性状】本品为茎、叶、花的混合物，呈段状。有纵棱，节稍膨大，质柔软，切断面有髓。叶互生，完整叶片呈卵状披针形，全缘，叶脉平行，花多脱落，总苞佛焰苞状，心形，花瓣皱缩，蓝色。气微，味淡（图7-42）。

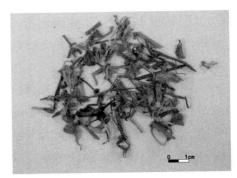

△ 图 7-42 鸭跖草

43. 透骨草

【来源】本品为大戟科植物地构叶 *Speranskia tuberculata*（Bge.）Baill. 的干燥地上部分，或紫葳科植物角蒿 *Incarvillea sinensis* Lam. 的干燥全草。前者习称"珍珠透骨草"，后者习称"羊角透骨草"。野生或种植。主产于河南、山西、吉林、山东等地。夏、秋季果实近成熟时采收，除去杂质及泥土，晒干。珍珠透骨草以色绿、枝嫩、带有珍珠状果实者为佳；羊角透骨草以身干、色黄绿、叶多不碎、无杂质者为佳。

【炮制方法】除去残根及杂质，洗净，稍润，切段，干燥。

【成品性状】透骨草均为茎、叶、花、果的混合物，呈段片状。

珍珠透骨草（图7-43A） 呈圆柱状，微有棱，表面浅绿色或灰绿色，被白色柔毛，质脆，切断面黄白色。叶片多卷曲皱缩而破碎，灰绿色。总状花序或果序，蒴果三角状扁圆形。气微，味淡而后苦。

羊角透骨草（图7-43B） 茎呈圆柱状，表面淡绿色至

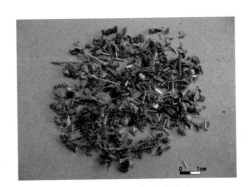

△ 图 7-43A 珍珠透骨草

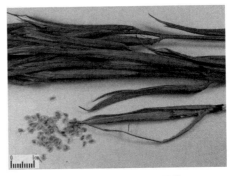

△ 图 7-43B 羊角透骨草

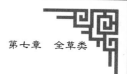

黄绿色，略具纵纹或细棱，光滑，切断面黄白色，髓白色。叶多破碎或脱落。果实呈羊角状，种子扁平。气微，味淡。

44. 益母草

【来源】本品为唇形科植物益母草 *Leonurus japonicus* Houtt. 的干燥地上部分。野生或栽培。全国各地均产。夏季茎叶茂盛，花初开时采割，干燥，或切段后干燥。以茎细、枝嫩、叶多、色绿、无杂质者为佳。

【炮制方法】

益母草　除去杂质，切去残根，洗净，润透，切段，干燥。

益母草炭　将净益母草段置热锅内，中火炒至表面呈焦褐色、内部呈褐色时，喷淋清水少许，灭尽火星，取出，及时摊晾，凉透。

【成品性状】

益母草（图 7-44A）　为茎、叶、花的混合物，呈段状。茎呈方柱状，四面凹下成纵沟，直径 0.3~0.9 cm，表面灰绿色或黄绿色，质轻而韧，切断面中心有髓，白色。叶多脱落、皱缩或破碎，上表面深绿色，下表面色较浅，两面均有细毛茸。花淡紫色。气微，味微苦。

益母草炭（图 7-44B）　形如益母草段，表面呈焦黑色，内部呈褐色，味苦而稍辛香。

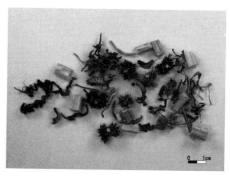

▲ 图 7-44A　益母草

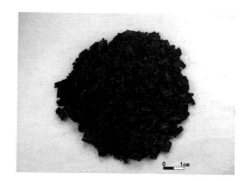

▲ 图 7-44B　益母草炭

45. 浮萍

【来源】本品为浮萍科植物紫萍 *Spirodela polyrrhiza*（L.）Schleid. 的干燥全草。野生或种植。全国各地均产。6~9 月采收，自水中捞出后，洗净，除去杂质，干燥。以身干、叶状体上绿下紫、无泥沙杂质者为佳。

【炮制方法】除去杂质，筛去泥沙，洗净，干燥。

【成品性状】本品呈卵形或卵圆形的扁平鳞片状，直径 0.2~0.5 cm。上表面淡绿色或灰绿色，有光泽，下表面紫棕色，有 3~6 条须根。质轻松，手捻易碎。气微，味淡（图 7-45）。

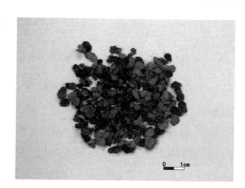

▲ 图 7-45　浮萍

46. 甜地丁

【来源】本品为豆科植物米口袋 *Gueldenstaedtia verna* （Georgi）A. Bor. 的干燥全草。野生或种植。主产于黑龙江、吉林、辽宁、内蒙古、山西、河南、山东、安徽、江苏、湖北等地。春、夏季采挖，除去杂质，晒干。以根粗壮而长、叶绿、无杂质者为佳。

【炮制方法】除去杂质，洗净，稍润，切段，干燥。

【成品性状】本品为根、叶、花、果的混合物，呈段状。根呈圆柱状，表面红棕色或淡黄棕色，有纵皱纹。质硬，切断面有放射状纹理，边缘乳白色，绒毛状，中央浅黄色。茎细，灰绿色，有毛茸。叶多皱缩或破碎，灰绿色，被白色柔毛。花紫色，花冠呈蝶形。荚果圆筒状，种子细小，黑绿色。气微，味淡、微甜，嚼之有豆腥味（图7-46）。

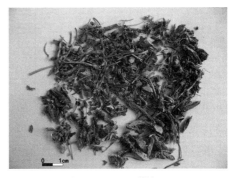

◎ 图 7-46　甜地丁

47. 猫眼草

【来源】本品为大戟科植物猫眼草 *Euphorbia lunulata* Bge. 的干燥地上部分。野生或种植。主产于河北、内蒙古、山西、辽宁等地。夏、秋季采收，除去杂质，晒干。以身干、叶多、无根、无杂质者为佳。

【炮制方法】除去杂质，洗净，稍润，切段，干燥。

【成品性状】本品为茎、叶、花、果的混合物，呈段状。茎呈圆柱状，表面黄绿色或红色，有纵纹，质脆，切断面白色。叶片多皱缩破碎，绿色或黄绿色。多歧聚伞花序。蒴果呈三棱状卵圆形，黄色。气特异，味淡（图7-47）。

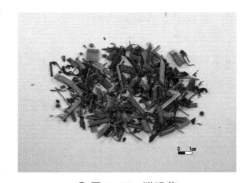

◎ 图 7-47　猫眼草

48. 麻黄

【来源】本品为麻黄科植物草麻黄 *Ephedra sinica* Stapf、中麻黄 *Ephedra intermedia* Schrenk et C. A. Mey. 或木贼麻黄 *Ephedra equisetina* Bge. 的干燥草质茎。野生或种植。主产于内蒙古、辽宁、河北、山西、陕西、甘肃等地。秋季采割绿色的草质茎，干燥。以淡绿或黄绿色、内心红棕色、手拉不脱节、味苦涩者为佳。

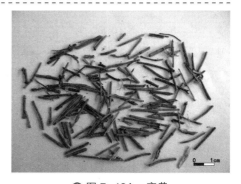

◎ 图 7-48A　麻黄

【炮制方法】

麻黄　除去杂质，木质茎及残根，切段或洗净，微润后切段，干燥。

蜜麻黄　将炼蜜用适量开水稀释后，加入麻黄段中拌匀，闷润，置热锅内，文火炒至深黄色、不粘手时取出，摊晾，凉透后及时收藏。每 100 kg 麻黄段，用炼蜜 20 kg。

【成品性状】

麻黄（图 7-48A）　呈细圆柱形的小段状，直径 0.1~0.3 cm。表面淡绿色至黄绿色，有细纵棱线，粗糙，有的有节，节上有细小鳞叶。体轻，质脆，切断面中心显红棕色，周边绿黄色。气微香，味涩、微苦。

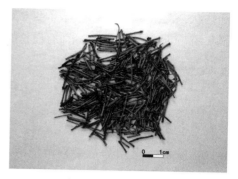
● 图 7-48B　蜜麻黄

蜜麻黄（图 7-48B）　形如麻黄段，表面呈深黄色，微显光泽，具蜜香气，味微甜。

49. 鹿衔草

【来源】本品为鹿蹄草科植物鹿蹄草 *Pyrola calliantha* H. Andres 或普通鹿蹄草 *Pyrola decorata* H. Andres 的干燥全草。野生或种植。主产于浙江、安徽、贵州、陕西等地。全年均可采挖，除去杂质，晒至叶片较软时，堆置至叶片变成紫褐色，干燥。以身干、叶多、紫红色或紫褐色、无杂质者为佳。

【炮制方法】除去杂质，洗净，稍润，切段，干燥。

【成品性状】本品为根茎、叶、花、果的混合物，呈段片状。根茎呈圆柱状，稍具棱条，棱间有细纵皱纹，红棕色或紫棕色，微有光泽。叶呈片状，暗绿色或紫褐色，上表面沿脉常有白色斑纹，下表面具白粉。总状花序，小花棕色或棕褐色。蒴果扁球形。气微，味淡、微苦（图 7-49）。

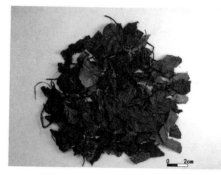
● 图 7-49　鹿衔草

50. 萹蓄

【来源】本品为蓼科植物萹蓄 *Polygonum aviculare* L. 的干燥地上部分。野生或种植。全国大部分地区均产。夏季花开前叶茂盛时采收，除去根及杂质，干燥。以身干、质嫩、叶多、色灰绿、无杂质者为佳。

【炮制方法】除去残根及杂质，抢水洗净，稍润，切段，干燥。

【成品性状】本品为茎、叶的混合物，呈段状。茎呈扁

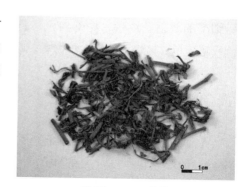

● 图 7-50　萹蓄

圆柱状，直径 0.2~0.3 cm，表面红棕色或灰绿色，有细密微突起的纵纹，节部稍膨大，有浅棕色薄膜状的托叶鞘。质硬，切断面有白色的髓部。叶片多脱落或皱缩，两面均呈棕绿色或灰绿色。气微，味微苦（图 7-50）。

51. 紫花地丁

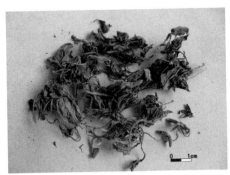

▲ 图 7-51　紫花地丁

【来源】本品为堇菜科植物紫花地丁 *Viola yedoensis* Makino 的干燥全草。主要分布在辽宁、河南、河北、山东、安徽等地。春、秋二季采收，除去杂质，晒干。以叶绿、无杂质者为佳。

【炮制方法】除去杂质，洗净，稍润，切段，干燥。

【成品性状】本品多皱缩成团。主根长圆锥形，直径 0.1~0.3 cm；淡黄棕色，有细纵皱纹。叶基生，灰绿色，展平后叶片呈披针形或卵状披针形，长 1.5~6.0 cm，宽 1~2 cm；前端钝，基部截形或稍心形，边缘具钝锯齿，两面有毛；叶柄细，上部具明显狭翅。花茎纤细；花瓣 5 片，紫堇色或淡棕色；花距细管状。蒴果椭圆形或 3 裂，种子多数，淡棕色。气微，味微苦而稍黏（图 7-51）。

52. 紫苏梗

【来源】本品为唇形科植物紫苏 *Perilla frutescens*（L.）Britt. 的干燥茎。均系栽培。主产于湖北、河南、四川、江苏、广西、山东、广东、浙江、河北、山西等地。秋季果实成熟后采割，除去杂质，晒干。以身干、外皮色紫棕、有香气者为佳。

【炮制方法】除去杂质，洗净，稍浸，润透，切厚片，干燥。

【成品性状】本品为斜长方形的厚片，断面黄白色，有细密的放射状纹理，髓部白色，疏松或脱落；周边紫棕色或暗紫色。体轻，质硬。气微香，味淡（图 7-52A，B）。

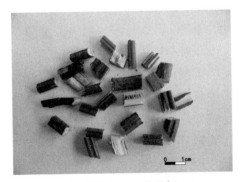

▲ 图 7-52A　紫苏梗

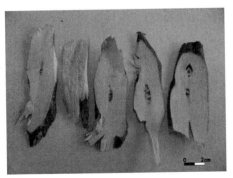

▲ 图 7-52B　紫苏梗（老梗）

53. 蛤蟆草

【来源】本品为唇形科植物荠苎 *Mosla grosseserrate* Maxim. 的干燥全草。野生或种植。全国大部分地区均产。夏季开花结果时采收，拔取全草，干燥。以身干、茎叶齐整、无杂质者为佳。

【炮制方法】除去残根及杂质，洗净，稍润，切段，干燥。

【成品性状】本品为茎、叶的混合物，呈段片状。茎呈方柱状，表面灰绿色或黄绿色，具短柔毛，切断面有白色的髓。叶呈片状，多皱缩、卷曲、破碎，表面绿色或略带紫晕，具明显皱纹。气特异，味苦、涩（图7-53）。

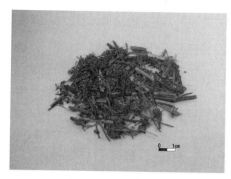

△ 图 7-53　蛤蟆草

54. 锁阳

【来源】本品为锁阳科植物锁阳 *Cynomorium songaricum* Rupr. 的干燥肉质茎。野生或种植。主产于内蒙古、新疆、甘肃等地。春季采挖，除去花序，切段，干燥。以条粗壮、体重、质硬、断面显油润者为佳。

【炮制方法】

锁阳　除去杂质，洗净，润透，切薄片，干燥。

酒锁阳　将净锁阳片与黄酒拌和均匀，装入密闭容器内，密封，隔水加热，炖透至呈黑色时，凉后取出，晒至外皮微干，再将余汁拌入，吸尽，干燥；或置蒸制容器内，蒸透，至呈黑色时，取出，干燥。每100 kg锁阳片，用黄酒30 kg。

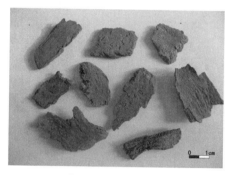

△ 图 7-54A　锁阳

【成品性状】

锁阳（图7-54A）　为不规则或类圆形的薄片，直径1.5~5.0 cm，断面浅棕色或棕褐色，较平坦，角质样，散有黄色三角状维管束；周边棕色或棕褐色，粗糙，具明显纵沟，质坚实。气微，味甜而涩。

酒锁阳（图7-54B）　形如锁阳片，片面呈黑色，有酒气。

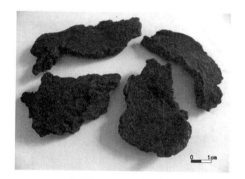

△ 图 7-54B　酒锁阳

55. 鹅不食草

【来源】本品为菊科植物鹅不食草 *Centipeda minima*（L.）A. Br. et Aschers. 的干燥全草。野生或种植。主产于湖北、浙江、江苏、广东等地。夏、秋季花开时采收，洗去泥沙，干燥。以身干、色灰绿、无杂质、刺激性气味强者为佳。

【炮制方法】去净杂质，筛去泥沙，切短段。

【成品性状】本品为根、茎、叶、花的混合物，呈段状。须根纤细，淡黄色；茎细，直径0.02~0.25 cm，质脆，切断

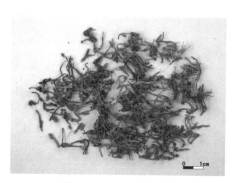

△ 图 7-55　鹅不食草

面黄白色；叶小，多已破碎，边缘有疏齿；头状花序，黄色或黄褐色。气微香，久嗅有刺激感，味苦、微辛（图7-55）。

56. 蒲公英

【来源】本品为菊科植物蒲公英 *Taraxacum mongolicum* Hand.-Mazz.、碱地蒲公英 *Taraxacum borealisinense* Kitam. 或同属数种植物的干燥全草。野生或种植。全国各地均产。春至秋季花初开时采挖，除去杂质，洗净，晒干。以身干、叶多、色灰绿、根长、无泥土杂质者为佳。

【炮制方法】除去杂质，抢水洗净，沥去水，稍润，切段，干燥。

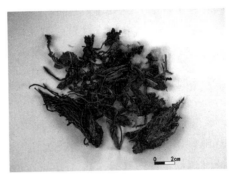

○ 图 7-56　蒲公英

【成品性状】本品为根、茎、叶、花的混合物，呈段片状。根多呈弯曲的圆柱状，表面棕褐色，抽皱。叶呈片状，多皱缩或破碎，暗灰绿色或绿褐色。花茎呈圆柱状，中空。头状花序，花冠黄褐色或淡黄色。瘦果长椭圆形。气微、味微苦（图7-56）。

57. 零陵香

【来源】本品为报春花科植物灵香草 *Lysimachia foenum-graecum* Hance. 的干燥全草。野生或种植。主产于广西等地。夏季茎叶茂盛时采收，连根挖起，除去泥土，干燥。以身干、茎叶细嫩、灰绿色、香气浓、无泥沙者为佳。

【炮制方法】去净杂质，切段，筛去灰屑。

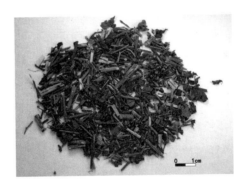

○ 图 7-57　零陵香

【成品性状】本品为根、茎、叶的混合物，呈片段状，须根细，棕黑色。茎多呈扭曲的方柱状，表面灰绿色至紫棕绿色，具纵深沟；质脆，切断面三角形，类黄白色。叶呈片状，多皱缩，类纸质，绿色或浅绿色，气芳香浓郁，味微苦（图7-57）。

58. 鼠曲草

【来源】本品为菊科植物鼠曲草 *Gnaphalium affine* D. Don 的干燥全草。野生或种植。主产于江苏、浙江等地。春、夏季花开时采收，除去杂质及根，干燥。以色灰白、叶及花多者为佳。

【炮制方法】除去杂质及残根，抢水洗净，切段，干燥。

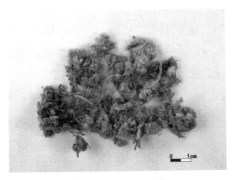

○ 图 7-58　鼠曲草

【成品性状】本品为茎、叶、花的混合物，呈段状。茎细柱状，灰白色，密被绒毛，质较柔软。叶片灰绿色，皱缩卷曲，两面密被灰白色绒毛。头状花序，金黄色或棕黄色。气微、味微甜（图7-58）。

59. 豨莶草

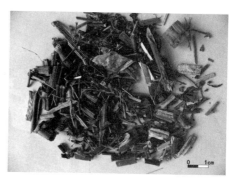

△ 图7-59　豨莶草

【来源】本品为菊科植物豨莶 *Siegesbeckia orientalis* L.、腺梗豨莶 *Siegesbeckia pubescens* Makino 或毛梗豨莶 *Siegesbeckia glabrescens* Makino 的干燥地上部分。野生或种植。主产于我国中部及北部。夏、秋季花开前及花期均可采割，除去杂质，干燥。以身干、叶多、枝嫩、色深绿者为佳。

【炮制方法】除去杂质，先抖下叶另放，将梗洗净，润透后再与叶一起切段，干燥。

【成品性状】本品为茎、叶、花的混合物，呈段片状。茎略呈方柱状，直径 0.5~1.5 cm，表面灰绿色、黄棕色或紫棕色，有纵沟及细纵纹，被灰白色柔毛，有的具略膨大的节；质脆，切断面黄白色或带绿色，髓部类白色，中空。叶呈片状，多皱缩卷曲，两面皆有白色柔毛。头状花序黄色（图7-59）。

60. 墨旱莲

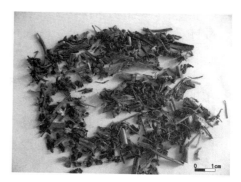

△ 图7-60　墨旱莲

【来源】本品为菊科植物鳢肠 *Eclipta prostrata* L. 的干燥地上部分。野生或种植。主产于江苏、湖北等地。夏、秋季当茎叶茂盛花开时割取地上部分，除去杂质，晒干。以身干、色墨绿、叶多、无泥沙杂质者为佳。

【炮制方法】除去残根、泥沙及杂质，洗净，稍润，切段，干燥。

【成品性状】本品为茎、叶、花的混合物，呈段状。茎呈圆柱状，有纵棱，直径 0.2~0.5 cm，表面绿褐色或墨绿色，切断面黄白色，中央有白色疏松的髓，或中空。叶多卷曲或破碎，墨绿色。头状花序，总苞片黄绿色或棕褐色，花冠多脱落。气微，味微咸（图7-60）。

61. 薄荷

【来源】本品为唇形科植物薄荷 *Mentha haplocalyx* Briq. 的干燥地上部分。均系栽培。主产于江苏、浙江、江西等地。夏、秋季茎叶茂盛或花开至三轮时，选晴天，分

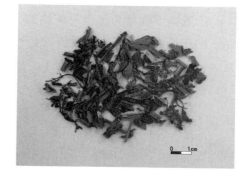

△ 图7-61A　薄荷

次采割，晒干或阴干。以身干、无根、叶多、色深绿、气味浓者为佳。

【炮制方法】

薄荷　除去老茎及杂质，先抖下叶另放，将茎抢水洗净，稍润，切段，晾干，再与叶掺匀。

蜜薄荷　将炼蜜用适量开水稀释后，加入净薄荷段中拌匀，闷润，置热锅内，文火炒至深黄色、不粘手时取出，摊晾，凉透后及时收藏。每 100 kg 薄荷段，用炼蜜 20 kg。

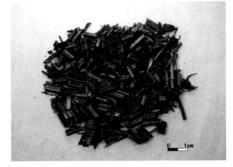
△ 图 7-61B　蜜薄荷

【成品性状】

薄荷（图 7-61A）　本品为茎、叶、花的混合物，呈段状。茎呈方柱状，直径 0.2~0.4 cm，表面紫棕色或淡绿色，棱角处被毛茸，质脆，切断面白色，髓部中空。叶皱缩，破碎，深绿色或灰绿色；轮伞花序腋生，花冠淡紫色。有特殊清凉香气，味辛凉。

蜜薄荷（图 9-61B）　形如薄荷，表面呈深黄色，微显光泽，具蜜香气，味微甜。

62. 瞿麦

【来源】本品为石竹科植物瞿麦 *Dianthus superbus* L. 或石竹 *Dianthus chinensis* L. 的干燥地上部分。栽培或野生。主产于河北、辽宁、江苏等地。夏、秋季花果期采割，除去杂质，干燥。以身干、色黄绿、穗及叶多、无残根须、花未开放、无杂质者为佳。

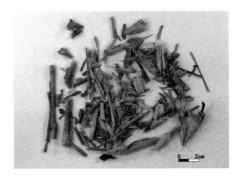
△ 图 7-62　瞿麦

【炮制方法】除去杂质及残根，洗净，润透，切段，干燥。

【成品性状】本品为茎、叶、花、果的混合物，呈段片状。茎呈圆柱状，表面浅绿色或黄绿色，光滑，有膨大的节，质坚脆，切断面中空。叶呈片状，多皱缩，浅绿色。花萼筒状，黄绿色，花瓣皱缩，棕紫色或棕黄色，蒴果长筒形。气微，味淡（图 7-62）。

63. 翻白草

【来源】本品为蔷薇科植物翻白草 *Potentilla discolor* Bge. 的干燥全草。野生或种植。主产于河北、安徽等地。夏、秋季花开前采挖，除去杂质，干燥。以身干、根肥大、叶色灰绿者为佳。

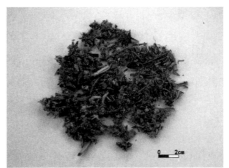
△ 图 7-63　翻白草

【炮制方法】除去杂质，洗净，稍润，切段，干燥。

【成品性状】本品为根、茎、叶的混合物，呈段状。根呈圆柱状，直径 0.4~1.0 cm，表面黄棕色或暗红棕色，质硬而脆，切断面黄白色。无明显的茎。叶多皱缩卷曲，上表面暗绿色，下表面密生白色绒毛。气微，味甘、微涩（图 7-63）。

第 八 章

菌类、藻类

1. 马勃

【来源】本品为灰包科真菌脱皮马勃 *Lasiosphaera fenzlii* Reich.、大马勃 *Calvatia gigantea*（Batsch ex Pers.）Lloyd 或紫色马勃 *Calvatia lilacina*（Mont. et Berk.）Lloyd 的干燥子实体。野生或种植。主产于内蒙古、甘肃、吉林、辽宁、贵州、安徽、山东等地。夏、秋季子实体成熟时及时采收，除去泥沙，干燥。以个大、皮薄、饱满、松泡有弹性者为佳。

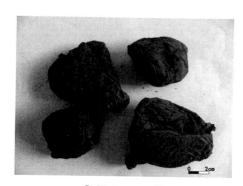

△ 图 8-1　马勃

【炮制方法】去净杂质，剥去硬皮，剪成小块。

【成品性状】本品呈类方形或不规则的小块状。灰褐色、浅青褐色或紫褐色，质松泡，有弹性，用手撕之，内有灰褐色棉絮状的丝状物，触之则孢子呈尘土样飞扬，手捻有细腻感。气似尘土，无味（图 8-1）。

2. 冬虫夏草

【来源】本品为麦角菌科真菌冬虫夏草菌 *Cordyceps sinensis*（Berk.）Sacc. 寄生在蝙蝠蛾科昆虫幼虫上的子座及幼虫尸体的复合体。多系野生。主产于青海、西藏、云南、四川等地。夏初子座出土、孢子未发散时采挖，晒至六七成干，除去似纤维状的附着物及杂质，晒干或低温干燥。以丰满肥厚、色黄亮、断面黄白色、菌座短小者为佳。

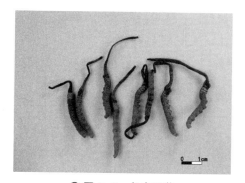

△ 图 8-2　冬虫夏草

【炮制方法】去净杂质，筛去灰屑。

【成品性状】本品由虫体及从虫头部长出的真菌子座相连而成。虫体似蚕，长 3~5 cm，直径 0.3~0.8 cm；表面深黄色至黄棕色，头部红棕色，足 8 对，中部 4 对较明显。质脆，易折断。断面略平坦，淡黄白色。子座细长圆柱形，长 4~7 cm，直径约 0.3 cm；表面深棕色至棕褐色，有细纵皱纹，上部稍膨大，质柔韧，断面类白色。气微腥，味微苦（图 8-2）。

3. 灵芝

【来源】本品为多孔菌科植物赤芝 Ganoderma lucidum（Leyss. ex Fr.）Karst. 或紫芝 Ganoderma sinense Zhao, Xu et Zhang 的干燥子实体。培植或野生。全年均可采收，去净杂质，剪除附有朽木、泥沙或培养基质的下端菌柄，阴干或 40~50℃烘干。

【炮制方法】除去杂质及木屑，洗净，切片，干燥。

【成品性状】本品菌盖木栓质，半圆形或肾形，直径10~18 cm，厚 1~2 cm，上表面光泽如漆，红褐色、紫黑色或黑色，具环状棱纹和辐射状皱纹；下表面可见白色、浅棕色或锈褐色的菌肉。菌柄侧生，有漆样光泽，红褐色、紫黑色或黑色。孢子褐色，卵形。体轻，质柔韧。气特异，味酸、微苦（图 8-3）。

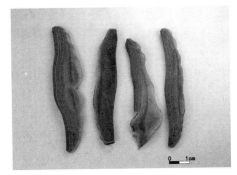

⬤ 图 8-3　灵芝

4. 昆布

【来源】本品为海带科植物海带 Laminaria japonica Aresch. 或翅藻科植物昆布 Ecklonia kurome Okam. 的干燥叶状体。野生或养殖。主产于辽宁、山东、福建等地。夏、秋季采捞，除去杂质，洗净，晒干。以色黑褐、体厚、整齐、无杂质者为佳。

【炮制方法】除去残根及杂质，用宽水漂洗，洗净泥沙，漂净盐分，捞出，晾至半干，切丝干燥。

【成品性状】本品为不规则的宽丝状，长 10~40 cm，黑褐色、绿褐色或黑色，较薄，类革质，质柔滑。气腥，味微咸（图 8-4）。

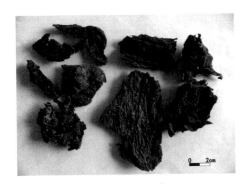

⬤ 图 8-4　昆布

5. 金蝉花

【来源】为麦角菌科真菌大蝉草 Cordyceps cicadae Shing 的分生孢子阶段即蝉棒束孢菌及其寄主山蝉 Cicada flammata Dist. 幼虫的干燥体。主产于浙江、四川、云南、江苏等地。6~8 月间，自土中挖出，去掉泥土，晒干。以具孢梗束、个大、完整、肉白、气香为佳。

【炮制方法】除去泥土，干燥。

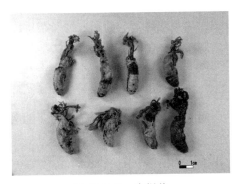

⬤ 图 8-5　金蝉花

【成品性状】带菌的干燥虫体，虫体长椭圆形，微弯曲，长约 3 cm，直径 1.0~1.4 cm，形似蝉蜕，头部有数枚灰黑色或灰白色的孢梗束，长条形或卷曲，或有分支，长 2~5 cm，质脆易断。虫体表面棕黄色，大部为灰白色菌丝所包被，折断后，可见虫体内充满粉白色或类白色松软物质。气微香（图 8-5）。

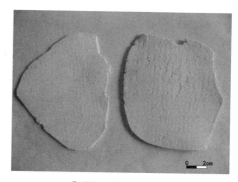

△图 8-6A　茯苓片

6. 茯苓

【来源】本品为多孔菌科真菌茯苓 *Poria cocos*（Schw.）Wolf 的干燥菌核。栽培或野生。主产于安徽、湖北、河南、云南、山东等地。大多于秋季采挖，挖出后除去泥沙，堆置"发汗"后，摊开晾至表面干燥，再"发汗"，反复数次至出现皱纹，内部水分大部散失后，阴干，称为"茯苓个"；或将鲜茯苓按不同部位切制，阴干，分别称为"茯苓皮""茯苓片"或"茯苓块"。以体重坚实、外皮色棕褐、无裂隙、断面色白细腻、嚼之黏性强者为佳。

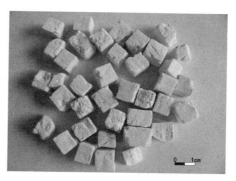

△图 8-6B　茯苓方块

【炮制方法】

茯苓　产地加工成片或块者，筛去灰屑即得；带皮的茯苓个，大小分档，用水稍泡，洗净，润透，用刀剥去外皮（另作茯苓皮药用），切薄片或块，干燥。

朱茯苓　取净茯苓片或块，用清水喷淋，待全部湿润后，少量多次撒入朱砂粉，随撒随拌，至茯苓表面均匀黏着朱砂粉，晾干。每 100 kg 茯苓片或块，用朱砂粉 3 kg。

茯苓皮　除去杂质，筛去灰屑。

【成品性状】

茯苓（图 8-6A，B）　为不规则的类圆形薄片，厚约 0.15 cm，大小不一；或 4~5 cm 扁平方块，或约 1 cm 的立方块（骰子块）。切面白色或类白色。体重，质坚实，富粉性。气微，味淡，嚼之粘牙。

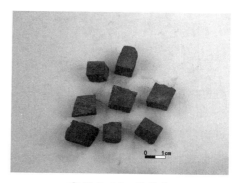

△图 8-6C　朱茯苓

朱茯苓（图 8-6C）　形如茯苓，表面朱红色。

茯苓皮（图 8-6D）　为不规则的带皮薄片，大小不一，外表面棕褐色或黑褐色，内面白色或淡棕色，质地松软，略带弹性。

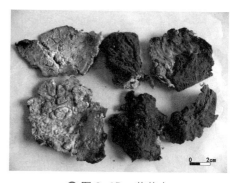

△图 8-6D　茯苓皮

7. 茯神

【来源】本品为多孔菌科真菌茯苓 *Poria cocos*（Schw.）Wolf 菌核中间天然抱有松根（即茯神木）的白色部分。栽培或野生。主产于安徽、湖北、河南、云南等地。大多秋季采挖，除去泥沙，趁鲜削去皮，选取中间抱有松根木心的白色部分，切成正方形片，阴干。以肉厚实、松根小者为佳。

【炮制方法】

茯神 除去杂质。

朱茯神 取净茯神片，用清水喷淋，待全部湿润后，稍闷润，均匀地撒入朱砂粉，随撒随拌，至茯神表面均匀黏着朱砂粉，晾干。每 100 kg 茯神片，用朱砂粉 3 kg。

【成品性状】

茯神（图 8-7A） 为方形片，大小不一，呈白色或灰白色，片面中间或一侧可见切断的棕黄色松根及圈状纹理（年轮）。质坚实，具粉质。气微，味淡。

朱茯神（图 8-7B） 形如茯神，表面朱红色。

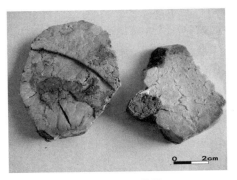
图 8-7A 茯神

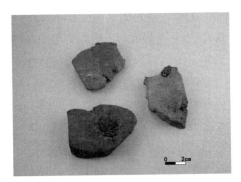
图 8-7B 朱茯神

8. 海藻

【来源】本品为马尾藻科植物海蒿子 *Sargassum pallidum*（Turn.）C. Ag. 或羊栖菜 *Sargassum fusiforme*（Harv.）Setch. 的干燥藻体。前者习称"大叶海藻"，后者习称"小叶海藻"。多系野生。主产于浙江、福建、广东、山东、辽宁等地。夏、秋季采捞，除去杂质，洗净，干燥。以身干、色黑褐、白霜少、无杂质者为佳。

【炮制方法】除去杂质，用宽水漂洗，洗净泥沙及附着物，漂净盐分，捞出，晾至半干，切段，干燥。

【成品性状】

小叶海藻（图 8-8A） 为不规则的细圆柱形扭曲小段，棕黑色或黑褐色，主干粗糙，无刺状突起，叶呈线形，中空成气囊。质较硬。气腥，味微咸。

大叶海藻（图 8-8B） 为不规则的细圆柱状扭曲小段，黑褐色，幼枝和主干可见短小的刺状突起，叶缘偶见锯齿，气囊黑褐色，球形或卵圆形，质脆。气腥，味微咸。

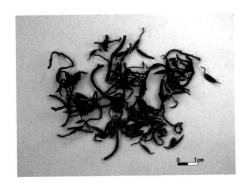
图 8-8A 小叶海藻

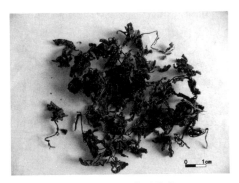
图 8-8B 大叶海藻

9. 猪苓

【来源】本品为多孔菌科真菌猪苓 *Polyporus umbellatus* （Pers.）Fries 的干燥菌核。野生或种植。主产于陕西、河南、山西、河北、四川、云南等地。春、秋季采挖，除去泥沙，干燥。以个大、外皮色黑亮、断面色白、质密、体较重者为佳。

【炮制方法】除去杂质，大小分档，浸泡至四五成透，剔净泥沙，洗净，捞出，润透，切厚片，干燥。

【成品性状】本品为类圆形、长圆形或不规则的厚片，直径 2~6 cm，断面类白色或黄白色，略呈颗粒状。周边皱缩，呈不规则凹凸不平的瘤状突起，黑色、灰黑色或棕黑色。体轻，质硬而韧。气微，味淡（图 8-9）。

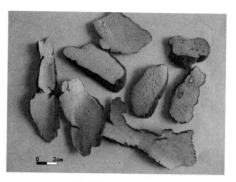

⬤ 图 8-9　猪苓

10. 雷丸

【来源】本品为白蘑科真菌雷丸 *Omphalia lapidescens* Schroet. 的干燥菌核。野生或种植。主产于四川、贵州、云南、广西等地。秋季采挖，洗净，干燥。以个大、坚实、外紫褐色、内白色、粉状者为佳。

【炮制方法】除去杂质，洗净，晒干，粉碎；或大小分档，洗净，略浸，润软，切薄片，晒干。

【成品性状】本品为类圆形、椭圆形或不规则形，直径 1~3 cm，外皮紫褐色，断面白色或灰黄色，有的带有黄棕色大理石样纹理。嚼之有颗粒感，微带黏性，久嚼无渣。气微，味微苦（图 8-10）。

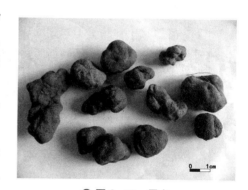

⬤ 图 8-10　雷丸

第九章 树脂类

1. 血竭

【来源】本品为棕榈科植物麒麟竭 *Daemonorops draco* Bl. 果实中渗出的树脂。野生或栽培。主产于马来西亚、印度尼西亚、伊朗等地，我国广东、台湾亦有种植。以外表色黑如铁、研末红如血、燃之其烟呛鼻者为佳。

【炮制方法】刷去灰尘，敲成小块，或于冬季干燥天气，放在石灰坛内使其干燥，取出，趁脆研成细粉。

【成品性状】本品呈不规则的碎块状或细粉。碎块呈赤褐色或紫褐色，有光泽，质硬而脆。粉末为鲜艳的深红色，在水中不溶，在热水中软化。气微，味淡，嚼之有沙粒感。（图 9-1A，B）

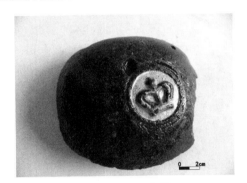

⬢ 图 9-1A　血竭

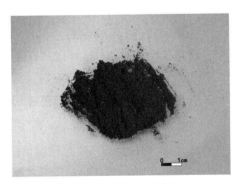

⬢ 图 9-1B　血竭粉

2. 安息香

【来源】本品为安息香植物白花树 *Styrax tonkinensis* (Pierre)Craib ex Hart. 的干燥树脂。野生或栽培。主产于广西、云南、广东等地。夏秋季割裂树干，收集流出的树脂，阴干。以灰褐色、油性大、中央有黄白色颗粒、无杂质者为佳。

【炮制方法】去净杂质，刷净，敲碎如黄豆大小。

【成品性状】本品为不规则的小块，大小不一。外表面浅棕红色，嵌有乳白色颗粒，质坚而脆。断面具乳白色或浅棕红色相间的斑纹，露置空气中，色泽逐渐变成浅棕红色。气芳香，味淡，嚼之有沙粒感（图 9-2）。

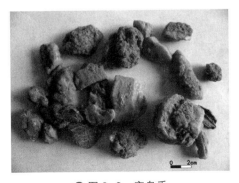

⬢ 图 9-2　安息香

3. 芦荟

【来源】本品为百合科植物库拉索芦荟 *Aloe barbadensis* Miller、好望角芦荟 *Aloe ferox* Miller 及其他同属近缘植物叶的液汁经浓缩的干燥品。库拉索芦荟习称"老芦荟"，好望角芦荟习称"新芦荟"。主产于南美洲、非洲等地。我国南方各省亦有栽培。夏末秋初，将叶自茎部切断，收集流出的液汁，经浓缩、干燥而成。以色黑绿、质脆、有光泽、气味俱浓、熔后无杂质为佳。

【炮制方法】除去杂质，筛去灰屑，剁成小块。

【成品性状】呈不规则块状，常破裂为多角形，大小

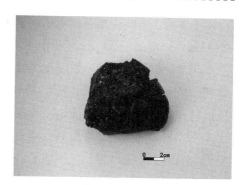

△图9-3　芦荟

不一，表面呈暗红褐色或深褐色，质轻而坚硬，不易破碎，断面粗糙或显麻纹。富吸湿性。遇热不熔化。有特异性臭气，味极苦（图9-3）。

4. 没药

【来源】本品为橄榄科植物地丁树 *Commiphora myrrha* Engl. 或哈地丁树 *Commiphora molmol* Engl. 的干燥树脂。多系野生。主产于非洲索马里、埃塞俄比亚、印度、阿拉伯半岛南部等地。一般于11月至次年2月间采收。多由树皮的裂缝处渗出，也可于切口渗出。初渗出的为黄白色液体，在空气中逐渐变为红棕色硬块。采收后，拣净树皮及其他杂质。以块大、色棕红、香气浓、无杂质者为佳。

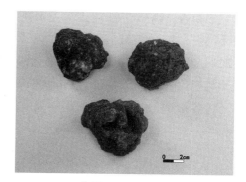

△图9-4A　没药

【炮制方法】

没药　去净杂质，将块大或黏结成团者打碎或剁成碎块。

醋没药　将净没药块大小分档，置锅内，文火炒至表面微熔，随即喷淋米醋，再炒至表面显油亮光泽时取出，放凉。每100 kg 没药块，用米醋5 kg。

【成品性状】

没药（图9-4A）　为颗粒状或不规则的碎块状，红棕色或黄棕色，表面粗糙，附有粉尘。质坚脆，破碎面呈不规则颗粒状，带棕色油样光泽。气微弱而芳香，味苦而微辛。

醋没药（图9-4B）　形如没药，表面黑褐色或棕黑色，有光泽，略有醋气。

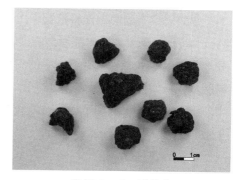

△图9-4B　醋没药

5. 松香

【来源】本品为松科植物油松 *Pinus tabulaeformis* Carr.、马尾松 *Pinus massoniana* Lamb. 或云南松 *Pinus yunnanensis* Franch. 树干中取得的油树脂，经蒸馏除去挥发油后的遗留物。野生或栽培。主产于广东、广西、福建、湖南、江西、浙江、安徽、山东等地。夏季采收，在松树干上用刀挖成 V 形或螺旋纹槽，使边材部的油树脂自伤口流出。收集后加水蒸馏，使松节油流出，剩下的残渣冷却凝固后即为松香。以块整齐、质坚脆、半透明、油性大、气味浓厚者为佳。

【炮制方法】

松香 去净杂质，置铜锅内文火加热熔化，除去木屑等杂质后，倒入水中，候凉，捞出，干燥。

制松香 将葱白煎汁，去渣，加入净松香与适量清水（以淹没松香为度），文火煮至熔化后，倒入冷水中，待凝固后取出，晾干。每 100 kg 松香，用葱白 10 kg。

【成品性状】

松香（图 9-5A） 本品为不规则半透明的块状，大小不一，表面淡黄色，似琥珀，常有一层黄色粉霜。常温时质坚而脆，易碎。断面光亮而透明，似玻璃。加热则软化或熔化。燃烧时产生棕色浓烟，具浓厚的松节油气，味苦。

制松香（图 9-5B） 呈不规则的熔化后块状，乳黄白色，失去玻璃样光泽。味微苦。

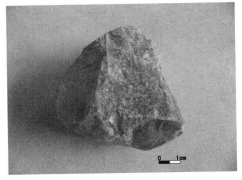

▲ 图 9-5A 松香

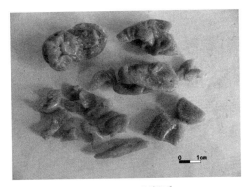

▲ 图 9-5B 制松香

6. 乳香

【来源】本品为橄榄科植物卡氏乳香树 *Boswellia carterii* Birdw. 及同属植物鲍达乳香树 *Boswellia bhaw-dajiana* Birdw. 树皮部渗出的干燥胶树脂。主产于利比亚、苏丹、土耳其、索马里、埃塞俄比亚等地。每年 2~8 月采收，将树干的皮部由下向上切伤，使树脂从伤口渗出，数天后凝成块状，即可从树上采收，干燥。以淡黄色颗粒状、半透明、无沙石树皮等杂质，且粉末粘手、气芳香为佳。

【炮制方法】

乳香 去净杂质，将黏结成团者打碎成颗粒状。

醋乳香 将净乳香大小分档，置锅内，文火炒至表面微熔，随即喷淋米醋，再炒至表面显油亮光泽，取出，放凉。每 100 kg 乳香，用米醋 5 kg。

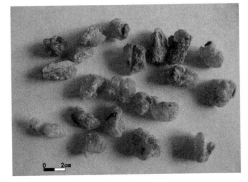

▲ 图 9-6A 乳香

灯心草炒乳香 将净乳香大小分档,置锅内,文火炒至表面出油后,加入灯心草,再炒至乳香发胀,灯心草断丝,取出,放凉。每 100 kg 乳香,用灯心草 5 kg。

【成品性状】

乳香(图 9-6A) 为不规则的乳头状、泪滴状及不规则小颗粒,大者长达 2 cm(乳香珠)或 5 cm(原乳香)。牙白色或黄白色,陈久者则显棕黄色;半透明,外表多被类白色粉尘。质坚脆,碎断面蜡样,无光泽,亦有少数呈玻璃样光泽。气微芳香,味微苦。

醋乳香(图 9-6B) 形如乳香,表面深黄色,显油亮,略有醋气。

灯心草炒乳香(图 9-6C) 形如乳香,表面深黄色,显油亮,略带有灯心草。

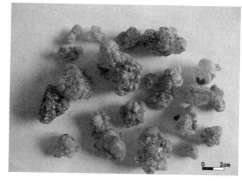

○ 图 9-6B 醋乳香

7. 藤黄

【来源】本品为藤黄科植物藤黄 *Garcinia morella* Desr. 的胶质树脂。野生或栽培。主产于印度、泰国等地。我国南部及西南地区亦产。在植物开花之前,将树干切口,使其渗出浓稠的乳状液,收集后,凝固,晒干。以半透明、红黄色者为佳。

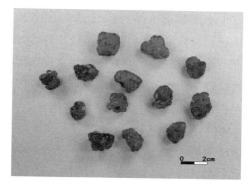

○ 图 9-6C 灯心草炒乳香

【炮制方法】

藤黄 去净杂质,打成小块或研成细粉。

制藤黄 将豆腐块置盘内,中间挖一不透底的槽,放入藤黄碎块,上用豆腐片盖严,置笼屉内,加热蒸 3~4 小时,至藤黄熔化时,取出、放凉,凝固后除去豆腐,干燥。每 100 kg 藤黄块,用豆腐 500 kg。

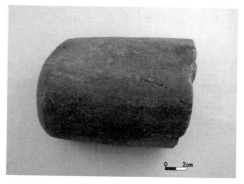

○ 图 9-7A 藤黄

【成品性状】

藤黄(图 9-7A) 呈不规则的碎块状或细粉状,红黄色或橙棕色;碎块外被黄绿色粉霜,有纵条纹,质脆易碎。碎断面平滑,呈贝壳状或有空腔,具黄褐色而带蜡样的光泽。气微,味辛辣(本品有大毒)。

制藤黄(图 9-7B) 呈不规则熔化后的块状,暗黄色。气微,味辛辣。

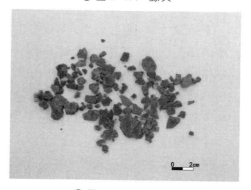

○ 图 9-7B 制藤黄

第十章 动物类

1. 九香虫

【来源】本品为蝽科昆虫九香虫 *Aspongopus chinensis* Dallas 的干燥体。野生或养殖。主产于云南、四川、贵州、广西等地。冬、春季捕捉，置适宜容器内，用酒少许将其闷死，取出阴干，或置沸水中烫死，取出，干燥。以个均匀、色棕褐、油性大、无虫蛀者为佳。

【炮制方法】

九香虫 去净杂质，筛去灰屑。

炒九香虫 将净九香虫置锅内，文火炒至色泽加深时，取出，放凉。

【成品性状】

九香虫（图10-1A） 本品呈六角形扁椭圆形，长0.16~2.00 cm，宽约1 cm。表面棕褐色或棕黑色，略有光泽，腹部棕红色或棕黑色，质脆，折断后腹内有浅棕色的内含物。有特异的腥臭气，味微咸。

炒九香虫（图10-1B） 形如九香虫，色泽加深。

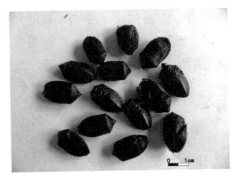

▲图10-1A 九香虫

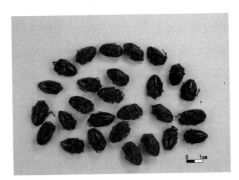

▲图10-1B 炒九香虫

2. 干蟾

【来源】本品为蟾蜍科动物中华大蟾蜍 *Bufo bufo gargarizans* Cantor 或黑眶蟾蜍 *Bufo melanostictus* Schneider 的干燥全体。野生或养殖。主产于山东、河北、江苏、浙江、四川、湖南、湖北、吉林等地。夏、秋季捕捉，除去内脏，用竹片撑开，晒干。以个大、身干、完整者为佳。

【炮制方法】

干蟾 除去杂质及灰屑，剪去头爪，切成小方块。

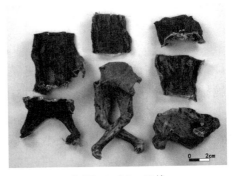

▲图10-2A 干蟾

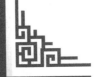

烫干蟾　将净沙子置锅内，武火加热至翻动较滑利时，投入净干蟾块，翻炒至表面微焦、有焦臭气逸出时迅速取出，筛去沙子，放凉。沙子用量，以烫炒时能将干蟾块全部掩埋并剩余部分为宜。

【成品性状】

干蟾（图10-2A）　呈不规则的块状或片状。外表面灰绿色或绿棕色，腹腔内面灰黄色，有的块可见到骨骼及皮膜。气微腥，味辛（本品有毒）。

烫干蟾（图10-2B）　形如干蟾块或片，外表皮鼓起，显焦黄色，内面色泽较深，质轻而脆。

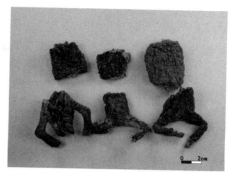

▲ 图10-2B　烫干蟾

3. 土鳖虫

【来源】本品为鳖蠊科昆虫地鳖 *Eupolyphaga sinensis* Walker 或冀地鳖 *Steleophaga plancyi*（Boleny）的雌虫干燥体。野生或养殖。主产于江苏、浙江、河北、山东、湖北等地。夏、秋季捕捉后，置沸水中烫死，晒干或烘干。以完整、色紫褐者为佳。

【炮制方法】

土鳖虫　去净杂质，筛去灰屑。

炒土鳖虫　将净土鳖虫置锅内，文火炒至色泽加深时取出，放凉。

【成品性状】

土鳖虫（图10-3A）　呈扁平卵形。地鳖长1.3~3.0 cm，宽1.2~2.4 cm。前端较窄，后端较宽，背部紫褐色，具光泽。前胸背板发达，盖住头部；腹背板9节，呈覆瓦状排列，腹面红棕色，头部微小，胸部有足3对，具细10节，毛和刺。腹部有横环节。质松脆，易碎。冀地鳖长2.2~3.7 cm，宽1.4~2.5 cm。背部黑棕色，通常在边缘带有淡黄褐色斑块及黑色小点。气腥臭，味微咸。

炒土鳖虫（图10-3B）　形如土鳖虫，色泽加深。

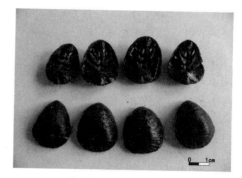

▲ 图10-3A　土鳖虫

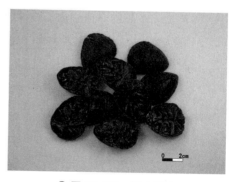

▲ 图10-3B　炒土鳖虫

4. 五灵脂

【来源】本品为鼯鼠科动物复齿鼯鼠 *Trogopterus xanthipes* Milne Edwards. 的干燥粪便。野生或养殖。主产于山西、河北等地。全年均可采收，除去杂质，干燥。根据外形的不同常分为"灵脂块"及"灵脂米"。灵脂块以色黑棕、有油润光泽者为佳；灵脂米以体轻、色黑棕、断面色黄绿者为佳。

【炮制方法】

五灵脂 去净杂质及灰屑，灵脂块还要砸成碎块。

醋五灵脂 将净五灵脂米或碎块置锅内，文火炒热后，均匀喷淋米醋，再翻炒至表面微有光泽时取出，晾干。每100 kg 五灵脂，用米醋 15 kg。

【成品性状】

五灵脂（图 10-4A） 灵脂块呈不规则的碎块状，大小不一。表面褐棕色或灰棕色，凹凸不平，有油润性光泽。黏附的颗粒呈长椭圆形，表面常裂碎，显纤维性，质硬。断面黄棕色或棕褐色，不平坦，气腥臭。灵脂米为长椭圆形颗粒，长 0.5~1.5 cm，直径 0.3~0.6 cm。表面褐棕色或灰棕色，较平滑。体轻，质松，易折断。断面黄绿色或黄褐色，不平坦，纤维性。气微。

醋五灵脂（图 10-4B） 形如灵脂块或灵脂米，表面色泽加深，稍有光泽，质轻、松，略有醋气。

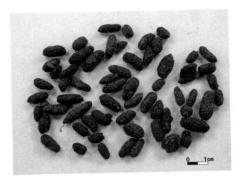

△图 10-4A 五灵脂

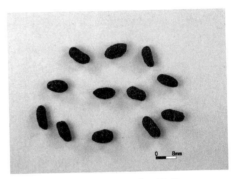

△图 10-4B 醋五灵脂

5. 瓦楞子

【来源】本品为蚶科动物毛蚶 *Arca subcrenata* Lischke、泥蚶 *Arca granosa* Linnaeus 或魁蚶 *Arca inflata* Reeve 的贝壳。野生或养殖。主产于浙江、江苏、山东、广东、辽宁等地。秋、冬季至次春捕捞，洗净，置沸水中略煮，去肉，取壳，晾干。以个均匀、洁净、无残肉、无沙土者为佳。

【炮制方法】

瓦楞子 除去杂质，洗净，捞出，晒干，用时碾成小碎块。

煅瓦楞子 将洗净的瓦楞子，置耐火容器内，置无烟的炉火中，煅烧至显微红时取出，放凉，用时碾成碎粒状。

【成品性状】

瓦楞子（毛蚶）（图 10-5A） 略呈三角形或扇形，长4~5 cm，高 3~4 cm。壳外面隆起，有棕褐色绒毛或已脱落；壳顶突出，向内卷曲；自壳顶至腹面有延伸的放射肋 30~34

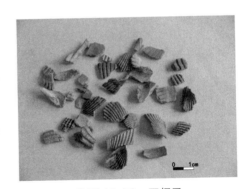

△图 10-5A 瓦楞子

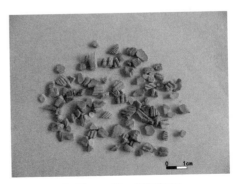

△图 10-5B 煅瓦楞子

条。壳内面平滑，白色，壳缘有与壳外面直楞相对应的凹陷，铰合部具小齿 1 列。质坚，气微，味淡。

煅瓦楞子（图 10-5B）　形如瓦楞子，灰白色，质脆，易碎。气微，味淡。

6. 水牛角

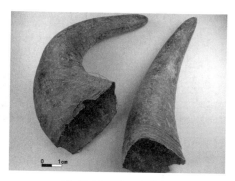

△ 图 10-6A　水牛角

【来源】本品为牛科动物水牛 *Bubalus bubalis* Linnaeus 的角。均系饲养。主产于华南、华东地区。宰牛后，取下角，水煮除去角塞，干燥。以角尖部为佳。

【炮制方法】①洗净，用温水浸泡，捞出，刨片，劈成小块或洗净，干燥后锉成粗粉。一般多用其角尖部。②将水牛角洗净晾干，用沙烫法，将水牛角烫软后，取出，趁热切片或小块状。

【成品性状】

水牛角（图 10-6A）　形状弯曲呈弧形，根部方形或略呈三角形，中空，一侧表面有多数平行的凹纹，角端尖锐。色黑褐，质坚硬，剖面纹细而不显，气腥。

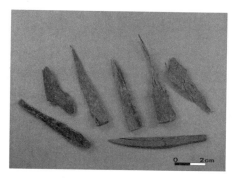

△ 图 10-6B　水牛角块

水牛角块（图 10-6B）　为不规则的长块状，呈灰黑色或黑褐色。有纹理，角质。气微腥，味淡。

水牛角粉（图 10-6C）　呈灰色或灰黑色的粉末。气微腥，味淡。

7. 水蛭

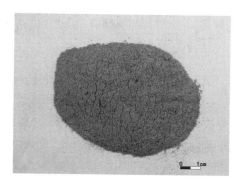

△ 图 10-6C　水牛角粉

【来源】本品为水蛭科动物蚂蟥 *Whitmania pigra* Whitman、水蛭 *Hirudo nipponica* Whitman 或柳叶蚂蟥 *Whitmania acranulata* Whitman 的干燥体。野生或养殖。主产于山东、江苏等地。夏、秋季捕捉，用沸水烫死，晒干或低温干燥。以条整齐、色黑褐、无杂质者为佳（本品有毒）。

【炮制方法】

水蛭　除去杂质，洗净，闷软，切段，干燥。

烫水蛭　将滑石粉置锅内，中火加热至翻动呈灵活状态后，投入净水蛭段，翻炒至鼓起、显微黄色时迅即取出，筛去滑石粉，放凉。滑石粉用量，以烫炒时能将水蛭段全部掩埋并剩余部分为宜。

油酥水蛭　将净水蛭摆放于铁丝筛上，再置于无烟的炉火上烘烤，烤热后，均匀地涂抹麻油（或酥油），待麻油渗入药材内部后，继续涂油和烘烤，如此反复操作，至药材呈黄色、质酥脆时，离火，

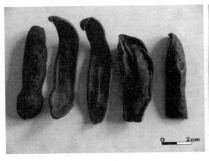

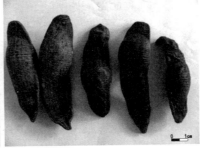

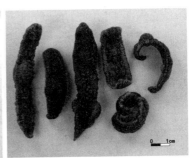

⚫ 图 10-7A　水蛭　　　　　　⚫ 图 10-7B　烫水蛭　　　　　　⚫ 图 10-7C　油酥水蛭

取下，放凉。

【成品性状】

水蛭（图 10-7A）　①蚂蟥呈扁平纺锤形，背部稍隆起，腹面平坦，前端略尖，后端钝圆；长 4~10 cm，宽 0.5~2.0 cm。全体具 107 条环节，前吸盘不显著，后吸盘较大。背部黑褐色或黑棕色，水浸后，可见黑色斑点排成 5 条纵纹；体两侧及腹面均呈棕黄色。质脆，易折断，断面胶质状。气微腥。②水蛭呈扁平圆柱形，体多弯曲扭转，长 2~5 cm，宽 0.2~0.3 cm。

烫水蛭（图 10-7B）　形如水蛭，形体鼓起，显微黄色，质松脆，微有香气。

油酥水蛭（图 10-7C）　形如水蛭，形体鼓起，显油亮黄色，质松脆，有香气。

8. 牛黄

【来源】本品为牛科动物牛 *Bos taurus domesticus* Gmelin 的干燥胆结石。主产于河北、内蒙古、辽宁、吉林、黑龙江、陕西、甘肃、河南等地。全年均产。宰牛时，如发现胆囊中有硬块时，应立即滤去胆汁，取出牛黄，除去外部筋膜，阴干。以完整、色棕黄、质松脆、断面层纹清晰而细腻者为佳。

【炮制方法】除去杂质，研成细粉。

【成品性状】本品多呈卵形、类球形、三角形或四方形，大小不一，少数呈管状或碎片状。表面黄色至棕黄色，有的

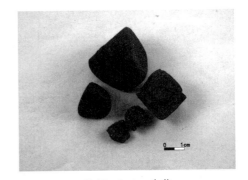

⚫ 图 10-8　牛黄

表面挂有一层黑色光亮的薄膜，习称"乌金衣"，有的粗糙，具疣状突起或龟裂纹。体轻质酥脆，易分层剥落，断面暗黄色，可见细密的同心层纹，有的夹有白心。本品加水调和涂指甲，能染甲成黄色，习称"挂甲"。味微苦而后微甜，气清香，入口有明显的芳香清凉感，嚼之不粘牙。牛黄粉为棕黄或棕红色细粉（图 10-8）。

9. 乌梢蛇

【来源】本品为游蛇科动物乌梢蛇 *Zaocys dhumnades*（Cantor）的干燥体。野生或养殖。主产于浙江、江苏、贵州、湖北等地。夏、秋季捕捉，捕捉后剖腹除去内脏，盘成圆盘状，干燥。以身干、头尾完整、皮黑褐色、肉色黄白、脊背有棱、质坚实者为佳。

【炮制方法】

乌梢蛇 去净杂质及灰屑，砍头，刮去鳞片，用温水洗净，闷软，切段。

酒乌梢蛇 将净乌梢蛇段用黄酒拌匀，闷润至黄酒被吸尽，置锅内，文火炒至显微黄色时取出，放凉。每 100 kg 乌梢蛇段，用黄酒 20 kg。

【成品性状】

乌梢蛇（图 10-9A） 本品呈圆盘状，盘径约 16 cm。表面乌黑色，脊部高耸成屋脊状俗称"剑脊"，密被菱形鳞片；背鳞行数成双，背中央 2~4 行鳞片强烈起棱，形成两条纵贯全体的黑线。头盘在中间，扁圆形，眼大而下凹陷，有光泽。上唇鳞 8 枚，第 4、5 枚入眶，颊鳞 1 枚，眼前下鳞 1 枚，较小，眼后鳞 2 枚。脊部高耸成屋脊状。腹部剖开边缘向内卷曲，脊肌肉厚，黄白色或灰棕色，可见排列整齐的肋骨。尾部渐细而长。尾下鳞双行。剥皮者仅留头尾之皮鳞，中段较光滑。气腥，味淡。

乌梢蛇段（图 10-9B） 呈段状，长约 3 cm，表面乌黑色，脊部高耸成屋脊状。切断面黄白色或灰棕色。质坚硬。气腥，味淡。

酒乌梢蛇段（图 10-9C） 形如乌梢蛇段，色泽加深，略有酒气。

10. 凤凰衣

【来源】本品为雉科动物家鸡 *Gallus gallus domesticus* Brisson 的干燥卵膜。全年均可采收，孵出小鸡后，取出壳内软膜，晾干。以色白、不破碎、无硬壳杂质者为佳。

【炮制方法】除去残留的蛋壳及杂质。

【成品性状】本品为皱褶状的薄膜，碎片大小不等，边

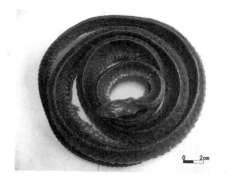

△图 10-9A 乌梢蛇

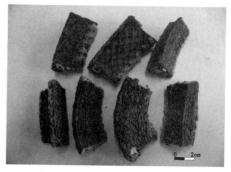

△图 10-9B 乌梢蛇段

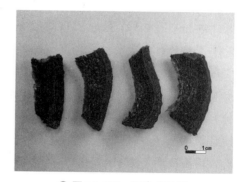

△图 10-9C 酒乌梢蛇段

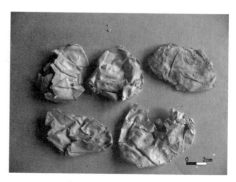

△图 10-10 凤凰衣

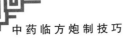

缘不整齐，一面白色无光泽，另一面淡黄白色略有光泽，具棕色线样血丝。体轻，略有韧性，易破碎。微臭，味淡（图 10-10）。

11. 石决明

【来源】本品为鲍科动物杂色鲍 *Haliotis diversicolor* Reeve、皱纹盘鲍 *Haliotis discus hannai* Ino、羊鲍 *Haliotis ovina* Gmelin、澳洲鲍 *Haliotis ruber*（Leach）、耳鲍 *Haliotis asinina* Linnaeus 或白鲍 *Haliotis laevigata*（Donovan）的贝壳。野生或养殖。主产于山东、广东、福建、辽宁等地。夏、秋季捕捉。去肉，取壳，洗净，晒干。以个大、壳厚、内面光彩鲜艳者为佳。

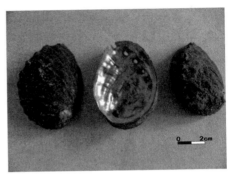

△图 10-11A　石决明

【炮制方法】

石决明　除去杂质，洗净，晒干，砸成碎块或碾成碎粒状。

煅石决明　将净石决明碎块置耐火容器内，置无烟的炉火中，武火煅烧至显微红时取出，放凉，碾成碎粒状。

【成品性状】

石决明（杂色鲍）（图 10-11A）　壳呈椭圆形或耳形，长 3~8 cm，宽 2.5~5.5 cm，呈右旋的螺形。壳外表面灰棕色，略平滑，具有多层半弧形的肋状条纹。壳顶端，略凸出。由壳顶向下自第二螺层开始至边缘有 30 余个逐渐增大的椭圆形突起，末端 8~9 个呈孔状，孔口与壳平。壳内表面有珍珠样彩色光泽。质坚实，火煅易碎。气无，味微咸。现多加工成碎粒状。

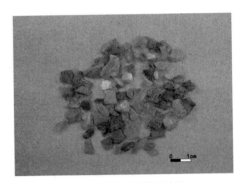

△图 10-11B　煅石决明

煅石决明（图 10-11B）　形如石决明，易碎，灰白色，无臭，味微咸。现多加工成碎粒状。

12. 地龙

【来源】本品为钜蚓科动物参环毛蚓 *Pheretima aspergillum*（E. Perrier）、通俗环毛蚓 *Pheretima vulgaris* Chen、威廉环毛蚓 *Pheretima guillelmi*（Michaelsen）或栉盲环毛蚓 *Pheretima pectinifera* Michaelsen 的干燥体。前一种习称"广地龙"，后三种习称"沪地龙"。野生或养殖。全国大部分地区均产。主产于广东、广西、江苏、山东、河南、福建等地。广地龙春季至秋季捕捉，沪地龙夏季捕捉，及时

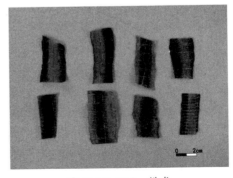

△图 10-12A　地龙

剖开腹部，除去内脏及泥沙，洗净，晒干或低温干燥。以条长、身干、肉厚、不碎、无虫蛀、无泥沙杂质者为佳。

【炮制方法】

地龙 除去杂质，洗净，切段，干燥。

清炒地龙 将净地龙段置锅内，文火炒至表面色泽变深时取出，放凉。

【成品性状】

地龙（图 10-12A） 广地龙呈不规则的薄片状小段。边缘略卷，体前端稍尖，尾端钝圆，长 15~20 cm，宽 1~2 cm。全体具环节，背部棕褐色至紫灰色，腹部浅黄棕色。生殖环带位于第 14~16 三节，呈戒指状，较光亮，习称"白颈"。每节有刚毛环生，刚毛圈粗糙而硬，色稍浅。体轻，略带革质，味微咸。

清炒地龙（图 10-12B） 形如地龙，色泽加深，微带焦斑。

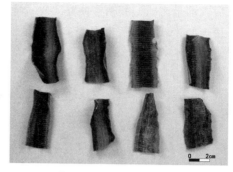

△ 图 10-12B 清炒地龙

13. 血余炭

【来源】本品为健康人头发制成的炭化物。以体轻、色黑光亮者为佳。

【炮制方法】取头发，除去杂质，用稀碱水洗去油垢，漂洗净，干燥，置锅内，上盖一较小口径的锅，两锅接合处先用湿纸堵封，再用盐泥封固，上撒一层细沙，待泥稍干后，盖锅上贴一白纸条，并压一重物，武火煅至白纸显焦黄色时，及时离火，待冷却后取出，剁成小块。

【成品性状】本品为不规则的块状，乌黑光亮，有多数细孔。体轻，质脆。用火烧之有焦发气，味苦（图 10-13）。

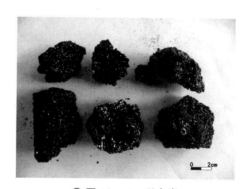

△ 图 10-13 血余炭

14. 全蝎

【来源】本品为钳蝎科动物东亚钳蝎 *Buthus martensii* Karsch 的干燥体。野生或饲养。主产于山东、河南、湖北、安徽等地。春末至秋初捕捉，置盐水浸泡 8~10 小时，捞出，再置沸水中，煮至身挺腹硬，脊背抽沟，捞出，置通风处，阴干。以完整、色黄褐、盐霜少者为佳。

【炮制方法】除去杂质，洗净，干燥。

【成品性状】本品头胸部与前腹部呈扁平长椭圆形，

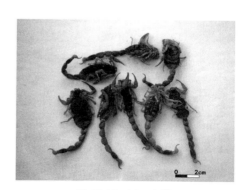

△ 图 10-14 全蝎

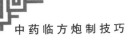

后腹部呈尾状，皱缩弯曲。完整者体长约 6 cm，头胸部呈绿褐色，前面有一对短小螯肢及一对较长较大的钳状角须，形似蟹螯，背面覆有梯形背甲，腹面有足 4 对，均为 7 节，末端各具 2 爪钩；前腹部由 7 节组成，背甲上有 5 条脊线，背面绿褐色，后腹部棕黄色，6 节，节上均有纵沟，末节有锐钩状毒刺，毒刺下方无距。气微腥，味咸（图 10-14）。

15. 红娘子

【来源】本品为蝉科昆虫红娘子 *Huechys sanguinea* De Geer. 的干燥体。野生或养殖。主产于河南、湖北、江苏、浙江、四川、广西等地。夏季捕捉，置沸水中烫死，晒干。以身干、翅黑、腹红、色鲜艳、完整不碎、新鲜者为佳。

【炮制方法】

红娘子　除去杂质及头、足、翅。

米红娘子　先将大米或小米用清水浸湿后，在锅内均匀平铺一层，用文火加热，待冒烟时迅即倒入净红娘子，用笤帚在米上轻轻翻动，熏炒至表面带火色时，及时并轻轻将药扫出，筛去焦米，放凉；或先将锅烧热，放入大米或小米，待冒烟时迅即倒入净红娘子，翻炒至表面带火色、米呈黄褐色时及时取出，筛去焦米，放凉。每 100 kg 红娘子，用大米（或小米）20 kg。

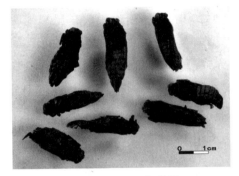
● 图 10-15A　红娘子

【成品性状】

红娘子（图 10-15A）　为去头、足、翅的干燥躯体，形似蝉而小，前胸背板前狭后宽，黑色；中胸背板黑色，左右两侧有 2 个大型斑块，呈朱红色；可见鞘翅残痕。雄虫在后胸腹板两侧有鸣器。腹部血红色，基部黑色。雌虫有黑褐色的产卵管。体轻质脆。有特殊臭气（本品有毒）。

米红娘子（图 10-15B）　形如红娘子，色泽加深。臭气微轻。

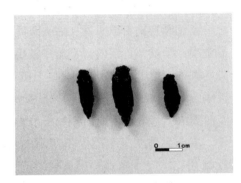
● 图 10-15B　米红娘子

16. 牡蛎

【来源】本品为牡蛎科动物长牡蛎 *Ostrea gigas* Thunberg、大连湾牡蛎 *Ostrea talienwhanensis* Crosse 或近江牡蛎 *Ostrea rivularis* Gould 的贝壳。养殖或野生。全国沿海各地均产。全年均可采收。去肉，取壳，洗净，晒干。以质坚、内面光洁、色白者为佳。

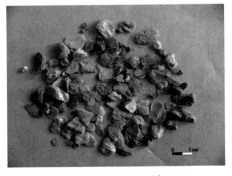
● 图 10-16A　牡蛎

【炮制方法】

牡蛎 除去杂质及附着物，洗净，晒干，砸成碎块或碾成碎粒状。

煅牡蛎 将净牡蛎块置无烟的炉火上，或将净牡蛎碎块装入耐火容器内，武火煅烧至显微红时取出，放凉，碾成碎粒状。

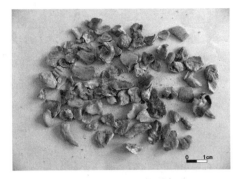

△图 10-16B 煅牡蛎

【成品性状】

牡蛎（图 10-16A） 呈长条状，背腹缘平行，长 10~50 cm，高 4~15 cm。右壳较小，鳞片坚厚，层状或层纹状排列；壳外面平坦或具数个凹陷，淡紫色、灰白色或黄褐色；内面瓷白色，壳顶两侧无小齿，左壳凹陷深，鳞片较右壳粗大，壳顶附着面小。质硬，碎断面层状或层纹状排列，洁白。气微腥，味微咸。

煅牡蛎（图 10-16B） 形如牡蛎，易碎，灰白色，质疏松，味微咸。现多加工成碎粒状。

17. 龟甲

【来源】本品为龟科动物乌龟 *Chinemys reevesii*（Gray）的腹甲及背甲。野生或养殖。主产于湖北、湖南、浙江、江苏、安徽、山东等地。全年均可捕捉，以秋、冬季为多，捕捉后杀死或用沸水烫死，剥取腹甲及背甲，除去残肉，晒干。以块大、无残肉者为佳。

【炮制方法】

龟甲 用水浸泡，置笼屉内，加热蒸 45 分钟，取出，放入热水中，立即用硬刷除净皮肉，洗净，晒干，砸成碎片。

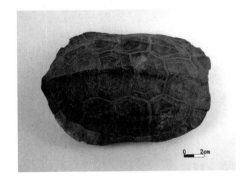

△图 10-17A 龟甲（背甲）

烫龟甲 将净沙子置锅内，武火加热至翻动较滑利时，投入净龟甲碎片，翻炒至表面呈黄色时迅即取出，筛去沙子，趁热投入米醋中浸淬数分钟，捞出，洗净，干燥。每 100 kg 龟甲碎片，用米醋 20 kg。

败龟板 龟杀后取下甲，带残肉，置于地下挖掘的境内。每铺一层龟板，就铺一层土，如此反复数层。最后覆土掩埋，圈土为池，每日灌水沤制。夏季沤 30 天，然后去皮膜，洗净。将河沙置于锅内，用武火加热，至翻动呈灵活状态时，投入净龟板，翻炒至质酥时，取出，筛去河沙，投入醋液中淬，捞出，干燥。

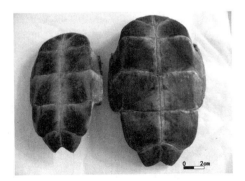

△图 10-17B 龟甲（腹甲）

【成品性状】

龟甲（图 10-17A，B） 为不规则的碎片状，淡黄色或黄白色，质坚硬。碎断面不整齐或呈锯齿状，乳白色，有孔隙。龟背甲长于龟腹甲，外表面棕褐色或黑色。腹甲呈板片状，近长方椭圆形，长 6.4~21.0 cm，宽 5.5~17.0 cm；外表面淡黄棕色至棕黑色，盾片 12 块，每块具紫褐色放射状纹理，腹盾、胸盾和股盾中缝均长，喉盾、肛盾次之，肱盾中缝最短；内表面黄白色至灰白色，有的略带血迹或残肉，除净后可见骨板 9 块，呈锯齿状嵌接；前端钝圆或平截，后端具三角形缺刻，两侧残存呈翼状向斜上方弯曲的甲桥。质坚硬，气微腥，味微咸。

烫龟甲（图 10-17C） 形如龟甲，表面呈黄色，质松脆，略有醋气。

败龟板（图 10-17D） 形如龟甲，表面呈黄白色，质松脆，略有醋气。

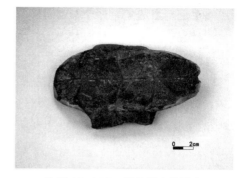

⬆ 图 10-17C 烫龟甲（腹甲）

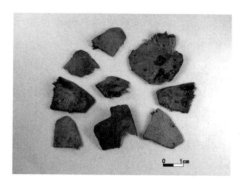

⬆ 图 10-17D 败龟板

18. 鸡内金

【来源】本品为雉科动物家鸡 *Gallus gallus domesticus* Brisson 的干燥沙囊内壁。全国各地均产。全年均可采收。杀鸡时，取出沙囊，剖开，剥下内壁，洗净，干燥。以色黄、少破碎者为佳。

【炮制方法】

鸡内金 除去杂质，洗净，干燥，捣碎。

醋鸡内金 将鸡内金置锅内用文火加热，炒至鼓起，喷醋，取出，干燥。每 100 kg 鸡内金，用醋 15 kg。

烫鸡内金 取沙子置锅内，用中火加热至灵活状态，投入大小一致的鸡内金，不断翻动，炒至鼓起卷曲、酥脆、呈深黄色时取出，筛去沙子，放凉。

注意事项：沙炒鸡内金宜用中火，选用中粗河沙进行炒制，否则成品会出现黏沙现象。

清炒鸡内金 将大小分档的鸡内金碎片置锅内，文火炒至表面深黄色、形体微鼓起时取出，放凉。

【成品性状】

鸡内金（图 10-18A） 呈不规则的碎片或卷片状。黄

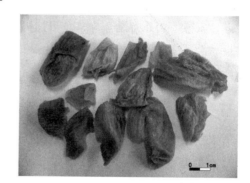

⬆ 图 10-18A 鸡内金

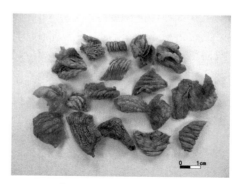

⬆ 图 10-18B 醋鸡内金

色、黄褐色或黄绿色，片薄而半透明，具明显的条状皱纹；质脆，易碎，断面角质样。气微腥，味微苦。

醋鸡内金（图10-18B） 形如鸡内金，褐黄色，边缘有鼓起，略有醋气。

烫鸡内金（图10-18C） 表面暗黄褐色至焦黄色，鼓起，质松脆，用放大镜观察，显颗粒状或微细泡状。轻折即断，断面有光泽。

清炒鸡内金（图10-18D） 形如鸡内金，表面呈深黄色微带焦斑，形体边缘有鼓起。质松脆，易碎。腥味减轻。

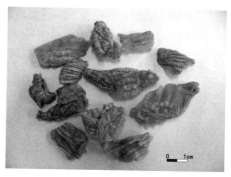

⬆ 图10-18C 烫鸡内金

19. 刺猬皮

【**来源**】本品为刺猬科动物刺猬 *Erinaceus europoeus* L. 或达乌尔刺猬 *Hemiechinus dauricus* Sundevall 的干燥外皮。野生或养殖。全国大部分地区均产。全年均可捕捉，捕捉后，将皮剥厉下，除去油脂，撒上一层石灰，于通风处阴干。以张大、肉脂刮净、刺毛整洁者为佳。

【**炮制方法**】

刺猬皮 去净头、足及不带刺的皮，用水稍浸，刷去杂质，切成小方块，干燥。

烫刺猬皮 将滑石粉置锅内，中火加热至翻动呈灵活状态后，投入净刺猬皮块，翻炒至棘刺鼓起、呈黄色时迅即取出，筛去滑石粉，放凉。滑石粉用量，以烫炒时能将刺猬皮块全部掩埋并剩余部分为宜。

【**成品性状**】

刺猬皮（图10-19A） 呈类方形的块状，外表密生棘刺，灰白色、黄色或灰褐色；内皮灰白色或棕褐色，质韧。有特殊腥臭气。

烫刺猬皮（图10-19B） 形如刺猬皮，棘刺鼓起，呈黄色，酥脆，内皮边缘向内卷曲，质松脆，微有腥气。

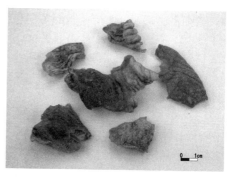

⬆ 图10-18D 清炒鸡内金

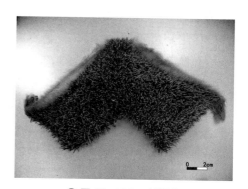

⬆ 图10-19A 刺猬皮

20. 金钱白花蛇

【**来源**】本品为眼镜蛇科动物银环蛇 *Bungarus multicinctus* Blyth 的幼蛇干燥体。野生或养殖。主产于广东、

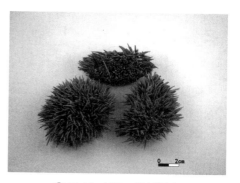

⬆ 图10-19B 烫刺猬皮

广西等地。夏、秋季捕捉，剖开蛇腹，除去内脏，擦净血迹，用乙醇浸泡处理后，盘成圆盘形，头在中央，用竹签固定，干燥。以身干、头尾齐全、有花斑纹、光泽者为佳。

【炮制方法】去净头、尾及竹签，筛去灰屑，用适量黄酒润透，切段，干燥。

【成品性状】本品呈圆盘状，盘径 3~6 cm，蛇体直径 0.2~0.4 cm，头盘在中间，尾细，常纳口内。背部黑色或灰黑色，微有光泽，有 48 个以上宽均 1~2 行鳞片的白色环纹，黑白相间，并有 1 条显著突起的脊棱。脊棱鳞片较大，呈六角形；背鳞细密，通身 1.5 行；腹部黄白色鳞片稍大；尾部鳞片单行。气微腥，味微咸（图 10-20）。

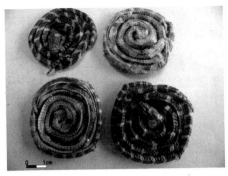

▲ 图 10-20　金钱白花蛇

21. 鱼脑石

【来源】本品为石首鱼科动物大黄鱼 *Pseudosciaena crocea*（Richardson）或小黄鱼 *Pseudosciaena polyactis* Bleeker 头骨内的耳石。多为加工鱼鲞时收集。主产于浙江、广东等地。一般在 5~6 月黄鱼鱼汛期收集，加工时将头骨中最大的两块耳石取出，洗净，晾干。以洁白、坚硬、无杂质者为佳。

【炮制方法】

鱼脑石　除去杂质，洗净，干燥。

煅鱼脑石　将净鱼脑石装入耐火容器内，置无烟的炉火中，武火煅烧至显微红时取出，放凉。

【成品性状】

鱼脑石（图 10-21A）　为长卵形具三棱的颗粒，长 0.4~1.0 cm，宽 0.2~0.8 cm。中间较宽，一端钝圆，另一端尖，有一条斜凹沟。一面平滑，两端微翘呈船形，上面中部凸起，不平坦，全体瓷白色。质坚硬，不易破碎。气微，味淡稍涩。

煅鱼脑石（图 10-21B）　形如鱼脑石，呈灰白色或灰色，质松脆。气略焦臭，味微咸。

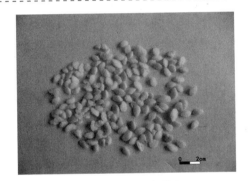

▲ 图 10-21A　鱼脑石

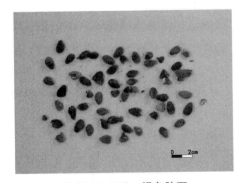

▲ 图 10-21B　煅鱼脑石

22. 鱼鳔

【来源】本品为石首鱼科动物大黄鱼 *Pseudosciaena crocea*（Richardson）、小黄鱼 *Pseudosciaena polyactis* Bleeker 或鲟科动物中华鲟 *Acipenser sinnsis* Gray.、鳇鱼 *Huso dauricus*（Georgi）等的鱼鳔。

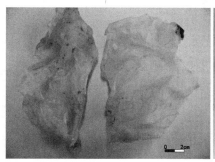

▲ 图 10-22A 鱼鳔

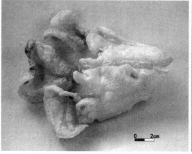

▲ 图 10-22B 烫鱼鳔

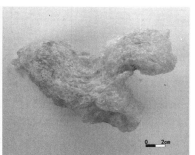

▲ 图 10-22C 油炸鱼鳔

野生或养殖。主产于浙江、福建、上海及长江、松花江、山东等地。全年均可捕捉，捕后趁鲜时取鱼鳔，压扁，干燥。以质韧、加水膨胀、煮之全溶者为佳。

【炮制方法】

鱼鳔 除去杂质，筛去灰屑，烘软后切成小块。

烫鱼鳔 将滑石粉置锅内，中火加热至翻动显灵活状态后，投入净鱼鳔块，翻炒至形体鼓起松泡，呈黄色时，筛去滑石粉，放凉。滑石粉的用量，以烫炒时能将鱼鳔块全部掩埋并剩余部分为宜。

油炸鱼鳔 适量芝麻油放于锅内，用文火加热至沸腾后，投入净鱼鳔，炸至表面呈黄色，形体鼓起松泡，酥脆时捞出，沥净油，放凉。

【成品性状】

鱼鳔（图 10-22A） 呈不规则块状，黄白色，角质样，半透明，质韧。气微腥，味淡。

烫鱼鳔（图 10-22B） 形体鼓胀，松泡，呈黄白色或黄色，质酥脆，气微香。

油炸鱼鳔（图 10-22C） 形体鼓胀，松泡，呈金黄色，质酥脆，气微香。

23. 玳瑁

【来源】本品为海龟科动物玳瑁 *Eretmochelys imbricata*（Linnaeus）的干燥背甲。我国沿海地区均产。禁猎之前多于春末夏初捕捉，用沸水烫后，剥下甲片；或将玳瑁倒悬，用沸醋浇泼，使甲片脱落，洗净，干燥。以片大而厚、半透明、斑纹显著者为佳。

【炮制方法】

玳瑁 刷净泥土，用温水浸软后，切成丝或研成粉末。

烫玳瑁 取净沙置锅内，中火加热至翻动时较滑利呈灵活状态后，投入净玳瑁丝或块，翻炒至形体微鼓起，呈黄色时，迅速取出，筛去沙子，放凉，碾成粉末。沙子的用量，以烫炒时能将玳瑁丝全部掩埋并剩余部分为宜。

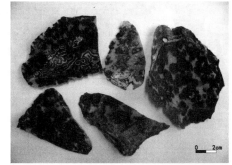

▲ 图 10-23A 玳瑁

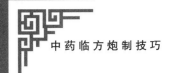

【成品性状】

玳瑁（图 10-23A） 本品为近圆形、三角形或多角形的板片，长 10~20 cm，厚 0.15~0.30 cm。边缘较薄，中央稍厚。表面呈暗褐色的半透明体。并有暗褐色与乳黄色的花纹，平滑而有光泽；内面密布白色的条纹或斑点，并有纵横交错的沟纹。质坚韧，不易折断，断面角质。

烫玳瑁（图 10-23B） 形如玳瑁，鼓起，质酥脆；碾成粉末后呈淡黄色。

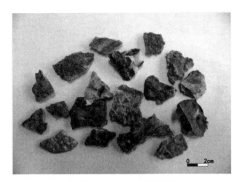

△图 10-23B　烫玳瑁

24. 珍珠

【来源】本品为珍珠贝科动物马氏珍珠贝 *Pteria martensii*（Dunker）、蚌科动物三角帆蚌 *Hyriopsis cumingii*（Lea）或褶纹冠蚌 *Cristaria plicata*（Leach）等双壳类动物受到刺激形成的珍珠。养殖或野生，主产于广东、台湾、黑龙江、安徽等地。全年均可采收，捞起珠蚌，剖取珍珠，洗净，干燥。以纯净、质坚、有光彩者为佳。

【炮制方法】

珍珠 取原药材，除去杂质，洗净，晒干，用时捣碎。

珍珠粉 ①将珍珠去净杂质，洗净污垢，晾干，捣碎。置球磨机中，粉碎成细粉。②将净珍珠放锅内，上扣一瓷碗，文火煅至爆鸣声停止时，迅即取出，放凉后，置乳钵中，加清水共研细后，再加入多量的清水，搅拌，待粗粉粒下沉、细粉粒悬浮于水中时，倾取上层混悬液，下沉的粗粉粒再研再飞，如此反复操作数次，合并混悬液，静置，分取沉淀，干燥后再研散。

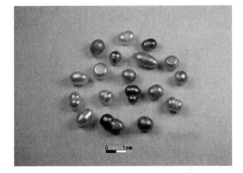

△图 10-24A　珍珠

【成品性状】

珍珠（图 10-24A） 呈类球形、长圆形、卵圆形或棒状，直径 0.2~0.9 cm。表面类白色、浅粉红色、浅黄绿色或浅蓝色，半透明，光滑或微有凹凸，具特有的彩色光泽。质坚硬，破碎面呈层纹。无臭，味淡。取本品火烧，表面变黑色，有爆裂声，并可见层层剥落的银灰色小片。

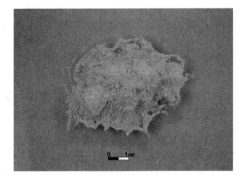

△图 10-24B　珍珠粉

珍珠粉（图 10-24B） 呈极细粉状，类白色，无光泽，手捻无沙粒感。气微，无味。

25. 珍珠母

【来源】本品为蚌科动物三角帆蚌 *Hyriopsis cumingii*（Lea）、褶纹冠蚌 *Cristaria plicata*（Leach）的蚌壳或珍珠贝科动物马氏珍珠贝 *Pteria martensii*（Dunker）的贝壳。养殖或野生。主产于江苏、浙江、湖北、安徽、广东、广西等地。全年均可采收。用碱水煮过，洗净，干燥。以片大、色白、有珠光者为佳。

【炮制方法】

珍珠母　除去杂质，洗净，晒干，砸成碎块或粉碎成粉末。

煅珍珠母　将净珍珠母碎块装入耐火容器内，置无烟的炉火中，武火煅烧至显微红时取出，放凉，砸成碎块或碾成碎粒状。

【成品性状】

珍珠母（图 10-25A）　呈不规则鳞片状碎块或碎粒状。黄玉白色、淡黄褐色或银灰白色，有光彩，可片片剥离，质硬而重。气微臭，味淡。

煅珍珠母（图 10-25B）　形如珍珠母，灰白色，质酥脆，易碎。气微，味微咸。

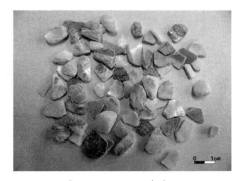

△ 图 10-25A　珍珠母

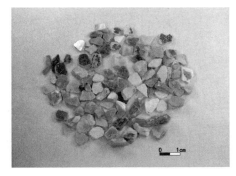

△ 图 10-25B　煅珍珠母

26. 穿山甲

【来源】本品为鲮鲤科动物穿山甲 *Manis pentadactyla* Linnaeus 的鳞甲。野生或养殖（禁猎）。主产于广东、广西、云南、贵州等地。禁猎之前全年均可捕捉，捕获后杀死，将皮剥下，干燥或置沸水中烫，取下鳞甲，洗净，干燥。按大小片分开。以片匀、色青黑、无腥气、不带皮肉者为佳。

【炮制方法】

穿山甲　除去杂质及残皮、爪等，筛去灰屑。如整张穿山甲，水泡至皮肉腐烂、甲片脱落时取出，洗净后，再漂数日，捞出，干燥。

炮山甲　将沙子置锅内，武火加热至翻时较滑利后，投入大小分档的净穿山甲，翻炒至形体鼓起、呈金黄色时迅速取出，筛去沙子，投入米醋中，浸泡完全，及时取出，放凉，晾干。每 100 kg 穿山甲，用米醋 30 kg。

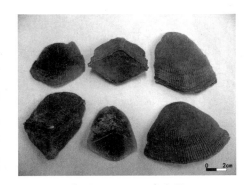

△ 图 10-26A　穿山甲

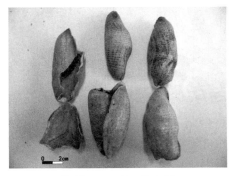

△ 图 10-26B　炮山甲

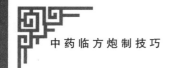

【成品性状】

穿山甲（图 10-26A） 呈扇面形，三角形或盾形，大小不一，中央较厚，边缘较薄。外表面青黑色，有纵纹多条，底部边缘有数条横线纹。内表面色浅较滑润，中部有一条弓形的横向棱线。角质，微透明，坚韧有弹性，不易折断。气微腥，味淡。

炮山甲（图 10-26B） 形如穿山甲，黄色，形体鼓起，质酥脆，手掰易碎。腥气减弱，有醋香气。

27. 蚕沙

【来源】本品为蚕蛾科昆虫家蚕 *Bombyx mori* Linnaeus 的干燥粪便。均系养殖。主产于浙江、江苏、四川、河南、山东等地。春、秋季收集，干燥，除去杂质。以身干、色黑、均匀、不霉者为佳。

【炮制方法】去净泥土及杂质，筛去灰屑。

【成品性状】本品为短圆柱形颗粒，长约 0.3 cm。表面黑褐色，新鲜品深绿色，粗糙，凹凸不平，有六条纵向沟槽，顶面呈六棱形，两端较平坦。质坚脆，易碎。有微臭（图10-27）。

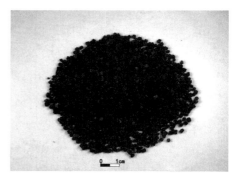

⬢ 图 10-27 蚕沙

28. 蚕蛾

【来源】本品为蚕蛾科昆虫家蚕 *Bombyx mori* Linnaeus 的雄性虫体。主产于浙江、四川、江苏、湖南、山东等地。于夏季取雄性蚕蛾，以沸水烫死，晒干。以身干、完整、无虫蛀者为佳。

【炮制方法】去净杂质及足、翅。

【成品性状】雄性呈黑色，全身密被白色鳞片。头较小，前胸节和后胸节吻合，腹部狭窄，末端稍尖（图 10-28）。

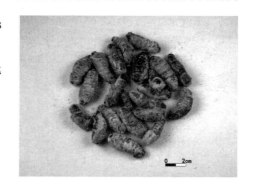

⬢ 图 10-28 蚕蛾

29. 海马

【来源】本品为海龙科动物线纹海马 *Hippocampus kelloggi* Jordan et Snyder、刺海马 *Hippocampus histrix* Kaup、大海马 *Hippocampus kuda* Bleeker、三斑海马 *Hippocampus trimaculatus* Leach 或小海马（海蛆）*Hippocampus japonicus* Kaup 的干燥体。野生或饲养。主产于广东、福建、台湾等地。夏、秋季捕捞，洗净，干燥；大海马除去皮膜及内脏，干燥。以个大、坚实、头尾齐全者为佳。

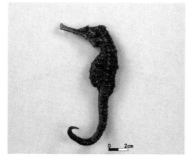

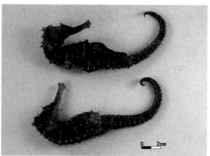

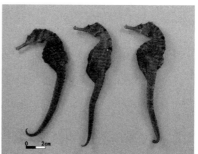

△ 图 10-29A 线纹海马　　　　△ 图 10-29B 刺海马　　　　　△ 图 10-29C 三斑海马

【炮制方法】去净杂质，筛去灰屑，用时粉碎。

【成品性状】

海马 体呈扁长形而弯曲，头略似马头，有冠状突起，前方有一管状长吻，口小，无牙，两眼深陷。躯干部七棱形，尾部四棱形，渐细卷回，体上有瓦楞形的节纹并具短棘。外形俗称"马头、蛇尾、瓦楞身"。下体有袋者为雄性。体轻，骨质，坚硬。气微腥，味微咸。

线纹海马（图 10-29A） 体长约 30 cm，黄白色。

刺海马（图 10-29B） 体长 15~20 cm，头部及体上环节间的棘细而尖。

三斑海马（图 10-29C） 体侧第 1、4、7 节的短棘基部各有一黑斑。

30. 海龙

【来源】本品为海龙科动物刁海龙 *Solenognathus hardwickii*（Gray）、拟海龙 *Syngnathoides biaculeatus*（Bloch）或尖海龙 *Syngnathus acus* Linnaeus 的干燥体。野生或养殖。主产于广东、台湾等地。多于夏、秋季捕捞，刁海龙、拟海龙除去皮膜及内脏，洗净，干燥；尖海龙直接洗净，干燥。以体长、头尾齐全者为佳。

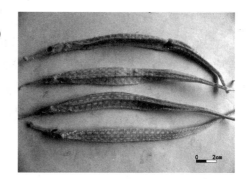

【炮制方法】除去杂质，筛去灰屑，用时粉碎。

【成品性状】

△ 图 10-30A 海龙

海龙（图 10-30A） 头部前方具一管状长吻，口小，无牙，两眼圆而凹陷，头与体轴呈钝角。躯干部宽 3 cm，五棱形，尾部前方六棱形，后方渐细，四棱形，尾端卷曲，全体被以具花纹的骨环及细花纹，各骨环内有突起粒状棘，骨质坚硬。气微腥，味微咸。

刁海龙（图 10-30B） 体狭长侧扁，全长 30~50 cm。表面黄白色或灰褐色。

拟海龙（图 10-30C） 体长平扁，躯干部略呈四棱形，全长 20~22 cm。表面灰黄色，头常与体轴成一直线。

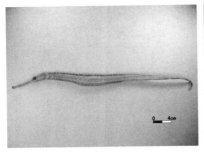

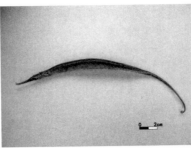

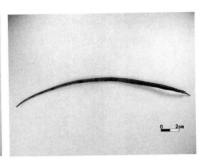

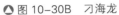 图 10-30B　刀海龙　　　　　　　　🔺 图 10-30C　拟海龙　　　　　　　🔺 图 10-30D　尖海龙

尖海龙（图 10-30D）　体细长，呈鞭状，全长 10~30 cm。未去皮膜，表面黄褐色，有尾鳍。质较脆弱，易撕裂。

31. 海狗肾

【来源】本品为海狗科动物海狗 *Callorhinus ursinus*（Linnaeus）或海豹科动物海豹 *Phoca vitulina*（Linnaeus）的雄性外生殖器。野生或养殖。主产于辽宁等地。捕获雄兽后，割取生殖器（阴茎及睾丸），置阴凉处风干。以形粗长、质油润、半透明、有光泽、无腥臭者为佳。

【炮制方法】除去杂质。

【成品性状】本品较复杂，一般进口海狗肾为干燥的阴茎及睾丸。阴茎呈长圆柱形，前端较细，长 28~32 cm。外表黄棕色，后端有一长圆形、干瘪的囊状物，为 4 cm ×

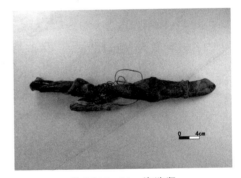

🔺 图 10-31　海狗肾

3 cm 黄褐色睾丸两枚，扁长圆形，棕褐色，半透明。有细长的输精管与阴茎末端相连，通常缠绕在阴茎上。附睾皱缩，在睾丸的一侧，乳黄色。气腥，味微咸（图 10-31）。

32. 海螵蛸

【来源】本品为乌贼科动物无针乌贼 *Sepiella maindroni* de Rochebrune 或金乌贼 *Sepia esculenta* Hoyle 的干燥内壳。野生或养殖。我国沿海地区均产。收集乌贼鱼的骨状内壳，洗净、干燥。以身干、体大、色白、完整、洁净者为佳。

【炮制方法】

海螵蛸　除去杂质，漂洗至无明显咸味，干燥，砸成碎块。

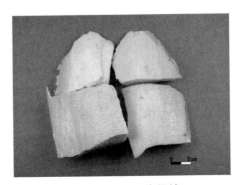

🔺 图 10-32A　海螵蛸

清炒海螵蛸　取净海螵蛸块置锅内，文火加热炒至微黄色时取出，放凉。

【成品性状】

海螵蛸（图 10-32A）　①无针乌贼：呈扁长椭圆形，中间厚，边缘薄，长 9~14 cm，宽 2.5~3.5 cm，厚约 1.5 cm。背面有磁白色脊状隆起，两侧略呈微红色，有不甚明显的细小疣点。腹面白色，自尾部到中部有细密波状横层纹，角质缘半透明，尾部较宽平，无骨针。体轻，质松易折断，断面粉质，显疏松层纹。气微腥，味微咸。②金乌贼：长 13~23 cm，宽约 6.5 cm。背面疣点明显，略呈层状排列。腹面的细密波状横层纹占全体大部分，中间有纵向浅槽。尾部角质缘渐宽，向腹部翘起，末端有 1 骨针，多已断落。

清炒海螵蛸（图 10-32B）　形如海螵蛸，显微黄色，棱角处偶见焦斑。

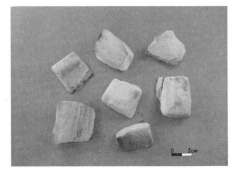

△ 图 10-32B　清炒海螵蛸

33. 桑螵蛸

【来源】本品为螳螂科昆虫大刀螂 *Tenodera sinensis* Saussure、小刀螂 *Statilia maculata*（Thunberg）或巨斧螳螂 *Hierodula patellifera*（Serville）的干燥卵鞘。习称"团螵蛸""长螵蛸"及"黑螵蛸"。野生或养殖。全国大部分地区均有生产。深秋至次春采收，除去杂质，蒸死虫卵，干燥。以干燥、完整、幼虫未出、体轻而韧性、无杂质者为佳。

【炮制方法】

桑螵蛸　除去杂质，筛去泥沙，或置笼内，加热蒸 2~3 小时或用手挤卵不冒白浆时取出，干燥。

盐桑螵蛸　将净桑螵蛸用食盐水拌匀，闷润，置锅内，文火炒至带焦斑时取出，放凉。每 100 kg 桑螵蛸，用食盐 2 kg。

【成品性状】

桑螵蛸（图 10-33A）　团螵蛸略呈扁圆形或半圆形，由多数膜状薄层叠成，长 2.5~4.0 cm，宽 2~3 cm，厚 1.5~2.0 cm。表面浅黄褐色，上面隆起带不很明显。体轻，质松而脆。断面可见外层为海绵状物，内层为许多放射状排列的小室，室内各有一细小椭圆形卵，深棕色，有光泽。气微腥，味淡或微咸。

盐桑螵蛸（图 10-33B）　形如桑螵蛸，色泽加深，带焦斑，味微咸。

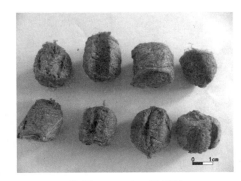

△ 图 10-33A　桑螵蛸

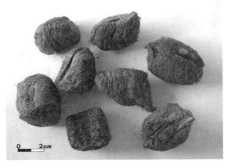

△ 图 10-33B　盐桑螵蛸

34. 蛇蜕

【来源】本品为游蛇科动物黑眉锦蛇 *Elaphe taeniura* Cope.、锦蛇 *Elaphe carinata*（Guenther）或乌梢蛇 *Zaocys dhumnades*（Cantor）等蜕下的干燥表皮膜。野生或养殖。主产于浙江、广西、四川、江苏、福建等地。春末夏初或冬初采集，除去泥沙，干燥。以色白、皮细、条长、粗大、整齐不破、具光泽、无杂质者为佳。

【炮刊方法】

蛇蜕　去净杂质，切或剪成小段。

酒蛇蜕　将净蛇蜕段用黄酒拌匀，闷润，置锅内，文火炒至微干，取出，放凉。每 100 kg 蛇蜕段，用黄酒 15 kg。

【成品性状】

蛇蜕（图 10-34A）　为圆筒形小段，多压扁而皱缩，背部银灰色或淡灰棕色，有光泽，具菱形或椭圆形鳞迹，鳞迹衔接处呈白色，略抽皱或凹下；腹部乳白色或略显黄色，鳞迹长方形，呈覆瓦状排列。体轻，质微韧，手捏有润滑感，略有弹性，轻轻搓揉，沙沙作响。气微腥，味淡或微咸。

酒蛇蜕（图 10-34B）　形如蛇蜕段，微呈黄色，具有酒气。

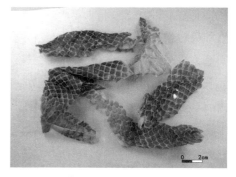

▲ 图 10-34A　蛇蜕

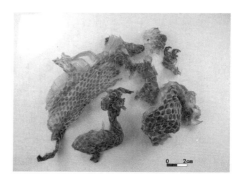

▲ 图 10-34B　酒蛇蜕

35. 鹿角霜

【来源】本品为鹿科动物梅花鹿 *Cervus nippon* Temminck 或马鹿 *Cervus elaphus* Linnaeus 的角熬制鹿角胶剩下的骨渣。野生（禁猎）或饲养。产于吉林、辽宁、黑龙江、河北、内蒙古、新疆、青海等地。春、秋季生产，将鹿胶熬去胶质，取出角块，干燥。以块整齐、色灰白、不糟朽者为佳。

【炮制方法】除去杂质，应用时串碎或捣碎。

【成品性状】本品为不规则的骨状、圆柱形或劈破成半圆柱形的块，大小粗细不一。一般马鹿的霜块较粗大，花鹿的霜块较细小。外层灰白色，质较致密；内层色较深，质酥，多细孔。气微，味微苦涩，有黏舌感（图 10-35）。

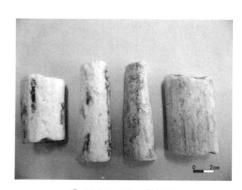

▲ 图 10-35　鹿角霜

36. 鹿茸

【来源】本品为鹿科动物梅花鹿 *Cervus nippon* Temminck 或雄性马鹿 *Cervus elaphus* Linnaeus 未骨化的密生茸毛的幼角。前者习称"花鹿茸"，后者习称"马鹿茸"。野生（禁猎）或饲养。主产于吉林、辽宁、黑龙江、河北、内蒙古、新疆、青海等地。夏、秋季锯取鹿茸，具有一个分支者，称为"二杠"；具有两个分支者，习称"三岔"，经加工后，阴干或烘干。以粗大、挺圆、顶端丰满、质嫩、毛细、油润光亮者为佳。挺细瘦、下部起筋、毛粗糙、体重者质次。

【炮制方法】

鹿茸片 将鹿茸燎去茸毛，刮净，以布带缠绕，自锯口面小孔不断灌入热白酒，灌满至润透，稍蒸，趁热横切薄片，置平底盘内，压平，阴干或低温烘干。

【成品性状】

鹿茸片（图 10-36A） 梅花鹿茸角尖部习称"蜡片"，为圆形或类圆形薄片。表面浅棕色或浅黄白色，半透明，微显光泽，外皮无骨质。周边粗糙，红棕或棕色，质坚韧。气微腥，味微咸。中上部习称"粉片"，中下部习称"血片"，为圆形或类圆形厚片。表面粉白色或浅红棕色，中间有蜂窝状细孔，外皮无骨质或略具骨质。周边粗糙，红棕色或棕色，质坚脆。气微腥，味微咸。

马鹿茸（图 10-36B，C） 蜡片为圆形薄片，表面灰黑色，质坚韧。气微腥，味微咸。粉片、血片为圆形或类圆形厚片，外表面灰黑色，中央粉白色或浅红棕色，有细蜂窝状小孔，外皮较厚，无骨质，周边灰黑色，质坚脆。气微腥，味微咸。

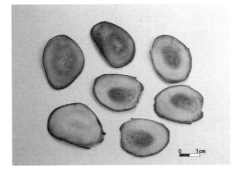
● 图 10-36A 梅花鹿茸片

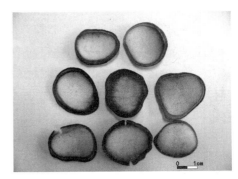
● 图 10-36B 马鹿茸粉片

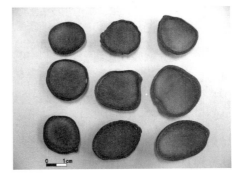
● 图 10-36C 马鹿茸血片

37. 鹿鞭

【来源】本品为鹿科动物梅花鹿 *Cervus nippon* Temminck 或马鹿 *Cervus elaphus* Linnaeus 雄性带有睾丸的干燥阴茎。野生（禁猎）或饲养。主产于吉林、辽宁、黑龙江、河北、内蒙古、新疆、青海等地。全年均可捕杀，割下带睾丸的阴茎，干燥。以粗壮、条长、无残肉及油脂者为佳。

【炮制方法】除去灰屑，用文火烘烤至软，趁热切成薄片。

【成品性状】本品呈两侧稍扁的长圆柱形，干瘪，长 45~60 cm，直径 2~3 cm。表面灰黄色至灰黄棕色，呈半透明状。顶端有黄色或棕褐色丛生皮毛。龟头藏于包皮内或裸露，其前端钝圆。在全长靠基部端的 1/3~1/2 处附有睾丸一对，长椭圆形，棕褐色，长 11 cm 左右，直径约 4 cm，有的具长的系带（输精管）。质坚硬，不易折断。气腥，味微咸（图 10-37）。

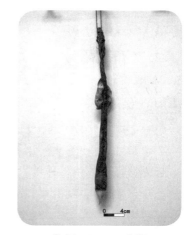

△ 图 10-37　鹿鞭

38. 望月砂

【来源】本品为兔科动物蒙古兔 *Lepus tolai* Pellas 或华南兔 *Lepus sinensis* Gray 等野兔的干燥粪便。主产于黑龙江、吉林、辽宁、内蒙古、河北、安徽、江苏、浙江、福建等地。春、冬季草枯时，于野兔窝中收集，除去杂草及泥沙，晒干。以干燥、色黄、不碎、无泥沙杂质者为佳。

【炮制方法】去净杂质，残留草屑及砂石，筛去灰屑。

【成品性状】本品呈圆球形而略扁，长 0.9~1.2 cm。直径 0.6~0.9 cm。表面粗糙，有草质纤维，内外均呈浅棕色或灰棕色。质轻，易破碎，断面凹凸不平，以手搓揉即呈草质纤维性碎末状。气微，味淡（图 10-38）。

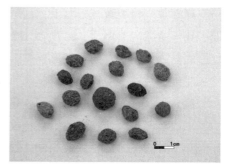

△ 图 10-38　望月砂

39. 羚羊角

【来源】本品为牛科动物赛加羚羊 *Saiga tatarica* Linnaeus 的角。多系野生（禁猎，仅作学术参考）。主产于俄罗斯及我国新疆等地（禁猎）。饲养品全年均可捕捉，捕得后，将角从茎部锯下，晒干。以质嫩、色白、光润、有血丝、无裂纹者为佳。质老、色黄白、有裂纹者质次。

【炮制方法】将羚羊角劈开，除去骨塞。用温水浸泡，捞出，刨成薄片，晾干；或除去骨塞后，锉、研成粉末或粉碎成细粉。

【成品性状】

羚羊角（图 10-39A）　本品细长弯曲，基部较粗，顶端渐细，一般长 25~45 cm，基部直径 3~6 cm，自尖端稍下，出现节棱，很像竹子根结，角尖至中段，为半透明质，下半段因有骨质羚羊塞，色泽较暗，不透明，角中心有一条暗色线影（一条细孔），直通尖端，俗名"通天眼"，骨质层与角质层密接，结合处呈不规则锯齿状。

羚羊角粉（图 10-39B）　呈乳白色粉末。气微，味淡。

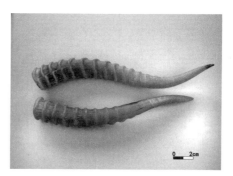

△ 图 10-39A　羚羊角

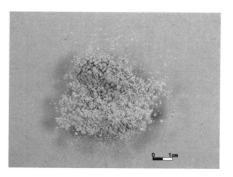

△ 图 10-39B　羚羊角粉

40. 斑蝥

【来源】本品为芫菁科昆虫南方大斑蝥 *Mylabris phalerata* Pallas 或黄黑小斑蝥 *Mylabris cichorii* Linnaeus 的干燥体。野生或养殖。主产于辽宁、河南、江苏、湖南、贵州、广西等地。夏、秋季在早晨露水未干时捕捉，置沸水中烫死，干燥。以个大、完整不碎、有黄色花斑、色鲜明者为佳。

【炮制方法】

斑蝥 去净头、足、翅及杂质（本品有大毒）。

米斑蝥 先将大米或小米用清水浸湿后，在锅内均匀平铺一层，文火加热待冒烟时迅即倒入净斑蝥，用笤帚在米上轻轻翻动，熏炒至变色时及时并轻轻将药扫出，筛去焦米，放凉；或先将锅烧热，置大米或小米于锅内，待冒烟时迅即倒入净斑蝥，翻炒至米变焦黄色时及时取出，筛去焦米，放凉。每 100 kg 斑蝥，用大米或小米 20 kg。

【成品性状】

斑蝥（图 10-40A） 南方大斑蝥为去头、足翅的干燥躯体，略呈长圆形。背部有三条黄色或棕黄色的横纹，可见鞘翅残痕。胸、腹部乌黑色。有特殊的臭气。黄黑小斑蝥体形较小。

米斑蝥（图 10-40B） 形如斑蝥，变色，略显油性光泽（样品未去头、足、翅，用时去掉）。

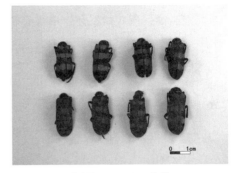

△ 图 10-40A 斑蝥

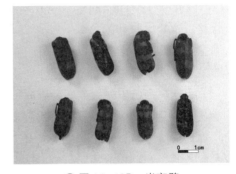

△ 图 10-40B 米斑蝥

41. 紫贝齿

【来源】本品为宝贝科动物蛇首眼球贝 *Erosaria caputserpenti*（L.）、山猫宝贝 *Cypraea lynx*（L.）或阿文绶贝 *Mauritia arabica*（L.）的贝壳。野生或养殖。主产于广东、福建、台湾等地。夏季捕捉，除去贝肉，洗净，干燥。以紫色、壳厚、有光泽者为佳。

【炮制方法】

紫贝齿 除去杂质，洗净，晾干，碾成碎粒状。

煅紫贝齿 将净紫贝齿碎块装入耐火容器内，置无烟的炉火中，武火煅烧至显微红色时取出，放凉，用时碾成碎粒状。

【成品性状】

紫贝齿（图 10-41A） 贝壳中型，坚固，略显卵圆形。壳长约 4.5 cm，宽约 2.7 cm，高约 2.1 cm。贝壳表面被有一层珐琅质，光滑，有美丽的光泽，成贝的螺旋部为珐琅质所埋

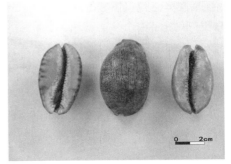

△ 图 10-41A 紫贝齿

没，体螺层占全壳极大部分。贝壳周缘呈乳红色，上有暗蓝褐色斑点，前后端为暗褐色，背面为灰白色，有稠密褐色的不规则纵纹，壳底微红色，周缘有暗蓝褐色斑点散布，壳口两唇周缘微红色，各有褐色细齿23~26个。其碎粒，蓝白色或蓝色，质坚硬，有光泽。无臭，味淡。

煅紫贝齿（图10-41B）　形如紫贝齿，灰白色，质松脆，无光泽，用时研碎。气无，味淡。

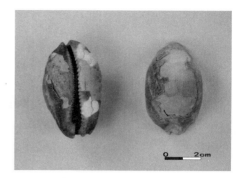

◆ 图 10-41B　煅紫贝齿

42. 紫河车

【来源】本品为健康人的干燥胎盘。将新鲜胎盘除去羊膜及脐带，反复冲洗至去尽血液，加适量花椒、黄酒蒸或置沸水中略煮后，干燥。以完整、色黄或色黄棕、质硬而脆、洁净、无残血者为佳。

【炮制方法】除去灰屑，碾成细粉。

【成品性状】为不规则的类圆形或椭圆形碟状物，直径9~16 cm，厚1~2 cm。紫黄色或紫黑色。外面凹凸不平，有多数沟纹，为绒毛叶；内面由一层极薄的羊膜包被，较光滑，边缘向内卷曲，在中央或一侧附有脐带的残余，由脐带处向四周散射出许多血管分支。每具重50~100g，质坚脆，折断面黄色或棕色，有白色块粒，特异的腥气。入药多为粉末（图10-42）。

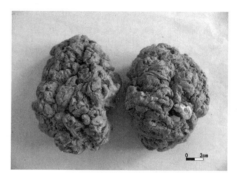

◆ 图 10-42　紫河车

43. 紫草茸

【来源】本品为胶蚧科昆虫紫胶虫 *Laccifer lacca* Kerr在树枝上分泌的干燥胶质。野生或饲养。主产于云南、四川、台湾等地。春、秋季采收，干燥。以块大、色紫、质坚、有光泽者为佳。

【炮制方法】去净枝梗及杂质，长条者敲碎成块。

【成品性状】本品呈槽状或不规则的碎块，长短不一。表面红棕色或紫褐色，凹凸不平，有不规则的皱纹、小虫眼及孔隙，一面凹入呈沟状。质硬而脆。断面有放射状排列的长圆形孵化孔，其内常见白色粉末或紫黑色虫体。气微臭，味微涩（图10-43）。

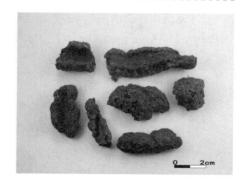

◆ 图 10-43　紫草茸

44. 蛤士蟆油（蛤蟆油）

【来源】本品为蛙科动物中国林蛙 *Rana temporaria chensinensis* David 雌性的干燥输卵管。野生或养殖。主产于黑龙江、吉林、辽宁、四川、内蒙古等地。秋季捕捉。用麻绳从口部穿过，挂于露天处风干，再用热水浸润，立即捞出，闷润一夜，次日剖腹，取出输卵管，去卵子及内脏，置通风处阴干。以块大肥厚、色黄白、有光泽、不带皮膜、无血筋及卵子者为佳。

【炮制方法】去净杂质及卵子，剥去膜衣。

【成品性状】本品呈不规则的厚块状，弯曲、重叠，略呈卵形，长 5~9 cm，厚 0.15~0.30 cm。外表黄白色，显脂肪样光泽，偶带灰白色薄膜的干皮，手摸之有滑腻感，遇水可膨胀 10~15 倍。气特殊，味微甜，嚼之黏滑（图 10-44）。

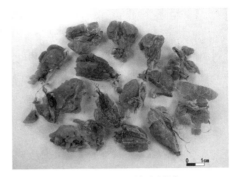

△ 图 10-44　蛤士蟆油

45. 蛤壳

【来源】本品为帘蛤科动物文蛤 *Meretrix meretrix* Linnaeus 或青蛤 *Cyclina sinensis* Gmelin 的贝壳。野生或养殖。主产于江苏、浙江、山东、福建、广东等沿海地区。夏、秋季采收，去肉，留壳，洗净，干燥。以光滑、色黄白、无泥污者为佳。

【炮制方法】

蛤壳　除去杂质，洗净，晒干，碾成碎粒状。

煅蛤壳　将净蛤壳置无烟的炉火上或装入耐火容器内，再置无烟的炉火中，煅烧至显微红色时取出，放凉，碾成碎粒状。

【成品性状】

蛤壳（图 10-45A）　蛤壳 2 片，近圆形，贝壳坚厚，大型，壳高 6~8 cm，壳长约 7.2 cm，壳宽 4cm；背缘略呈三角形，腹缘略呈圆形。壳顶突出，位于贝壳中部，略靠前方，壳顶尖端微向腹面弯曲。贝壳表面膨胀光滑，外面被有一层光泽如漆的黄灰色壳皮。由壳顶开始常有许多环形的褐色带，顶部具有齿状花纹，有的壳全为暗褐色，放射线和轮线不明显。

煅蛤壳（图 10-45B）　形如蛤壳，呈灰白色，质松。无臭，味微咸。

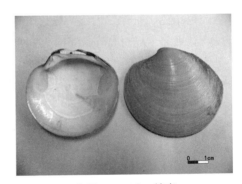

△ 图 10-45A　蛤壳

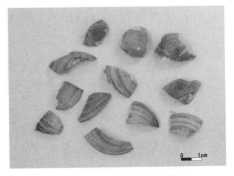

△ 图 10-45B　煅蛤壳

46. 蛤蚧

【来源】本品为壁虎科动物蛤蚧 *Gekko gecko* Linnaeus 除去内脏的干燥体。野生或养殖。主产于广西、贵州、云南等地。全年均可捕捉，击死后剖开腹部，除去内脏、用布擦净腹腔，用竹片撑开，使全体扁平顺直，低温干燥。以个大、肥壮、尾长、尾全、不破碎者为佳。

【炮制方法】

蛤蚧 除去竹片，剪去头足，切成碎块。

油酥蛤蚧 取蛤蚧，涂以麻油，用无烟火烤至稍黄质脆，除去头足及鳞片，切成小块。

【成品性状】

蛤蚧（图 10-46A） 固定在竹片上，呈扁片状，头颈部及躯干部长 10~15 cm，腹背部宽 6~10 cm，尾长 10~14 cm。头略呈扁三角状，两眼多凹陷成窟窿，眼间距下凹，呈沟状，角质细齿，密生于颚的边缘，无大齿。背部呈灰黑色或银灰色，有棕红色或灰绿色斑点，脊椎骨及两侧肋骨均呈嵴状突起。全身密布圆形、多角形而微有光泽的细鳞。四足均具 5 趾；除第 1 趾，趾外均有爪，尾细而坚实，上粗下细，中部可见骨节，与背部颜色相同，质坚韧。气腥，味微咸。

油酥蛤蚧（图 10-46B） 形如蛤蚧，色稍黄，质较脆，微有腥气。

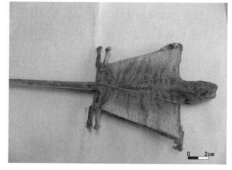

▲ 图 10-46A　蛤蚧

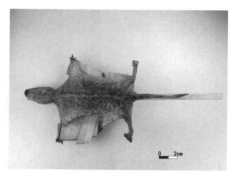

▲ 图 10-46B　油酥蛤蚧

47. 蜈蚣

【来源】本品为蜈蚣科动物少棘巨蜈蚣 *Scolopendra subspinipes mutilans* L. Koch 的干燥体。野生或养殖。主产于江苏、浙江、湖北、湖南、安徽等地。春、夏季捕捉，用削尖的竹片插入头尾，绷直，干燥。以条大、完整、腹干瘪者为佳（本品有毒）。

【炮制方法】

蜈蚣 除去竹片，剪成小段。

酒蜈蚣 将净蜈蚣段用黄酒拌匀，闷润，置锅内，文火炒至微干，取出，放凉。每 100 kg 蜈蚣段，用黄酒 15 kg。

焙蜈蚣 取净蜈蚣，除去头足，用文火焙至黑褐色质脆时，放凉。

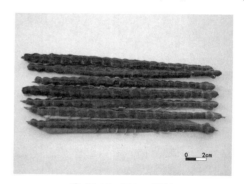

▲ 图 10-47A　蜈蚣

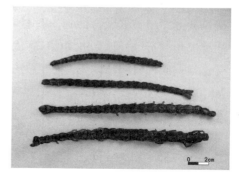

▲ 图 10-47B　酒蜈蚣

【成品性状】

蜈蚣（图 10-47A）　本品呈扁平小段状。头部暗红色或红褐色，略有光泽，有头板覆盖。头板近圆形，前端稍突出，两侧贴有颚肢一对，前端两侧有触角一对。躯干第一背板暗红色或红褐色，躯干其他背板棕绿色或墨绿色，有光泽，腹部棕黄色或淡棕色，皱缩，断面有裂隙。气微腥，有特殊的刺鼻腥气，味辛、微咸。

酒蜈蚣（图 10-47B）　形如蜈蚣，气微腥，有酒气。
焙蜈蚣（图 10-47C）　形如蜈蚣，呈棕褐色，有焦腥气。

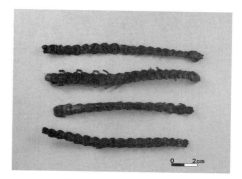

△ 图 10-47C　焙蜈蚣

48. 蜂房

【来源】本品为胡蜂科昆虫果马蜂 *Polistes olivaceous*（DeGeer）、日本长脚胡蜂 *Polistes japonicus* Saussure、异腹胡蜂 *Parapolybia varia* Fabricius 的巢。野生或养殖。全国大部分地区多有生长。秋、冬季采收，晒干，或略蒸除去死蛹，干燥。以体轻、略有弹性者为佳。

【炮制方法】

蜂房　去净灰屑、死蜂和死蛹，去柄，切成小块。

清炒蜂房　将净蜂房块置锅内，文火炒至呈深褐色时取出，放凉。

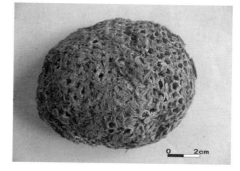

△ 图 10-48A　蜂房

蜜蜂房　将净蜂房块用炼蜜闷润 6 小时后置锅内，文火炒至呈焦褐色时取出，放凉。

蜂房炭（焖煅）　将净蜂房块，置煅药锅内，锅上盖一较小口径的锅，两锅衔接处先用湿纸堵封，再用盐泥封固，上撒一层细沙，待泥稍后，扣锅上贴一白纸条，或锅脐上放少许大米粒，并压一重物，先用文火，继用武火加热，检视白纸显焦黄或大米显黄色时及时离火，待冷却后取出。

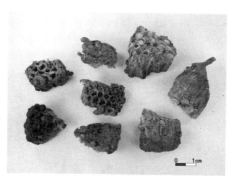

△ 图 10-48B　清炒蜂房

【成品性状】

蜂房（图 10-48A）　呈不规则的扁块状，大小不一。表面灰白色或灰褐色。有多数整齐的六角形房孔。体轻，质韧，稍有弹性，似纸质。气微，味辛淡。

清炒蜂房（图 10-48B）　形似蜂房，表面呈深褐色。
蜜蜂房（图 10-48C）　形似蜂房，表面呈焦褐色。
蜂房炭（图 10-48D）　形似蜂房，表面和内部均呈黑色，稍有光泽，质脆易碎。

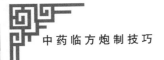

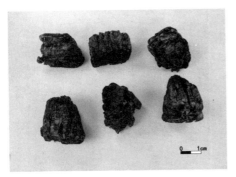

△ 图 10-48C　蜜蜂房

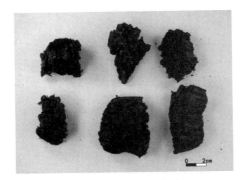

△ 图 10-48D　蜂房炭

49. 蜂蜡

【来源】本品为蜜蜂科昆虫中华蜜蜂 *Apis cerana* Fabricius 或意大利蜂 *Apis mellifera* Linnaeus 分泌的蜡。均系养殖。全国大部分地区均产。将蜂巢置水中加热，滤过，冷凝取蜡或再精制而成。以色黄、纯净、质较软而有油腻感、显蜂蜜样香气者为佳。

【炮制方法】刷净灰屑，置锅内，加热熔化后，滤去杂质，放凉。

【成品性状】本品为不规则的团块，大小不一，呈黄色或淡黄棕色，不透明或微透明。表面光滑，体较轻，蜡质，断面沙粒状，用手搓捏能软化。有蜂蜜样香气，味微甜（图 10-49）。

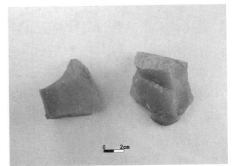

△ 图 10-49　蜂蜡

50. 蜣螂

【来源】本品为金龟甲科昆虫屎蜣螂 *Catharsius molossus* L. 的干燥全体。野生或养殖。主产于江苏、浙江、河北、湖北等地。夏、秋季捕捉，置沸水中略烫，晒干。以体黑、干燥、完整者为佳。

【炮制方法】除去杂质。

【成品性状】本品呈黑褐色，长 3~4 cm，宽 1.8~3.0 cm。雄体较雌体稍大。雄虫头部前方呈扇面形，易脱落，中间具角突 1 支，长约 0.6 cm，前胸背板呈宽半月形，顶部有横形隆脊，两侧各有角突 1 枚，后胸约占体长的 1/2，为翅覆

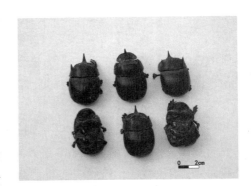

△ 图 10-50　蜣螂

盖。雌者头部中央及前胸背板横形隆脊的两侧无角状突，前翅革质，黑褐色，有 7 条纵向平行的纹理；后翅膜质，黄色或黄棕色，足 3 对。体质坚硬，有臭气（本品有小毒）（图 10-50）。

51. 蝉蜕

【来源】本品为蝉科昆虫黑蚱 *Cryptotympana pustulata* Fabricius 的若虫羽化时脱落的皮壳。野生或养殖。主产于山东、河南、河北、湖北、江苏、四川等地。夏、秋季收集，除去泥土，干燥。以色黄、体轻、完整、无泥沙者为佳。

【炮制方法】除去杂质，洗净，干燥。

【成品性状】本品形似蝉，多破碎，长约 3.5 cm，宽约 2 cm。表面黄棕色，半透明，有光泽。头部横生 2 目，略突出，额部前端突出，口吻发达。脊背呈十字形裂开，裂口向内卷曲。胸部背面两旁具翅芽 2 对，腹面有足 3 对，均被黄棕色细毛。腹部圆而丰满有曲纹，尾部纯尖，由腹部至尾端共 9 节。体轻，中空，易碎，无臭，味淡（图 10-51）。

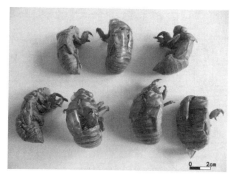

△ 图 10-51　蝉蜕

52. 蕲蛇

【来源】本品为蝰科动物五步蛇 *Agkistrodon acutus*（Guenther）的除去内脏的干燥体。野生或养殖。主产于浙江、江西等地。夏、秋季捕捉，剖开腹部，除去内脏，洗净，用竹片撑开腹部，头居中央盘成圆盘状，干燥后拆去竹片。以条大、头尾齐全，花纹斑块明显者为佳。

【炮制方法】

蕲蛇　去净杂质、头、鳞片，切成寸段。

酒蕲蛇段　将净蕲蛇段用黄酒拌匀，闷润至黄酒被吸尽，置锅内，文火炒至显微黄色时取出，放凉。每 100 kg 蕲蛇段，用黄酒 20 kg。

【成品性状】

蕲蛇（图 10-52A）　药材卷曲成圆盘形，头在中央稍向上，盘径 17~34 cm。头部呈三角形而扁平，鼻尖向上，习称"翘鼻头"。背部两侧各有黑褐色与浅棕色组成的"八"形大斑纹 24 个，习称"方胜纹"。腹部撑开或不撑开，灰白色，鳞片较大，有黑色类圆形的斑块，习称"念珠斑"。尾部渐细，末端呈三角形深灰色的角质鳞片一枚，习称"佛指甲"。腹内壁黄白色，脊椎骨显露突起，两侧具有多数肋骨。气腥臭，味微咸。

酒蕲蛇段（图 10-52B）　形似蕲蛇段，表面呈深黄褐色。

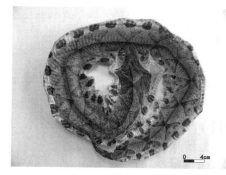

△ 图 10-52A　蕲蛇

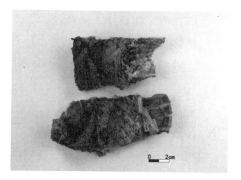

△ 图 10-52B　酒蕲蛇煅

53. 蝼蛄

【来源】本品为蝼蛄科昆虫华北蝼蛄 *Gryllotalpa africana* Palisot et Beauvois 的干燥全体。野生或养殖。全国大部分地区均产。夏季捕捉，用沸水烫死，干燥。以身干、完整、无杂质者为佳。

【炮制方法】

蝼蛄　去净杂质，筛去灰屑。

焙蝼蛄　将净蝼蛄置适宜容器内，文火焙至黄褐色、有香气逸出时取出，放凉。

【成品性状】

蝼蛄（图 10-53A）　干燥虫体多呈不规则的碎粒状，头胸部呈茶棕色，前胸背板坚硬而膨大，两侧下包，复眼黑色而有光泽，腹部皱缩，浅黄色，疏生短绒毛，膜质的翅、足折损不全。质软，易碎。有特殊的腥臭气。

焙蝼蛄（图 10-53B）　形如蝼蛄，表面黄褐色。

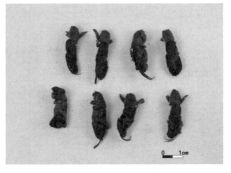

▲ 图 10-53A　蝼蛄

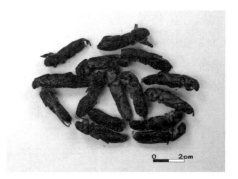

▲ 图 10-53B　焙蝼蛄

54. 僵蚕

【来源】本品为蚕蛾科昆虫家蚕 *Bombyx mori* Linnaeus 的幼虫感染（或人工接种）白僵菌 *Beauveria bassiana*（Bals.）Vuillant. 而致死的干燥体。多于夏季生产，将感染白僵菌致死的蚕干燥。以条粗、质硬、色白、断面光亮者为佳。

【炮制方法】

僵蚕　除去残丝、杂质及灰屑，洗净，干燥。

麸僵蚕　先将锅用武火加热，均匀撒入麦麸皮，待冒烟时投入净僵蚕，急速翻搅，炒至表面呈黄色时及时取出，筛去焦麸皮，放凉。每 100 kg 僵蚕，用麸皮 10 kg。

清炒僵蚕　将净僵蚕置锅内，文火炒至表面微黄色，取出，放凉。

【成品性状】

僵蚕（图 10-54A）　本品略呈圆柱形，多弯曲皱缩，长 2~5 cm，直径 0.4~0.6 cm。表面灰黄色，被有白色粉霜状的气生菌丝和分生孢子。头部较圆，足 8 对，体节明显，尾部略呈二分歧状。质硬而脆，易折断。断面平坦，外层白色，中间有亮棕色或亮黑色的丝线环 4 个，气微腥，味微咸。

麸僵蚕（图 10-54B）　形如僵蚕，表面黄色，有焦麸气。

清炒僵蚕（图 10-54C）　形如僵蚕，表面微黄色。

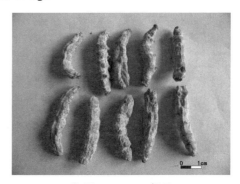

▲ 图 10-54A　僵蚕

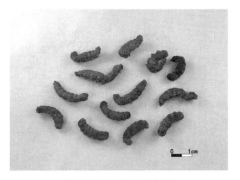

△ 图 10-54B 麸僵蚕

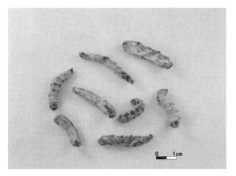

△ 图 10-54C 清炒僵蚕

55. 燕窝

【来源】本品为雨燕科动物金丝燕 *Collocalia esculenta* L. 及同属燕类用唾液等混合凝结所筑成的巢。野生、养殖或加工品。主产于印度尼西亚、爪哇、苏门答腊及我国的福建、广东等地。2、4、8月间采集,将巢取下,去净杂质。以色白、洁净者为佳。

【炮制方法】去净杂质。

【成品性状】本品呈不整齐的半月形,长 6.5~10.0 cm,宽 3~5 cm,凹陷呈兜状,黄白色。外表面细致,呈波状,内面粗糙,呈丝瓜络样。质硬而脆。断面微似角质,有时可见羽毛状物。气微,味淡(图 10-55)。

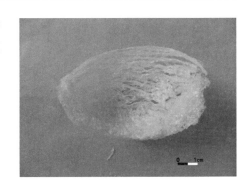

△ 图 10-55 燕窝

56. 鳖甲

【来源】本品为鳖科动物鳖 *Trionyx sinensis* Wiegmann 的干燥背甲。野生或养殖。主产于湖北、湖南、安徽、浙江等地。全年均可捕捉,捕捉后杀死,置沸水中烫至背甲上硬皮能剥落时,取出,剥取背甲,除去残肉,洗净,晒干。以块大、无残肉者为佳。

【炮制方法】

鳖甲 将鳖甲去除杂质,洗净,略泡,置笼内,沸水蒸45分钟,取出,放入热水中,立即用硬刷除去皮肉,洗净,晒干,砸成碎块。

醋鳖甲 将沙子置锅内,武火加热至翻动时较滑利后,投入净鳖甲块,翻炒至表面呈黄色时迅速取出,筛去沙子,趁热投入米醋中浸淬,捞出,干燥,用时捣碎。每 100 kg 鳖甲块,用米醋 20 kg。

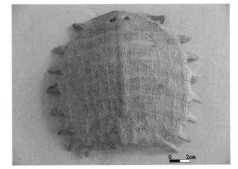

△ 图 10-56A 鳖甲

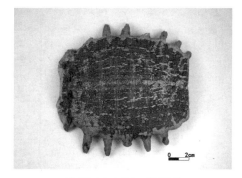

△ 图 10-56B　醋鳖甲

【成品性状】

鳖甲（图 10-56A）　椭圆形或卵圆形，背面隆起。外表面黑褐色或墨绿色，有光泽，具细网状皱纹，有灰黄色斑点，中间有 1 条纵棱，两侧各有对称横凹纹 8 条，外皮脱落后，见锯齿状嵌接缝。腹面灰白色，中间有突起的脊椎骨，两侧有对称的肋骨 8 对，伸出边缘。气微腥，味淡。

醋鳖甲（图 10-56B）　形如鳖甲，表面呈黄色或黄褐色，质酥脆，略具醋气。

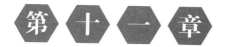

第十一章
矿物类

1. 大青盐

【来源】本品为等轴晶系氯化物类石盐族矿物石盐的结晶体，主含氯化钠。主产于内蒙古及青海等地。全年可采，一般多在 6~8 月进行，自盐湖或盐泉中取出，干燥。以色暗白、结晶整齐、洁净明亮者为佳。

【炮制方法】去净杂质，筛去灰屑。

【成品性状】本品为立方体或不规则菱形结晶，青白色至暗白色，多数颗粒可见漏斗状生长遗迹，呈不规则凹窝形状。半透明，质硬，碎断面洁净而光亮。气微，味咸、微苦涩（图 11-1）。

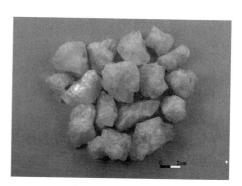

△ 图 11-1　大青盐

2. 云母石

【来源】本品为单斜晶系硅酸盐类云母族矿物白云母的矿石。主含含水硅铝酸钾。主产于内蒙古、西藏、辽宁、吉林、云南、山东、江苏等地。全年均可采挖，采得后，除去泥土及杂石。以易剥离、片大、无色透明者为佳。

【炮制方法】

云母石　除去杂质，洗净，干燥，撕成薄片或碾成粉末。

煅云母石　将净云母石砸成小块，装入耐火容器内，再置无烟的炉火中，武火煅烧至红透后取出，放凉，用时碾成粉末。

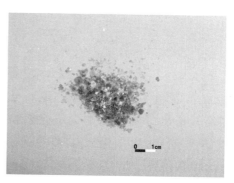

△ 图 11-2A　云母石

【成品性状】

云母石（图 11-2A）　呈不规则的薄片状或粉末。薄片表面平滑，透明如玻璃纸，质韧，有弹性，能曲折，断面不平坦，为多数薄片叠成。有泥土气，无味。

煅云母石（图 11-2B）　形如云母石，质较酥松。灰白色或灰棕色，微有焦香气，无味。

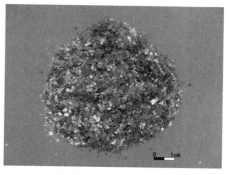

△ 图 11-2B　煅云母石

269

3. 石膏

【来源】本品为硫酸盐类矿物硬石膏族石膏的矿石。主含含水硫酸钙。主产于湖北、河南、山东、四川、湖南、广西、广东、云南、新疆等地。全年均可采挖，采得后除去泥沙及杂石。以色白、半透明、纵断面如丝者为佳。

【炮制方法】

石膏 除去杂质，洗净，晒干，砸成小块，除去夹石，碾成碎粒状。

煅石膏 将净石膏块置无烟的炉火上，或砸成小块装入耐火容器内，再置无烟的炉火中，用武火煅烧至红透时取出，放凉，碾成碎粒状。

【成品性状】

石膏（图 11-3A） 本品为纤维状的集合体，呈长块状、板块状或不规则块状。白色、灰白色或淡黄色，有的半透明。体重，纵断面具绢丝样光泽。气微，味淡。临床应用多加工成碎块或碎粒状。

煅石膏（图 11-3B） 形如生石膏，灰白色，无光泽，易碎，具吸水性。气微弱，味淡。

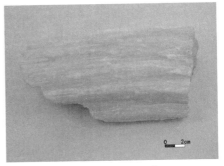

△图 11-3A 石膏

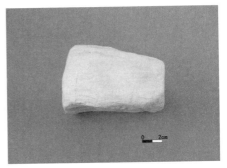

△图 11-3B 煅石膏

4. 石燕

【来源】本品为腕足类石燕科动物中华弓石燕 *Cyrtiospirifer sinensis*（Graban）或弓石燕 *Gyrtiospirifer* sp. 的化石。主含碳酸钙。主产于湖南、广西、四川、山西、江西等地。全年均可采挖，采得后除去杂石及泥沙。以状如蚶、色青黑、质坚硬、无杂石者为佳。

【炮制方法】

石燕 除去杂质，洗净，干燥，砸成碎块或碾成碎粒状。

煅石燕 将净石燕砸成碎块，装入耐火容器内，再置无烟的炉火中，武火煅至红透后取出，放凉，或煅红透后取出，迅即投入米醋中浸淬，捞出，晾干，研成细粉。每 100 kg 石燕块，用米醋 20 kg。

【成品性状】

石燕（图 11-4A） 为不规则的碎块或粉末。表面青灰色或棕色，有的具扁形纹理或纵沟。质坚如石。气微，味淡。

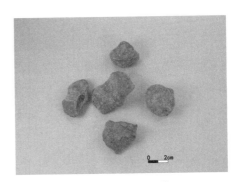

△图 11-4A 石燕

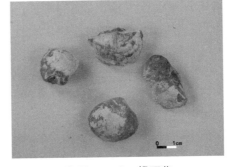

△图 11-4B 煅石燕

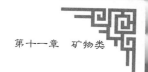

煅石燕（图 11-4B）　形如石燕，质地松脆，灰棕色。气微，味淡。

5. 龙齿

【来源】本品为古代哺乳动物如象类、三趾马、犀牛类等的牙齿化石。主含碳酸钙、磷酸钙。主产于河南、河北、山西、内蒙古等地。采挖后，除去泥沙，敲去牙床。以不带牙床、断面吸湿性强者为佳。

【炮制方法】

龙齿　去净杂质，刷去泥土及灰屑，砸成碎块或碾成碎粒状。

煅龙齿　将净龙齿碎块装入耐火容器内，再置无烟炉火中，武火煅烧至红透后取出，放凉，碾成碎粒状。

【成品性状】

龙齿（图 11-5A，B）　为不规则的碎块或碎粒状。表面青灰色、暗棕色或黄白色，具有棕黄色条纹及斑点，其中呈青灰色者习称"青龙齿"，呈黄白色者习称"白龙齿"。有的表面尚具光泽的珐琅质，质坚硬。碎断面粗糙，凹凸不平，有吸湿性。气微，无味。

煅龙齿（图 11-5C，D）　形如龙齿，灰白色，无光泽。吸湿力甚于生龙齿，质地酥松。气微，无味。

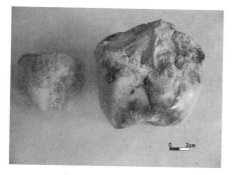

△ 图 11-5A　青龙齿

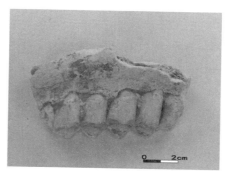

△ 图 11-5B　白龙齿

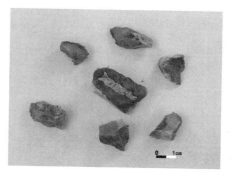

△ 图 11-5C　煅青龙齿

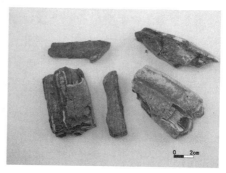

△ 图 11-5D　煅白龙齿

6. 龙骨

【来源】 本品为古代哺乳动物如象类、三趾马、犀牛类等的骨骼化石或象类门齿的化石，前者习称"龙骨"，后者习称"五花龙骨"。主含碳酸钙、磷酸钙。主产于河南、河北、山西、内蒙古等地。采挖后，除去泥沙及杂质。五花龙骨质酥脆，出土后，露置空气中极易破碎，常用毛边纸粘贴。龙骨以质硬、色白、吸湿性强者为佳；五花龙骨以体轻、质酥脆、分层、有花纹、吸湿性强者为佳。

【炮制方法】

龙骨 去净杂质，刷去泥土及灰屑，砸成碎块或碾成碎粒状。

煅龙骨 将净龙骨置无烟炉火中，或将净龙骨碎块装入耐火容器内，再置无烟的炉火中，武火煅烧至红透后取出，放凉，碾成碎粒状。

【成品性状】

龙骨（图 11-6A） 为不规则的碎块或碎粒状。龙骨表面白色、灰白色或黄白色，较平滑，有的碎块具有纹理，或棕色条纹和斑点，质硬。碎断面不平坦，色白，细腻如粉质，或具蜂窝状小孔，吸舌。

五花龙骨（图 11-6B） 表面黄白色或淡黄棕色，有的碎块具蓝灰色及红棕色深浅粗细不同的花纹，平滑，质硬而脆。碎断面多粗糙，易呈片状剥落，吸舌力很强。气微，无味。

煅龙骨（图 11-6C） 形如龙骨碎块，暗灰白色，无光泽，吸舌力强，质地酥松。气微，无味。

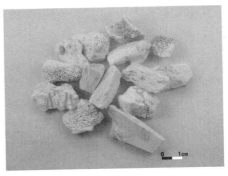

▲ 图 11-6A 龙骨

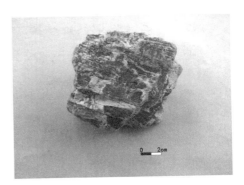

▲ 图 11-6B 五花龙骨

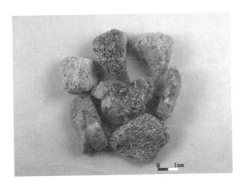

▲ 图 11-6C 煅龙骨

7. 赭石

【来源】 本品为氧化物类矿物刚玉族赤铁矿的矿石。主含三氧化二铁。主产于山西、河北、河南、山东、四川、湖南等地。全年均可采挖，采得后除去泥沙及杂质。以色棕红、断面显层叠、每层均有"钉头"者为佳。

【炮制方法】

赭石 去净杂质，砸成碎块或碾成碎粒状。

煅赭石 将净代赭石块直接放于无烟的炉火上或装入耐火容器内，再置无烟的炉火中，武火煅烧至红透后取出，迅

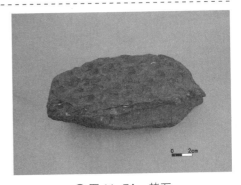

▲ 图 11-7A 赭石

即投入米醋内浸淬，捞出，若不酥脆，可反复煅淬至酥，干燥，加工成碎块或碾成碎粒状。每 100 kg 代赭石块，用米醋 30 kg。

【成品性状】

赭石（图 11-7A）　为不规则的块或碎粒状，暗棕色或红棕色，有的有金属光泽，体重，质坚硬，碎断面显层叠状，具"钉头"。气微，味淡。

煅赭石（图 11-7B）　形如代赭石碎块，暗褐色或深棕色，体重，略有醋气。

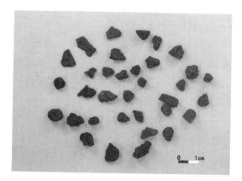

▲ 图 11-7B　煅赭石

8. 白石英

【来源】本品为三方晶系矿物石英的矿石。主含二氧化硅。主产于广东、河北、山东、江苏、湖北、福建、陕西等地。全年均可采挖，采得后除去杂石，挑选纯白色的石英块。以色白、具脂肪样光泽、无杂石泥沙者为佳。

【炮制方法】除去杂质，洗净，干燥，砸成碎块或碾成碎粒状。

【成品性状】为不规则的碎块或碎粒状。碎块多具棱角，白色或乳白色，透明或不透明，具玻璃光泽或脂肪光泽，质坚硬而重。碎断面不整齐，边缘较锋利。气微，无味（图11-8）。

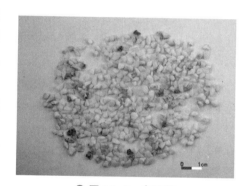

▲ 图 11-8　白石英

9. 白矾

【来源】本品为硫酸盐类矿物明矾石经加工提炼而成的结晶。主含含水硫酸铝钾。主产于甘肃、安徽、山西、湖北、浙江等地。全年均可采挖，采得后，用水溶解，滤过，滤液蒸发浓缩，放冷后即析结晶，倾去上清液，干燥。以色白、透明、质硬而脆、无杂质者为佳。

【炮制方法】

白矾　除去杂质，砸成碎块或碾成碎粒状。

煅白矾（枯矾）　将净白矾粗粉置洁净的锅内，武火煅至所含结晶水完全蒸发，呈膨胀、干枯、疏松状时，离火，放凉，取出，剁成块或碾成碎粒状。

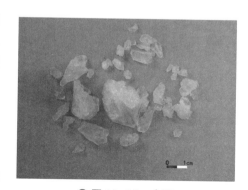

▲ 图 11-9A　白矾

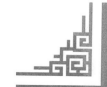

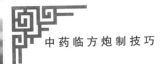

中药临方炮制技巧

【成品性状】

白矾（图11-9A）　为不规则的块状或碎粒状。无色或淡黄白色，透明或半透明，表面略平滑或凹凸不平，具细密纵棱，有玻璃样光泽。质硬而脆。气微，味酸、微甘而极涩。

煅白矾（枯矾）（图11-9B）　呈蜂窝状的碎块或疏松的细粉，白色，质轻、松。气微，味酸、极涩。

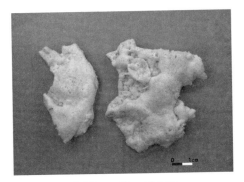

▲ 图11-9B　煅白矾

10. 芒硝

【来源】本品为硫酸盐类矿物芒硝族芒硝，经加工精制而成的结晶体。主含含水硫酸钠。主产于碱土地区。将天然产品加热水溶解，过滤，除去泥沙及不溶性物质，滤液静止析出结晶。以无色透明、呈结晶块者为佳。

【炮制方法】

芒硝　先将萝卜洗净，切薄片，置锅中，加适量清水煮透，再将芒硝倒入共煮，至全部溶解，取出，滤去杂质及萝卜片，滤液静置于阴凉处冷却，待大部分结晶析出，捞出晶体，晾去表面水分，迅即收藏；余液再重复煮提，至无结晶析出为止。每100 kg芒硝，用萝卜20 kg。

玄明粉　将净芒硝用能吸水的纸或适宜的材料包裹，悬挂于通风干燥处，令其风化，待全部成为白色粉末，收取。

【成品性状】

芒硝（图11-10A）　为棱柱状、长方形或不规则块状及粒状，无色透明或类白色半透明。质脆易碎，碎断面呈玻璃样光泽。气微，味咸。

玄明粉（图11-10B）　呈白色粉末状，用手搓之微有涩感，有吸湿性。气微，味咸。

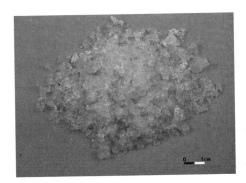

▲ 图11-10A　芒硝

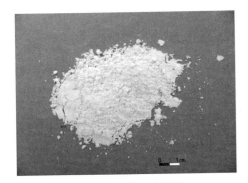

▲ 图11-10B　玄明粉

11. 朱砂

【来源】本品为硫化物类矿物辰砂族辰砂的矿石，主含硫化汞。主产于湖南、贵州、四川、广西、云南等地。全年均可采挖，劈开辰砂矿石，取出岩石中夹杂的少数朱砂，再将矿石砸碎，用水选法使朱砂沉于底，石浮于上，除去石质后，取朱砂晾干。以色红鲜艳、有光泽、微透明、无杂质者为佳（本品有毒）。

【炮制方法】

朱砂　拣去杂质。

朱砂粉　将吸去铁屑的朱砂置乳钵中，加适量清水共研细后，再加入多量的清水，搅拌，待粗粉粒下沉，细粉粒悬浮于水中时，倾取上层混悬液，下沉的粗粉粒加清水再研再飞，如此反复操作数次，至不能再飞为止，弃去杂质，合并混悬液，静置，分取沉淀，干燥后再研散。

【成品性状】

朱砂（图 11-11A）　本品呈片状或菱面体，朱红色或暗红色，有光泽，微透明。

朱砂粉（图 11-11B）　呈红色或暗红色细粉状，体重。气微，无味。

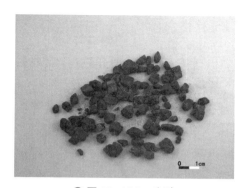

△图 11-11A　朱砂

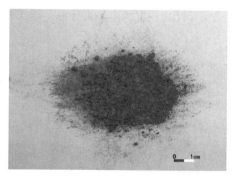

△图 11-11B　朱砂粉

12. 自然铜

【来源】本品为硫化物类矿物黄铁矿族黄铁矿的矿石。主含二硫化铁。主产于四川、河北、辽宁、广东等地。全年均可采挖，拣取有黄色光泽的矿石，除去泥沙及杂石。以块整齐、色黄而光亮、质重、断面有金属光泽者为佳。

【炮制方法】

自然铜　除去杂质，刷净或洗净，干燥，砸成碎块。

煅自然铜　将自然铜碎块装入耐火容器内，置无烟的炉火中，武火煅烧至红透时取出，迅即投入米醋中浸淬，捞出，晒干，再如此反复煅淬，至表面光泽消失，质地酥脆，干燥，碾成粉末。每 100 kg 自然铜块，用米醋 30 kg。

【成品性状】

自然铜（图 11-12A）　为不规则碎块或小方块状，亮黄色，有金属光泽，有的黄棕色或棕褐色，无金属光泽，具条纹，条痕缘黑色。体重，质坚硬或稍脆，易砸碎，断面黄白色，有金属光泽。气微，无味。

煅自然铜（图 11-12B）　形如自然铜，多淬裂成小碎块，黑褐色，光泽消失，质酥脆，略具醋气。

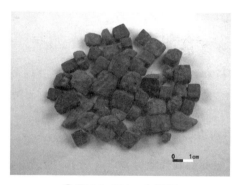

△图 11-12A　自然铜

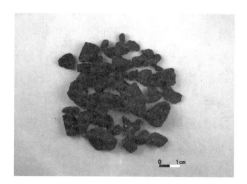

△图 11-12B　煅自然铜

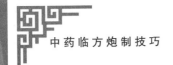

13. 阳起石

【来源】本品为硅酸盐类矿物阳起石的矿石。主含含水硅酸钙镁。主产于湖北、河南等地。全年均可采挖。采得后，除去泥沙及杂石。以色灰白、有光泽、质松软者为佳。

【炮制方法】

阳起石 除去杂质，洗净，干燥，碾成碎块或碎粒状。

煅阳起石 将净阳起石碎块装入耐火容器内，置无烟的炉火中，用武火煅烧至红透时取出，迅即投入黄酒中浸淬，捞出，晾干，碾成粉末。每100 kg 阳起石块，用黄酒20 kg。

【成品性状】

阳起石（图 11-13A） 为不规则的碎块状或碎粒状，灰白色、暗灰色或浅绿色，多夹有浅黄棕色条纹或花纹，具丝样光泽。体重，质松脆。碎断面不整齐，纵向裂开呈丝状。气无，味淡。

煅阳起石（图 11-13B） 为灰黄色碎块或粉末，质酥松，略有酒气，味淡。

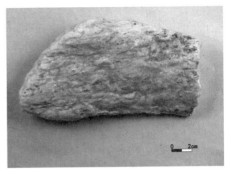

▲图 11-13A 阳起石

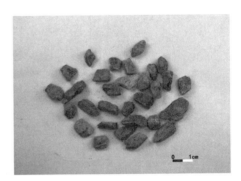

▲图 11-13B 煅阳起石

14. 红升丹

【来源】为水银、火硝、白矾制炼而成的红色氧化汞。红升丹主产于重庆、湖南、湖北、陕西、山东。其他地区亦可制造。

【炮制方法】此丹的处方与制法，历代医家均有所不同。基本原料为水银50 g，火硝35 g，白矾40 g。制作步骤：先将火硝、二矾研碎，即研细，放入水银，再一同研至不见水银星为度。入铁锅中，上用粗瓷碗盖严，用纸条密封，并用盐泥或煅石膏以水调封固。在碗底放几粒大米，然后用炭火烧。先用底火（无火苗时）煅约3小时，再用文火煅半小时，

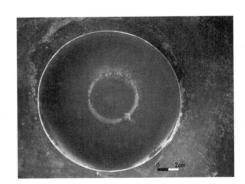

▲图 11-14 红升丹

最后用底火再煅半小时。在碗底的几粒大米变为焦黑色时，去火。俟冷开起，附着于瓷碗之红色结块即是红升丹，刮下置有色瓶中贮存。锅下残余物质即灵药渣，又称红升丹底。上述升炼方法系疡科习用之法。近时大量制造，用煤火代炭火。

【成品性状】本品为橘红色的结晶体粉末或块状。质重，无臭，微带金属性涩味。遇强光及热能逐渐析出水银而变成黑色，成为剧毒品（图 11-14）。

15. 赤石脂

【来源】本品为硅酸盐类矿物多水高岭石族多水高岭石的矿石。主含四水硅酸铝。主产于福建、河南、江苏、陕西、湖北、山东，安徽、山西等地。全年均可采挖，采得后选择红色滑腻如脂的块状体，除去杂石、泥土。以色红、光滑细腻、易碎、吸水性强者为佳。

【炮制方法】

赤石脂　去净杂质及石块，砸成碎块或碾成碎粒状。

煅赤石脂　将净赤石脂碾成细粉，用米醋调匀，搓条切段或制成饼，干燥后，放耐火容器内，置无烟的炉火中，武火煅烧至红透时，取出，放凉，捣碎或碾成细粉。每100 kg赤石脂块，用米醋30 kg。

【成品性状】

赤石脂（图11-15A）　为不规则的碎块或碎粒状，粉红色或红色，具红白相间的花纹，质软，易碎。碎断面有的具蜡样光泽，吸水性强。具黏土气，味淡，嚼之无沙粒感。

煅赤石脂（图11-15B）　段状或饼状，紫红色，具醋气。

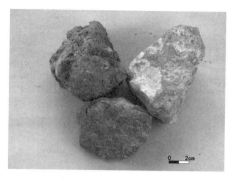

▲ 图 11-15A　赤石脂

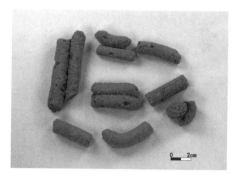

▲ 图 11-15B　煅赤石脂

16. 花蕊石

【来源】本品为变质岩类岩石蛇纹大理岩。主含碳酸钙及碳酸镁。主产于陕西、河南、浙江等地。全年均可采挖，采得后除去杂石及泥沙。以夹有黄绿色斑纹者为佳。

【炮制方法】

花蕊石　除去杂质，洗净，干燥，砸成碎块或碾成碎粒状。

煅花蕊石　将净花蕊石碎块装入耐火容器内，置无烟的炉火中，武火煅烧至红透时取出，放凉，临用时碾成碎粒状。

【成品性状】

花蕊石（图11-16A）　为不规则的碎块状或碎粒状，外表较粗糙，白色或灰白色，其间有浅绿色或淡黄色花纹，习称"彩晕"，对光照之有闪星状亮光。体重，质坚硬。碎断面不整齐。气微，味淡。

煅花蕊石（图11-16B）　形如花蕊石，灰白色，质脆，无臭，味淡。

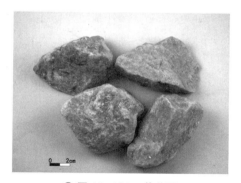

▲ 图 11-16A　花蕊石

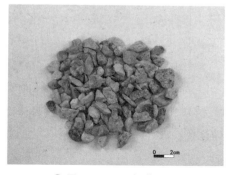

▲ 图 11-16B　煅花蕊石

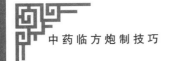
17. 青礞石

【来源】本品为变质岩类黑云母片岩或绿泥石化云母碳酸盐片岩。主产于湖南、湖北、四川、江苏等地。全年均可采挖，采得后除去泥沙及杂质。黑云母片岩以黑绿色、质软易碎、有光泽者为佳；绿泥石化云母碳酸盐片岩以灰绿色、有光泽者为佳。

【炮制方法】

青礞石 去净杂质，砸碎或碾成碎粒状。

煅青礞石 将净青礞石碎块装入耐火容器内，置无烟的炉火中，武火煅烧至红透时取出，放凉，应用时加工成碎粒或碾成细粉。

【成品性状】

青礞石（图 11-17A） 为不规则的碎块、碎粒。黑云母片岩褐黑色或绿黑色。具玻璃样光泽。质软，易碎，断面呈较明显的层片状。碎粉为黑色或绿黑色鳞片（黑云母），有似星点样闪光。气微，味淡。绿泥石化云母碳酸盐片岩，呈灰色或绿灰色，夹有银色或淡黄色鳞片，具珍珠样光泽。质松，易碎，碎粉为灰绿色鳞片（绿泥石化云母片）和类白色颗粒（主为碳酸盐），片状者具星点样闪光。遇稀盐酸产生气泡，加热后泡沸激烈。气微，味淡。

煅青礞石（图 11-17B） 呈不规则块状、粒状，颜色较生品变浅，青黄绿色，略有光泽，质软。气微，味淡。

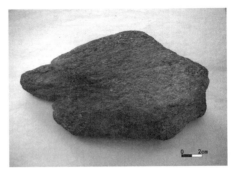
△ 图 11-17A 青礞石

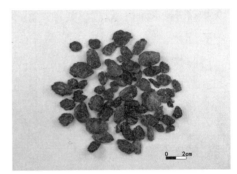
△ 图 11-17B 煅青礞石

18. 金礞石

【来源】本品为变质岩类蛭石片岩或水黑云母片岩。主产于河南、陕西、山西、河北等地。全年均可采挖，采得后除去杂石及泥沙。蛭石片岩以色泽金黄、质软易碎、有光泽者为佳。黑云母片岩以块整、色金黄、无杂质者为佳。

【炮制方法】

金礞石 去除杂质，砸碎或碾成碎粒状。

煅金礞石 取净金礞石碎块装入耐火容器内，置无烟的炉火中，武火煅烧至红透时取出，放凉，应用时加工成碎粒或碾成碎粒状。

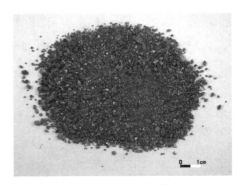
△ 图 11-18A 金礞石

【成品性状】

金礞石（图 11-18A）　本品为不规则块状或碎粒状，棕黄色或黄褐色，带有金黄色或银白色光泽。质脆，手捻易碎，具滑腻感。气微，味淡。

煅金礞石（图 11-18B）　呈深铁黄色，体轻，质软，易碎，碎后如麦麸。

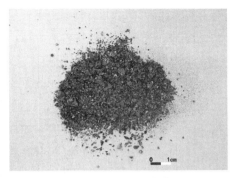

△ 图 11-18B　煅金礞石

19. 金精石

【来源】本品为单斜晶系硅酸盐类矿物蛭石族蛭石。主含铝硅酸镁。主产于河南、山东、山西、四川等地。采收后除去泥沙及杂石，挑选纯净的块片。以块大、色金黄、质柔软、无杂质者为佳。

【炮制方法】

金精石　除去杂质，洗净，干燥，砸成碎片或碾成碎粒状。

煅金精石　将净金精石碎片装入耐火容器内，置无烟的炉火中，武火煅烧至红透时取出，放凉。应用时加工成碎粒或碾成碎粒状。

【成品性状】

金精石（图 11-19A）　为不规则的碎片状或碎粒状，金黄色、暗棕色至墨绿棕色，表面光滑，有网状纹理，并具有金属光泽，质柔软。碎断面呈层状，无光泽。气微，味淡。

煅金精石（图 11-19B）　形如金精石，暗金黄色，易分层，质酥松，具光泽。气微，味淡。

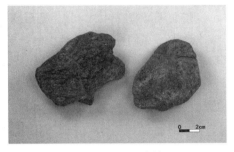

△ 图 11-19A　金精石

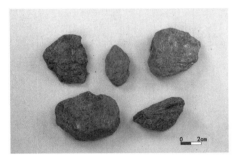

△ 图 11-19B　煅金精石

20. 炉甘石

【来源】本品为碳酸盐类矿物方解石族菱锌矿的矿石。主含碳酸锌。主产于广西、四川、云南、湖南等地。全年均可采挖，采得后除去杂石，洗净，晒干。以体轻、质松、色白者为佳。

【炮制方法】

炉甘石　除去杂质，砸成碎块。

煅炉甘石　将净炉甘石碎块装入耐火容器内，置无烟的炉火中，武火煅烧至红透时取出，迅即投入清水中浸淬，搅

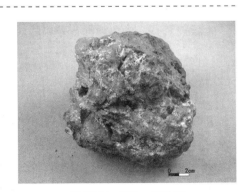

△ 图 11-20A　炉甘石

拌，倾取混悬液，将未煅透成块者捞出，晾干后，再反复煅烧，浸淬 3~4 次，最后将残渣去掉。取混悬液静置，倾去清水，取出沉淀物，干燥。

制炉甘石 将净黄连片、黄芩片及黄柏片置锅内，加适量清水煎煮，煮沸约 30 分钟，过滤，残渣再如法煎煮和过滤，合并 2 次煎液。将煎液加入炉甘石细粉中，拌匀，待吸尽，干燥，研散。每 100 kg 炉甘石粉，用黄连片、黄芩片、黄柏片各 12.5 kg，或单用黄连片 12.5 kg。

【成品性状】

炉甘石（图 11-20A） 呈不规则的碎块状，表面白色或淡红色，显粉性。体轻而质松，易碎。碎断面灰白色或淡棕色，呈颗粒性。气微，味微涩。

煅炉甘石（图 11-20B） 形如炉甘石，灰白色或白色，质轻松。气微，味微涩。

制炉甘石（图 11-20C） 呈深黄色极细粉状，质轻松，味苦。

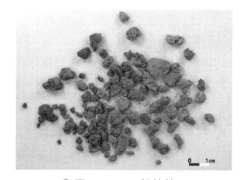

▲ 图 11-20B　煅炉甘石

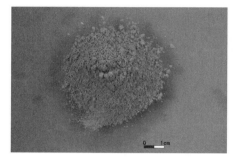

▲ 图 11-20C　制炉甘石

21. 钟乳石

【来源】本品为碳酸盐类矿物方解石族钟乳状方解石的岩石，主含碳酸钙。主产于广西、广东、湖北、四川等地。常见于石灰岩山洞中，含碳酸钙的水溶液从岩石裂隙滴下，经水分蒸发后积淀而成，自上向下逐渐增长，倒垂于洞顶。全年均可采挖，采得后除去杂石，洗净，干燥。以色白或灰白、断面有亮光者为佳。

【炮制方法】

钟乳石 除去杂质，洗净，干燥，砸成碎块或碾成碎粒状。

煅钟乳石 将净钟乳石碎块装入耐火容器内，置无烟的炉火中，武火煅烧至红透时取出，放凉。应用时加工成碎块或碾成碎粒状。

【成品性状】

钟乳石（图 11-21A） 略呈圆柱状、圆锥状或笔管状等，为一种钟乳状的集合体。表面白色、灰白色或棕黄色，粗糙，凹凸不平。体重，质硬，断面较平整，对光观察具闪星状的亮光，近中心常有一圆孔，圆孔周围有多数浅橙黄色同心环层。气微，味微咸。

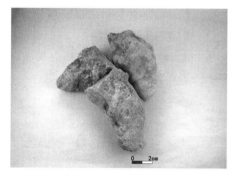

▲ 图 11-21A　钟乳石

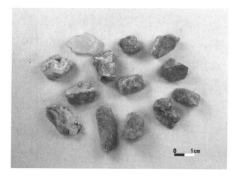

▲ 图 11-21B　煅钟乳石

煅钟乳石（图 11-21B）　形如钟乳石碎块，色泽变浅，无亮光，灰白色，质易碎。气微，味微咸。应用时捣碎。

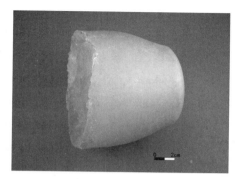

22. 秋石

【来源】本品为食盐的加工品。主含氯化钠。主产于安徽等地。以色白、块整者为佳。

【炮制方法】除去杂质，刷净灰屑，砸成碎块或碾成粉末。

【成品性状】本品为不规则的块或粉末。类白色或微黄白色，有光泽，质硬。气微，味咸（图 11-22）。

⬣ 图 11-22　秋石

23. 信石

【来源】本品为等轴晶系矿物砷华的矿石；或为单斜晶系矿物中的毒砂，或雄黄等含砷矿石的加工制成品。主含三氧化二砷，红砒含少量硫化砷。主产于江西、湖南、广东、贵州等地。全年均可采挖，采得后除净杂质。有红纹石、白纹石两种。前者以块状、色红润、有晶莹直纹、无渣滓者为佳；后者以块状、色白、有晶莹直纹无渣滓者为佳。

【炮制方法】除去杂质，砸成碎块或碾成细粉。

【成品性状】为不规则的碎块状或碎粒状，灰白色，或有黄色与棕色彩晕，略透明或不透明，具玻璃样或绢丝样光泽。质脆，易砸碎，气无（本品有大毒）（图 11-23）。

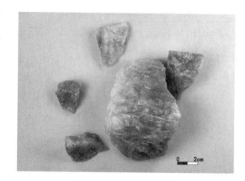

⬣ 图 11-23　信石

24. 禹余粮

【来源】本品为氢氧化物类矿物褐铁矿。主含碱式氧化铁。主产于江苏、浙江、河南、四川等地，全年均可采挖，采得后除去泥沙及杂石。以灰棕或红棕色相间、质硬但易击碎成粉、断面显层次、无杂石者为佳。

【炮制方法】

禹余粮　除去杂质，砸成碎块或碾成碎粒状。

煅禹余粮　将净禹余粮碎块装入耐火容器内，置无烟的炉火中，武火煅烧至红透时取出，放凉，加工成碎块或碾成碎粒状。

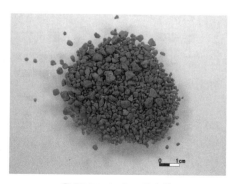

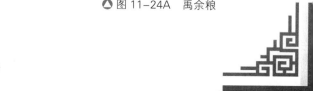

⬣ 图 11-24A　禹余粮

【成品性状】

禹余粮（图 11-24A） 为不规则斜方块状物。表面红棕色、灰棕色或淡棕色，多凹凸不平，或覆有黄色粉末。碎断面不整齐，显深棕色与淡棕色或浅黄色相间的层纹，深棕色的部分质坚硬，浅棕色部分较松。禹余粮中为黄褐色蛋石。蛋石砸散，砸碎面不整齐。具土腥气，味淡，嚼之无沙粒感。

煅禹余粮（图 11-24B） 呈块状或碎粒状。灰棕色或灰黄色，质较酥松，气微，无味。

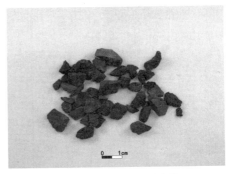

△ 图 11-24B　煅禹余粮

25. 胆矾

【来源】本品为三斜晶系矿物胆矾的晶体。主含含水硫酸铜。主产于云南、四川、山西、广东、陕西等地。全年均可采挖或生产。采得后选择蓝色玻璃样具光泽的结晶；或用硫酸作用于铜片或氧化铜制得。以块大色深蓝、具光泽、无杂质者为佳。

【炮制方法】去净杂质，砸成碎块。

【成品性状】本品为棱柱形或不规则的块状结晶体。深蓝色或浅蓝色，半透明，似玻璃光泽，质脆。气微，味涩（图 11-25）。

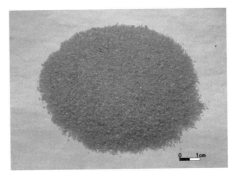

△ 图 11-25　胆矾

26. 铁落

【来源】本品为生铁煅至红赤，外层氧化时被锤落的铁屑。主含四氧化三铁。全国各地均产。收集煅铁时锤落的铁屑，除去煤土杂质，洗净，晒干。以片薄、均匀、无杂质者为佳。

【炮制方法】

铁落　除去杂质，簸去灰屑，洗净，晒干。

煅铁落　将净铁落装入耐火容器内，置无烟的炉火中，武火煅烧至红透时取出，迅即投入米醋内浸淬，捞出，晾干。每 100 kg 铁落，用米醋 25 kg。

【成品性状】

铁落（图 11-26A） 为灰黑铁屑，有金属光泽，质坚。

煅铁落（图 11-26B） 为黑色铁屑，无金属光泽，略有醋气。

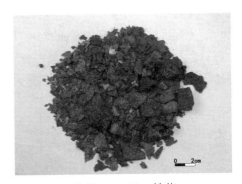

△ 图 11-26A　铁落

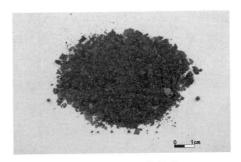

△ 图 11-26B　煅铁落

27. 海浮石

【来源】本品为火成岩类岩石形成的多孔状石块（浮石）或胞孔科动物脊突苔虫 *Costazia aculeata* Canu et Bassler 的干燥骨骼（海浮石）。我国沿海各省多有生产，主产于广东、福建、浙江、山东、辽宁等地。全年可采。自海中捞出，用清水洗去盐质及泥沙，干燥。浮石以体轻、灰白色、浮水者为佳；脊突苔虫的骨骼以体轻、灰黄色、浮水者为佳。

【炮制方法】

浮石 / 海浮石　除去杂质，洗净，晒干，砸成碎块或碾成碎粒状。

煅浮石 / 煅海浮石　将净浮石、净海浮石碎块装入耐火容器内，置无烟的炉火中，武火煅烧至红透时取出，放凉；加工成碎块或碾成碎粒状。

【成品性状】

浮石（图 11-27A）　呈海绵样，表面粗糙，具多数细孔，碎断面粗糙，有小孔。体轻，入水不沉，气微弱，味淡。

海浮石（图 11-27B）　呈珊瑚样不规则的碎块，灰白色或灰黄色。表面有多数细孔，碎断面密具细孔。体轻，入水不沉，质硬而脆。气微腥，味微咸。

煅浮石（图 11-27C）　形如浮石，暗灰色，质酥脆。气微，味淡。

煅海浮石（图 11-27D）　形如海浮石，暗灰色，质酥脆。气微，味淡。

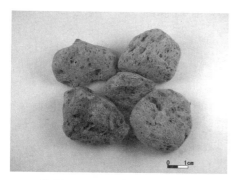

🔺 图 11-27A　海浮石（浮石）

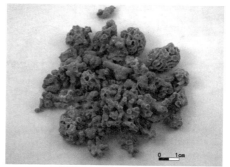

🔺 图 11-27B　海浮石

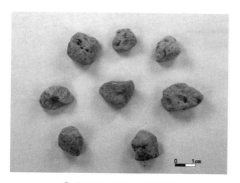

🔺 图 11-27C　煅浮石

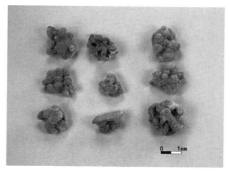

🔺 图 11-27D　煅海浮石

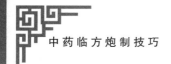
28. 蛇含石

【来源】本品为氧化物矿物褐铁矿的结核。主含三氧化二铁。主产于浙江、江苏、河南、广东等地。全年均可采挖，采得后除去泥沙及杂石。以铁黄色、形圆、体质坚重者为佳。

【炮制方法】

蛇含石 除去杂质，洗净，干燥，砸成碎块或碾成粉末。

煅蛇含石 将净蛇含石碎块装入耐火容器内，置无烟的炉火中，武火煅烧至红透时取出，放凉，应用时加工成碎块或碾成粉末。

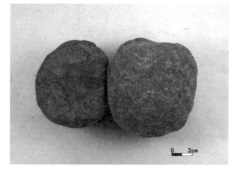

⬣ 图 11-28A 蛇含石

【成品性状】

蛇含石（图 11-28A） 为不规则的碎块状或粉末，黄棕色或深棕色，表面粗糙，凹凸不平。质坚硬，较难砸碎。有的断面中央呈黄白色，有金属光泽（黄铁矿）；有的断面边缘呈暗棕色或深黄色，最外层则为黄棕色，粉质（褐铁矿）。气微，味淡。

煅蛇含石（图 11-28B） 形如蛇含石，铁青色或红黑色，质较脆，无光泽。气微，味淡。用时粉碎。

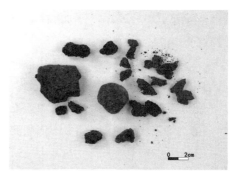

⬣ 图 11-28B 煅蛇含石

29. 密陀僧

【来源】本品为铅矿石冶炼而成的粗制氧化铅。主含氧化铅。主产于广东、湖南、湖北、福建等地。全年均可收集和制备。以往取自铅矿提炼银、铅时沉积于炉底的副产品，收集后除去杂质。目前系将铅熔融后，用长铁棍在熔铅中旋转几次，部分熔铅黏附于铁棍上，取出，浸入冷水中，熔铅冷却后变成氧化铅固体，即为密陀僧。以色黄、有光泽、内外一致、无杂质者为佳（本品有毒）。

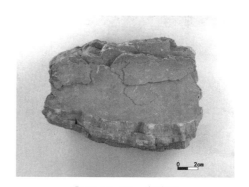

⬣ 图 11-29 密陀僧

【炮制方法】去净杂质，加工成碎块或碾成细粉。

【成品性状】本品呈块状或粉末状，黄色或褐黄色，体较重，无臭（图 11-29）。

30. 琥珀

【来源】本品为古代松科松属植物的树脂，埋藏于地下经年久转化而成的化石状物质。主含树脂、挥发油。主产于云南、广西、河南、福建、贵州、辽宁等地。全年均可采挖，从地层或煤层中挖出后，

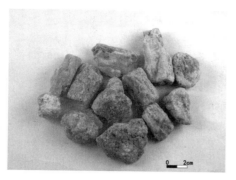

△ 图 11-30A　琥珀

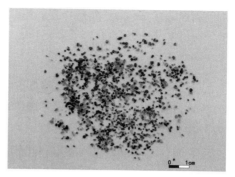

△ 图 11-30B　煤珀

除去沙石、泥土及煤屑等杂质。从地下挖出者称"琥珀"。从煤中挑出者称"煤珀"。琥珀以色红、质脆、断面光亮者为佳；煤珀以色黄棕、断面有玻璃样光泽者为佳。

【炮制方法】去净杂质，加工成碎块或碾成粉末。

【成品性状】本品为不规则的碎块状、颗粒状。琥珀（图 11-30A）呈血红色或黄棕色等，表面不平坦，有光泽，质松脆，捻之易成粉末。煤珀（图 11-30B）呈棕色至乌黑色，表面略有光泽，或呈透明、半透明玻璃样体，质坚硬，不易碎。气无，味淡，嚼之无沙石感。

31. 硝石

【来源】本品为斜方晶系矿物硝石经加工炼制而成的结晶体。主含硝酸钾。主产于山东、江苏、湖南、贵州等地。全年均可开采和炼制。将含硝的土块砸碎后置桶内，加水浸泡调匀，经多次过滤，取滤液澄清，置蒸发锅内加热蒸去水分，取出冷却，收集析出的结晶，即为硝石。以色白、透明、无杂质者为佳。

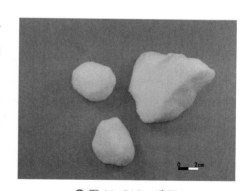

△ 图 11-31A　硝石

【炮制方法】

硝石　除去杂质，敲碎或加工成碎粒状。

制硝石　先将萝卜洗净，切薄片，置锅中，加适量清水煮透，再将硝石倒入共煮，至全部溶解，取出，滤去杂质及萝卜片，滤液静置于阴凉处冷却，待结晶析出，捞出，晾干，用时研细。每 100 kg 硝石块，用萝卜 20 kg。

【成品性状】

硝石（图 11-31A）　为不规则的柱状晶体、晶状粉末或聚集成块状，白色或类白色，较透明，质脆。碎断面具玻璃样光泽。气无，味苦。

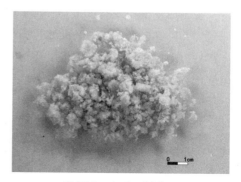

△ 图 11-31B　制硝石

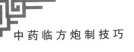

制硝石（图 11-31B）　呈结晶性片状或碎粒状，类白色，具玻璃样光泽。气无，味苦。

32. 硫黄

【来源】本品为自然元素类斜方晶系矿物硫族矿物自然硫，或用含硫矿物经加工制得的升华结晶体。主含硫。主产于山西、陕西、河南、山东、湖北、湖南、江苏、四川、广东等地。全年均可采挖和制备。将泥块状的硫黄及矿石放于陶罐内，加热熔化，除去杂质，倒入模型中，冷后取出。以色黄、光亮、质松脆、无杂质者为佳。

【炮制方法】

硫黄　去净杂质，砸成碎块。

制硫黄　先将豆腐切成片，铺一层于锅内，再铺上一层净硫黄碎块，如此层层铺好，加清水没过药材，文火煮至豆腐呈黑绿色时（豆腐显黑绿色，是硫黄与铁锅或铜锅在加热过程中，产生了某种化学反应的结果。当炮制所用容器是铝锅、不锈钢锅或非金属容器时，豆腐不显黑绿色），取出，除去豆腐，用水漂净，阴干。每 100 kg 硫黄块，用豆腐 200 kg。

【成品性状】

硫黄（图 11-32A）　为不规则的小碎块，黄色，或带浅绿色或浅棕黄色。表面不平坦，常有麻纹及细沙孔，具光泽，半透明。体轻，质脆。碎断面常呈粗针状结晶形。具特殊臭气，味淡。

制硫黄（图 11-32B）　形如硫黄碎块，黄褐色或黄绿色，臭气不明显。

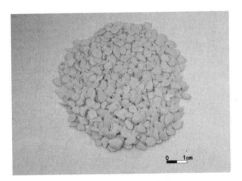

▲ 图 11-32A　硫黄

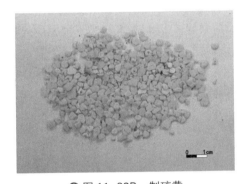

▲ 图 11-32B　制硫黄

33. 雄黄

【来源】本品为硫化物类矿物雄黄族雄黄的矿石，主含二硫化二砷。主产于湖南、湖北、贵州、云南、四川等地。全年均可采挖，采得后，除去杂质及沙石。以块大、质脆、色红、有光泽者为佳（本品有毒）。

【炮制方法】

雄黄粉　除去杂质，置乳钵中，加清水共研细后，再加多量的清水，搅拌，待粗粉粒下沉，细粉粒悬浮于水中时，倾取上层混悬液，下沉的粗粉粒加清水再研再飞，如此反复

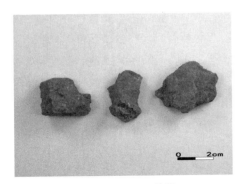

▲ 图 11-33A　雄黄

操作数次,至不能再水飞为止,弃去杂质。合并混悬液,静置,分取沉淀,干燥后再研散。

【成品性状】

雄黄(图11-33A) 本品为橘红色或深红色不规则块状,大小不一,表面覆有橙黄色粉末,体重,质松易碎,断面粗糙,具树脂样光泽,微有特异的臭气。

雄黄粉(图11-33B) 本品为极细腻的粉末,棕红色,微有特异的臭气,味淡。

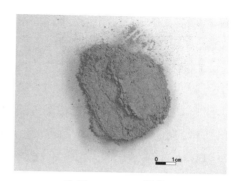

▲ 图 11-33B 雄黄粉

34. 紫石英

【来源】本品为氟化物类矿石萤石族萤石的矿石。主含氟化钙。主产于浙江、江苏、辽宁、黑龙江、河北、湖北等地。全年均可采挖,采得后除去杂石及泥沙。以色紫、透明者为佳。

【炮制方法】

紫石英 除去杂质,洗净,晾干,砸成块状或碾成细末。

煅紫石英 将净紫石英碎块装入耐火容器内,置无烟的炉火中,武火煅烧至红透时取出,迅即投入米醋中浸淬,捞出,晾干,应用时加工成碎块或碾成细末。每100 kg紫石英块,用米醋30 kg。

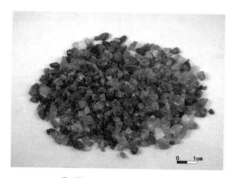

▲ 图 11-34A 紫石英

【成品性状】

紫石英(图11-34A) 为不规则或具棱角的碎块状或粉末。紫色或绿色,深浅不等,条痕白色,半透明至透明,有玻璃样光泽,表面不整齐,常有裂纹。体重,质坚硬。气微,味淡。

煅紫石英(图11-34B) 呈碎块或粉末状,棕黄色,光泽变暗,略有醋气。

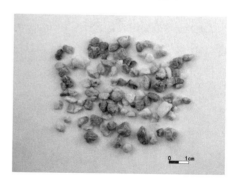

▲ 图 11-34B 煅紫石英

35. 紫硇砂

【来源】本品为紫色石盐矿石。主含氯化钠。主产于甘肃、青海、新疆、青藏等地。全年可采,采得后除去沙石及杂质。以块整、紫红、断面晶亮、无杂质者为佳。

【炮制方法】

紫硇砂 去净杂质及泥沙,砸成碎块。

煅紫硇砂 将净紫硇砂碎块装入耐火容器内,置无烟的炉火中,武火煅烧至红透时取出,迅即投入米醋中浸淬，捞出，晾干，应用时加工成碎块或碾成碎粒状。每 100 kg 紫硇砂块，用米醋 30 kg。

制紫硇砂 将净紫硇砂碎块放搪瓷盆内，加入米醋与适量清水，水浴加热至溶解后，滤除杂质，静止后取上清液，再倒入搪瓷盆内，水浴加热浓缩，随着水分的蒸发，液面析出结晶，随析随捞，至无结晶析出为止，将结晶干燥，研细。每 100 kg 紫硇砂块，用米醋 30 kg。

【成品性状】

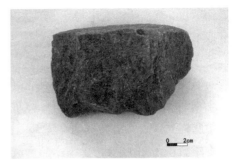

▲ 图 11-35A 紫硇砂

紫硇砂（图 11-35A） 多呈立方形或不规则块状结晶体，有棱角，凹凸不平，表面暗红色或紫红色，无光泽或稍有光泽。体重、质坚而脆，易砸碎。新碎断面紫红色，呈沙粒样结晶，具玻璃样光泽，手摸之有凉感。有氨臭，味苦刺舌。

煅紫硇砂（图 11-35B） 呈碎块或粉末状，灰棕色，光泽变暗，略有醋气。

制紫硇砂 呈粉末状。灰白色或微带黄色，无光泽。味咸、苦。

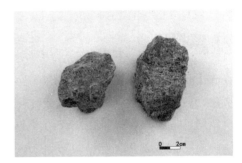

▲ 图 11-35B 煅紫硇砂

36. 鹅管石

【来源】 本品为腔肠动物树珊瑚科的栎珊瑚 *Balanophyllia* sp. 或笛珊瑚 *Sysingora* sp. 的石灰质骨骼。主含碳酸钙。主产于广东、广西等地。全年均可采收，采得后除去杂质，取条状物，洗净，干燥。以管细、质硬脆、色白、无杂质泥沙者为佳。

【炮制方法】

鹅管石 除去杂质，洗净，干燥，砸成碎块或碾成碎粒状。

煅鹅管石 将净鹅管石碎块装入耐火容器内，置无烟的炉火中，武火煅烧至红透时取出，放凉，应用时加工成碎块或碾成碎粒状。

【成品性状】

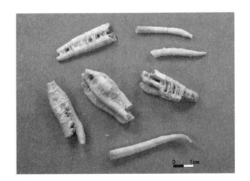

▲ 图 11-36A 鹅管石

鹅管石（图 11-36A） 为不规则圆管形的碎块或碎粒状。表面乳白色或灰白色，有突起的节状横环纹及纵直棱线，质硬而脆。碎断面有多数中隔，自中心呈放射状排列。气无，味微咸。

煅鹅管石（图 11-36B） 形如鹅管石，灰白色，质酥松。

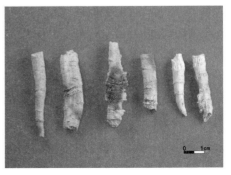

▲ 图 11-36B 煅鹅管石

气无，味微咸。

37. 滑石

【来源】本品为硅酸盐类矿物滑石族滑石的矿石。主含含水硅酸镁。主产于山东、江苏、山西、辽宁等地。全年均可采挖。采得后除去泥沙及杂石。以色青白、滑润、无杂石者为佳。

【炮制方法】

滑石 除去杂石，洗净，干燥。

滑石粉 将净滑石碎块研成细粉，或取净滑石粗粉，置乳钵中，加入多量的清水，研磨，搅拌，待粗粉粒下沉、细粉粒混悬于水中时，倾取上层混悬液，余渣再研再飞，弃去残渣。合并混悬液，静置，分取沉淀，干燥后再研散。

【成品性状】

滑石（图 11-37A） 为不规则的碎块或碎粒状，白色、黄白色或淡蓝灰色，有蜡样光泽。质软细腻，手摸有滑润感，无吸湿性，置水中不崩散。气微，味淡。

滑石粉（图 11-37B） 呈极细腻的粉末状，白色或青白色，手捻有滑腻感。无臭，无味。

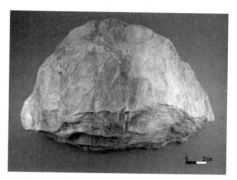

⬆ 图 11-37A 滑石

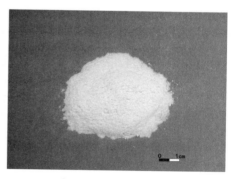

⬆ 图 11-37B 滑石粉

38. 寒水石

【来源】本品为含硫酸钙的矿物红石膏（我国北方多用）及主含碳酸钙的矿物方解石（南方多用）的矿石。红石膏主产于河南、山东、四川等地，习称"北寒水石"；方解石主产于河北、湖南、安徽、江西等地，称"南寒水石"。全年均可采挖，采得后除去泥沙及杂石。红石膏以纯净、片状、肉红色、上有细丝纹、具光泽者为佳。方解石以色白透明、有如含水状之光泽、击碎后呈方形具棱角者为佳。

【炮制方法】

寒水石 除去杂质，洗净，干燥，砸碎或碾成碎粒状。

煅寒水石 将净寒水石碎片或块装入耐火容器内，置无烟的炉火中，武火煅烧至红透时取出，放凉，用时加工成碎块或粉碎。

【成品性状】

寒水石（图 11-38A，B） 北寒水石为不规则的块状或碎粒状，粉白色或肉红色，表面凹凸不平，质硬，碎断面不平坦，淡肉红色，有细丝状纵条纹，对光照之可见散在的微小亮星，有土腥气。南寒水石为不规则的块状，斜方柱状或碎粒状，白色或黄白色，透明或不透明，质坚硬，碎断面平坦光滑，有光泽，方形具棱角。气微，无味。

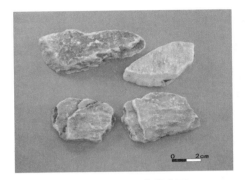

▲ 图 11-38A 北寒水石

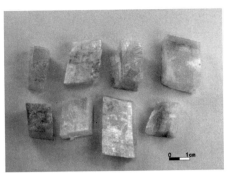

▲ 图 11-38B 南寒水石

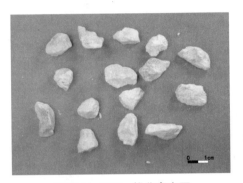

▲ 图 11-38C 煅北寒水石

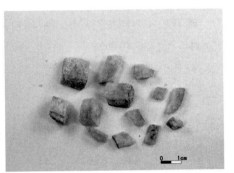

▲ 图 11-38D 煅南寒水石

煅寒水石（图 11-38C，D） 呈粉末状或块状，灰白色，无光泽，质脆。气微，无味。

39. 硼砂

【来源】本品为单斜晶系硼酸盐类硼砂族矿物硼砂经精制而成的结晶。主含含水四硼酸钠，主产于青海、西藏、云南、四川等地。全年均可采挖，采得后将矿砂溶于沸水中，溶解后滤过，滤液放冷，待析出结晶，取出，晾干。或将滤液倒入缸内，在缸上放数条横棍，棍上系数条麻绳或线绳，绳下端吊一铁钉，使绳垂直沉入溶液内，冷却后，在绳上与缸底都有结晶析出，取出干燥。结在绳上者名"月石坠"，在缸底者称"月石块"。以色青白、纯净、半透明、能溶于水者为佳。

【炮制方法】

硼砂 去净杂质，用时捣碎。

煅硼砂 将其净制品粉碎置锅内，武火煅至或炒至所含结晶水完全蒸发、松泡，放凉，取出，用时碾成粉末。

【成品性状】

硼砂（图 11-39A） 为不规则的块状、碎块状或粒状，无色透明或白色半透明，有玻璃样光泽。体轻，质脆，易碎。气无，味咸、苦。

煅硼砂（图 11-39B） 呈蜂窝状，粉碎后为细粉状，白色，质酥松。气无，味咸、苦。

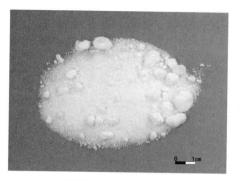

图 11-39A 硼砂

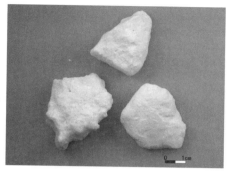

图 11-39B 煅硼砂

40. 磁石

【来源】本品为氧化物类矿物尖晶石族磁铁矿的矿石。主含四氧化三铁。主产于江苏、山东、辽宁、广东、安徽、河北等地。全年均可采挖，采得后除去泥沙及杂石。以色灰黑、断面致密有光泽、能吸铁者为佳。

【炮制方法】

磁石 去净杂质，砸成碎块或碾成碎粒状。

煅磁石 将净磁石碎块装入耐火容器内，置无烟的炉火中，武火煅烧至红透时取出，迅即投入米醋内浸淬，捞出，晾干，再反复烧毁和浸淬，至酥脆为止。干燥后加工成碎块或粉碎。每 100 kg 磁石块，用米醋 30 kg。

【成品性状】

磁石（图 11-40A） 呈不规则的块状、碎块状，灰黑色或棕褐色，具金属光泽。体重，质坚硬，碎断面不整齐，具磁性。有土腥气，味淡。

煅磁石（图 11-40B） 呈块状碎粒状，深灰黑色，不具磁性。略有醋气。

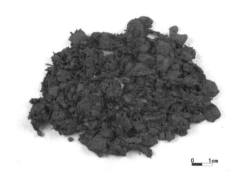

图 11-40A 磁石

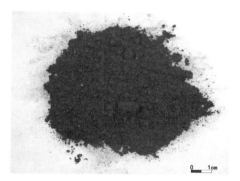

图 11-40B 煅磁石

第十二章

其他类

1. 儿茶

【来源】本品为豆科植物儿茶 *Acacia catechu*（L. f.）Willd. 的去皮枝、干的干燥煎膏。主产于缅甸、印度尼西亚、泰国、马来西亚及我国云南。冬季采收枝、干或枝叶，破碎成块，加水煎煮，过滤，浓缩，至呈糖浆状时倾于模型内，干后取出。儿茶膏以黑色略带红色、不糊不碎、收敛性强者为佳。

【炮制方法】除去杂质，刷去灰屑。

【成品性状】本品呈方形或不规则的块状，大小不一。儿茶膏呈黑褐色或棕褐色，光滑而稍有光泽。质硬脆，易碎，碎断面不整齐，具光泽。有细孔，遇湿有黏性。气微，味涩、苦，略回甜（图12-1）。

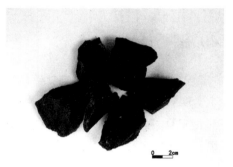

⚫ 图 12-1　儿茶

2. 天竺黄

【来源】本品为禾本科植物青皮竹 *Bambusa textilis* Mcclure 或华思劳竹 *Schizostachyum chinense* Rendle 等秆内的分泌液积聚干涸后的片状或粒状物。野生或合成。主产云南、广西、广东等地。秋冬季砍取生有竹黄的枯竹，刮取，晾干。以干燥、块大、淡黄白色、质脆、光亮、吸水性强者为佳。

【炮制方法】除去杂质，筛去灰屑。

【成品性状】本品为不规则的块状或颗粒状，大小不一。表面灰蓝色、灰黄色或灰白色，有的呈洁白色，半透明，略带光泽。体轻，质硬而脆，易破碎，吸湿性强。气微，味淡（图12-2）。

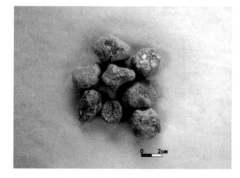

⚫ 图 12-2　天竺黄

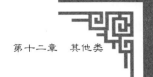

3. 五倍子

【来源】本品为漆树科植物盐肤木 *Rhus chinensis* Mill.、青麸杨 *Rhus potaninii* Maxim. 或红麸杨 *Rhus punjabensis* Stew. var. *sinica*（Diels）Rehd.et Wils. 叶上的虫瘿，主要由五倍子蚜 *Melaphis chinensis*（Bell）BaKer 寄生而形成。主产于四川、贵州、陕西、湖北、河南、福建等地。秋季采摘，置沸水中略煮或蒸至表面呈灰色，以杀死内部蚜虫，干燥。按外形不同，分为"肚倍"和"角倍"。以个大、完整、壁厚、色灰褐者为佳。

【炮制方法】用时敲开，除去杂质。

【成品性状】

肚倍（图 12-3A）　呈长圆形或纺锤形囊状，长 2.5~6.0 cm，直径 1.5~4.0 cm。表面灰褐色或灰棕色，微有柔毛。质硬而脆，易破碎，断面角质样，有光泽，壁厚 0.2~0.3 cm，内壁平滑，有黑褐色死蚜虫及灰色粉状排泄物。气特异，味涩。

角倍（图 12-3B）　呈不规则的囊状或菱角状，有若干瘤状突起或角状分支，表面黄棕色至灰棕色，有灰白色软滑的绒毛，壁较薄。内面及气味同肚倍。

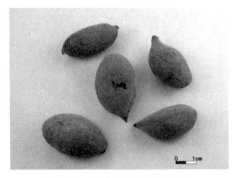

◎ 图 12-3A　五倍子（肚倍）

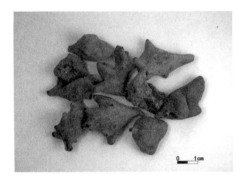

◎ 图 12-3B　五倍子（角倍）

4. 六神曲

【来源】本品为鲜辣蓼、鲜青蒿、鲜苍耳草、赤小豆等中药加入面粉混合后，经发酵而成的曲剂。全国各地均可生产。以色黄棕、块整，具香气、无虫蛀者为佳。

【炮制方法】

六神曲　取赤小豆、苦杏仁各 5 kg，磨成粗粉，加入全麦粉 100 kg，混合均匀。另取鲜青蒿、鲜苍耳草、鲜辣蓼草各 5 kg，切碎，加水适量煮成药液，去渣。再将面粉置锅内，加入药液，搓揉混合，制成软材（以握之成团，弹之松散为宜）。装入模内，压实成块。取出，置于室内铺一层整棵鲜青蒿，放一层曲块，层层相间堆放，置 30~37℃条件下发酵至全部生黄衣时，取出，切成色子（骰子）小块，晒干。

麸六神曲　先将锅用武火加热，均匀撒入麦麸皮，待冒烟时投入净六神曲块，急速翻搅，熏炒至表面深黄色时及时取出，筛去焦麸皮，放凉。每 100 kg 六神曲，用麸皮 10 kg。

焦六神曲　将净六神曲块置锅内，文火炒至表面呈焦黄色、有焦香味逸出时取出，放凉。

清炒六神曲　将净色子（骰子）块六神曲置锅内，文火炒至表面呈黄色、有香气逸出时取出，放凉。

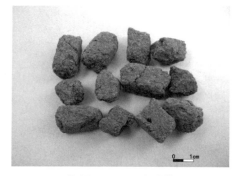

▲ 图 12-4A 六神曲

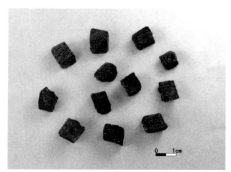

▲ 图 12-4B 麸六神曲

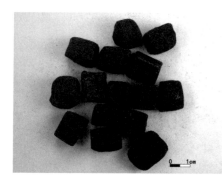

▲ 图 12-4C 焦六神曲

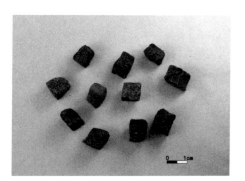

▲ 图 12-4D 清炒六神曲

【成品性状】

六神曲（图 12-4A） 为立方形小块，表面灰黄色，粗糙。质坚脆，断面粗糙。气特异，味苦。

麸六神曲（图 12-4B） 形如六神曲，表面深黄色，有麸香气。

焦六神曲（图 12-4C） 形如六神曲，表面焦黄色，微带焦斑，气焦香并稍带有焦烟气。

清炒六神曲（图 12-4D） 形如六神曲，色泽加重，有炒香气。

5. 伏龙肝

【来源】本品为久经柴草熏烧的灶心土，主含硅酸、氧化铝及氧化铁。多产于农村。将烧结的棕褐色土块取下，用刀削去焦黑部分及杂质。以块大、色棕褐、质细无沙石者为佳。

【炮制方法】除去杂质，砸成碎块或碾成粉末。

【成品性状】本品为大小不一的碎块状或粉末，棕褐色或棕黄色，质硬。碎断面棕褐色，常有蜂窝状小孔。具烟熏气，味淡（图 12-5）。

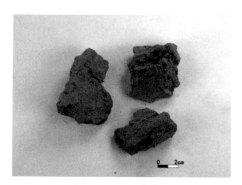

▲ 图 12-5 伏龙肝

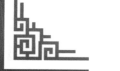

6. 冰片

【来源】本品为龙脑香科植物龙脑香 *Dryobalanops aromatica* Gaertn. f. 的树干（或树脂），经水蒸气蒸馏冷却而得的结晶，称"龙脑冰片"；菊科植物艾纳香 *Blumea balsamifera* DC. 的叶提取的结晶称艾片；樟脑、松节油等用化学方法合成的加工成品称机制冰片。龙脑香主产于印度尼西亚及我国台湾；艾纳香主产于广东、广西、台湾、贵州等地；机制冰片在广州、北京、上海等地均有生产。龙脑冰片以片大而薄、色洁白、质松、气清香纯正者为佳；艾片以片大、质薄、洁白、松脆、清香者为佳。

【炮制方法】

冰片 用时研成细粉。

清炒冰片 将净龙脑冰片置锅内，文火炒至表面呈淡棕色、有冰片香气逸出时取出，放凉。

【成品性状】

冰片（图12-6A） 龙脑冰片片大而薄、色洁白、质松、气清香纯；艾片片大、质薄、洁白、松脆、清香。龙脑冰片类白色或淡灰棕色，嚼之则慢慢溶化。艾片白色，辛凉味浓烈。机制冰片白色。

清炒冰片（图12-6B） 形如冰片，表面呈淡棕色，辛凉味浓烈。

7. 红曲

【来源】本品为曲霉科真菌紫色红曲霉 *Monascus purpureus* Went 寄生在粳米上而成的红曲米；也可以加工制成：选择红色土壤土层，挖下深坑，在坑的上下周围铺以篾席，将粳米倒入其中，上压重石，使其发酵逐渐变红。经三四年后，米粒外皮紫红色、内呈红色为度，取出，干燥。主产于广东、福建。以色红质酥、陈久者为佳。

【炮制方法】

红曲 去净杂质，筛去灰屑。

红曲炭 将净红曲置热锅内，用武火微炒，使外部呈黑色、内部呈老黄色为度，喷淋清水，冷却，取出晾干。

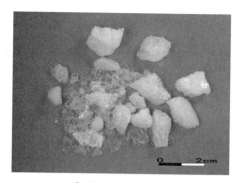

△ 图12-6A　冰片

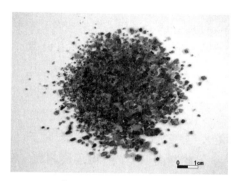

△ 图12-6B　清炒冰片

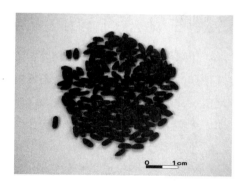

△ 图12-7A　红曲

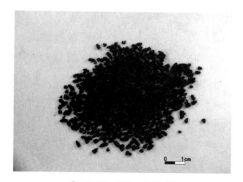

△ 图12-7B　红曲炭

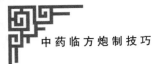

【成品性状】

红曲（图12-7A）　为不规则的颗粒，形如碎米，表面棕红色。质脆，断面粉红色。微有酵酸气，味淡。

红曲炭（图12-7B）　形似红曲，外皮呈黑色，内部呈老黄色，有焦香味。

8. 芜荑

【来源】本品为榆科植物大果榆 *Ulmus macrocarpa* Hance 的果实、花及叶经加工而成的药块。主产于山西、河北等地。春末夏初采摘果实及花、叶与榆树皮粉、红泥土混合成糊状，经数日后果实与花叶腐烂，并与泥土混杂在一起，做成方块，晒干。

【炮制方法】除去杂质，刷去灰污，掰成小块。

【成品性状】本品呈不规则的块状，表面黄棕色或褐黄色，有多数裂隙，鳞片状种子错综粘连。体轻，质松脆。碎断面黄黑色，可层层剥离。气特臭，味微酸、涩（图12-8）。

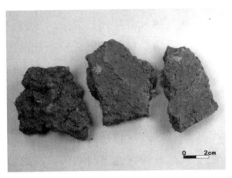

△图12-8　芜荑

9. 阿胶

【来源】本品为马科动物黑驴 *Equus asinus* Linnaeus 或其他驴的皮去毛后熬制成的固体胶块。主产于山东、河北、河南、北京、辽宁、浙江等地。以身干、色棕黑、光亮、透明、无腥臭气、经夏不软者为佳。

【炮制方法】

阿胶　捣成碎块，或烘软后切成0.6 cm左右立方块(丁)。

阿胶珠　①将蛤粉置锅内，中火加热至翻动显灵活状态后，投入净阿胶丁，翻炒至鼓起呈圆球形、内无溏心（无胶荏）时迅即取出，筛去蛤粉，放凉。蛤粉用量，以烫炒时能将阿胶丁全部掩埋并剩余部分为宜。②将蒲黄置锅内，文火加热至翻动显灵活状态后，投入净阿胶丁，翻炒至鼓起呈圆球形、内无溏心（无胶荏）时迅即取出，筛去蒲黄，放凉。蒲黄用量，以烫炒时能将阿胶丁全部掩埋并剩余部分为宜。

【成品性状】

阿胶（图12-9A，B）　呈立方块或为不规则的碎块，

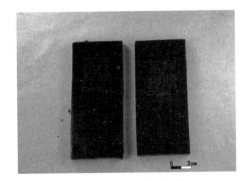

△图12-9A　东阿阿胶

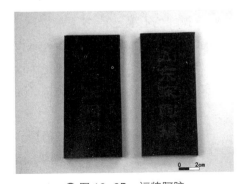

△图12-9B　福牌阿胶

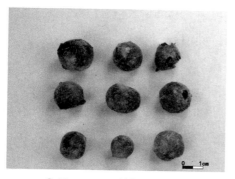

▲ 图 12-9C　蛤粉烫阿胶珠

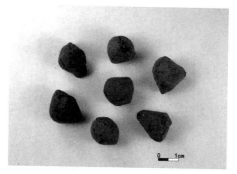

▲ 图 12-9D　蒲黄烫阿胶珠

黑褐色，有光泽，质硬而脆。断面光亮，碎片对光照视呈棕色半透明。气微，味微甜。

　　蛤粉烫阿胶珠（图 12-9C）　呈类圆球形，表面黄白色或淡黄色，光滑，附有蛤粉细粉。质脆，易碎。碎断面中空略成海绵状，淡黄色。气微，味微甜。

　　蒲黄烫阿胶珠（图 12-9D）　呈类圆球形，表面棕黄色或深棕色，光滑，附有蒲黄细粉。质脆，易碎。

　　注意：烫制胶珠火候十分重要。火候太过则胶珠色泽变深。

10. 青黛

　　【**来源**】本品为爵床科植物马蓝 *Baphicacanthus cusia* (Nees) Bremek.、蓼科植物蓼蓝 *Polygonum tinctorium* Ait. 或十字花科植物菘蓝 *Isatis indigotica* Fort. 的叶或茎叶经加工制得的干燥粉末或团块。主产于福建、云南、江苏、安徽等地。以体轻、粉细，能浮于水面，燃烧时生紫红色火焰者为佳。

　　【**炮制方法**】拣去杂质，研成细粉。

　　【**成品性状**】本品为深蓝色的粉末，体轻，易飞扬；或呈不规则多孔形的团块，用手搓捻即成细末。微有草腥气，味淡（图 12-10）。

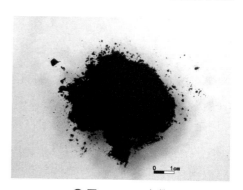

▲ 图 12-10　青黛

11. 柿霜

　　【**来源**】本品为柿科植物柿 *Diospyros kaki* L. f. 的果实（柿子）制成柿饼时所析出的白色粉霜，刷下，即为柿霜。主产于河南、山东等地。秋季摘下成熟的柿子，削去外皮，日晒夜露，约经 1 个月后，放置蓆圈内，再经 1 个月左右，在柿饼表面渗出一层白色粉霜，刷下后，即为柿霜；将柿霜放入锅内加热熔化，至呈饴状时，倒入特制的模具中，待冷却后取出，干燥，即为柿霜饼。以身干、

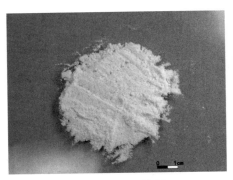

▲ 图 12-11A　柿霜

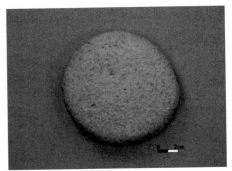

▲ 图 12-11B　柿霜饼

白色或灰白色、块匀不碎、味甜而有清凉感者为佳。

【炮制方法】

柿霜　除去杂质，过40目筛。

柿霜饼　将柿霜放入锅内加热熔化，至呈饴状时，倒入特制的模具中，待冷却后取出，干燥。

【成品性状】

柿霜（图12-11A）　呈粉末状，白色，容易潮解。气微，味甜，并有清凉感。

柿霜饼（图12-11B）　呈扁圆形，灰白色或棕黄色。一面平坦，略具沟纹，另一面光滑，中部较厚，周边逐薄，边缘光滑，易潮解或碎裂。气微，味甜而略清凉。

12. 海金沙

【来源】本品为海金沙科植物海金沙 *Lygodium japonicum*（Thunb.）Sw. 的干燥成熟孢子。均系野生。主产于福建、浙江、广东、江西等地。秋季孢子成熟时采收。早晨露水多时，采割带孢子的藤叶，置日光下暴晒，抖落下孢子，除去藤叶及杂质。以色棕黄、体轻、手捻光滑者为佳。

【炮制方法】除去杂质及残留的碎叶，过细筛。

【成品性状】本品呈粉末状，黄棕色或浅棕黄色。体轻，手捻之有光滑感，置手中易从指缝滑落。气微，味淡（图12-12）。

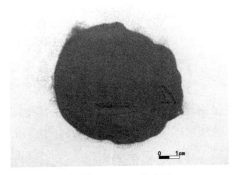

▲ 图 12-12　海金沙

13. 蟾酥

【**来源**】本品为蟾蜍科动物中华大蟾蜍 *Bufo bufo gargarizans* Cantor 或黑眶蟾蜍 *Bufo melanostictus* Schneider 的干燥分泌物。野生或养殖。主产于山东、河北、江苏、浙江等地。多于夏、秋季捕捉蟾蜍，洗净，挤取耳后腺及皮肤腺的白色浆液，加工、干燥。以色红棕、断面角质状、半透明、有光泽者为佳。

【**炮制方法**】将蟾酥去净杂质。

【**成品性状**】呈圆块状或饼状，显棕褐色，气微腥，味初甜而后有持续性麻辣感，粉末嗅之易作嚏（本品有毒）（图 12-13）。

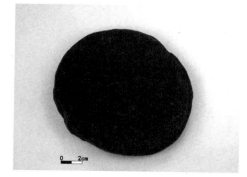

△ 图 12-13　蟾酥

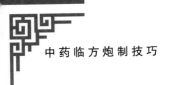

参考文献

1. 国家药典委员会 . 中华人民共和国药典（2015 年版一部）[M]. 北京：中国医药科技出版社，2015.

2. 山东省食品药品监督管理局 . 山东省中药炮制规范（2012 年版)[M]. 济南：山东科学技术出版社，2012.

3. 山东省食品药品监督管理局 . 山东省中药材标准（2012 年版）[M]. 济南：山东科学技术出版社，2012.

后 记

我写这本书的起因，源于最早我看到中药材市场炮制品混乱驳杂，质量良莠不齐，心有所感；同时，很多中药同仁或从业人员不了解中药炮制，或者根本不懂临方炮制。于是我就有了一个想法，希望能回顾、总结一下三十多年来，我积累的一些临方炮制的体会或经验，为从事中药工作的年轻同仁提供一个参考。

我自2015年开始构思如何撰写，之后与另两位编著者邵新、丁娟娟查阅相关资料，经过讨论，确定了编写思路与内容。后多次去亳州、安国、成都中药材专业市场以及中药材产地选购样品。

忘不了秋季去东北万良采购人参，并跟随参农去家里学习炮制力参；忘不了夏季去江油采购附子；忘不了去多伦穿过戈壁沙漠去寻找野生赤芍；特别是为了寻找西大黄、冬虫夏草去青海，在考察采购的路上发生车祸，至今心有余悸。多数样品采购回来后，将样品进行分类，按照清炒法、加辅料炒法、炙法、蒸法、煮法、制霜法、煨法、复制法、煅制法、发酵法，由我进行统一操作炮制，这期间的辛苦又是另一番滋味。想起矿石类进行煅制时，炎炎夏日，炉内烈火熊熊，汗流浃背，狼狈不堪。清炒、麸炒炮制时，又逢深冬，数九寒天，虽戴棉手套也感觉寒风刺骨。现在想来虽然辛苦，但感觉十分值得。

本书所列药品都是我亲手炮制的，每张图片都真实可靠。书中的所有药材，都按照来源、炮制方法、成品性状、成品图片排版；每张图片经过反复比较，以期接近实际药品颜色，再配以简明文字，图文并茂更直观。希望广大读者能一看便知，一读就了解，一操作就能掌握诀窍。

中药炮制的历史已有千年以上了，炮制的技艺方法比较复杂精湛，本书所写临方炮制方法也仅是我从事中药工作以来亲自用过的方法。一些炮制技艺是前辈老先生们的独门专长，是他们手把手传授的，可能在传世的古籍中不见记载，也没有在《中国药典》和《山东省中药炮制规范》中收载。在定稿时曾想把这一部分内容删掉，但考虑到是先人所传，必有一定的道理，前人的发明创造不应埋没在我的手里，所以书中个别品种内容不同于现行炮制规范，这一点还得请读者在学习时格外注意。这一部分内容，也让业界同仁了解山东地域中药行业曾经有过这些具有特色的临方炮制技巧，并且医疗单位也可以将这些炮制方法应用于临床。

经过我们不断地努力，书稿最终于 2019 年 5 月定稿，其中：第一章（根及根茎类）、第二章（果实和种子类）由邵林撰写，共计 25 余万字；第五章（叶类）、第十章（动物类）、第十一章（矿物类）、第十二章（其他类）由邵新撰写，共计 10 余万字；第三章（藤木类）、第四章（皮类）、第六章（花类）、第七章（全草类）、第八章（菌藻类）、第九章（树脂类）由丁娟娟撰写，共计 10 余万字。最后由我统一审定。在本书撰写过程中我们得到了各方人员的热情支持，在此表示真诚的谢意。

我把自己原本也许并不系统的体会与经验总结出来，其中包含了一定的局限性，因此，尽管诚恐谨慎，其中的不足乃至错误之处在所难免，敬请中医药界同仁批评指正。

邵　林

2019 年 5 月